Die Inhalationsnarkose
mit niedrigem Frischgasfluß

Die Inhalationsnarkose mit niedrigem Frischgasfluß

Praxis der Low-Flow- und der Minimal-Flow-Anästhesie
sowie der Narkose mit geschlossenem System

Jan Baum

2., neubearbeitete und erweiterte Auflage
86 Abbildungen, 11 Tabellen

Georg Thieme Verlag Stuttgart · New York 1992

Priv.-Doz. Dr. med. Jan Baum
Abteilung f. Anästhesie u. Intensivmedizin
Krankenhaus St. Elisabeth-Stift
Lindenstr. 3–7
D-2845 Damme

Die Deutsche Bibliothek – CIP-Einheitsaufnahme

Baum, Jan:
Die Inhalationsnarkose mit niedrigem Frischgasfluß : Praxis der Low-Flow- und der Minimal-Flow-Anästhesie sowie der Narkose mit geschlossenem System ; 11 Tabellen / Jan Baum. – 2., neubearb. und erw. Aufl. – Stuttgart ; New York : Thieme, 1992
    Zugl.: Münster, Univ., Habil-Schr., 1988 u. d. T.: Baum, Jan: Die Minimal-Flow-Anästhesie
    Frühere Aufl. u. d. T.: Baum, Jan: Praxis der Minimal-Flow-Anästhesie

1. Auflage 1988

Geschützte Warennamen (Warenzeichen) werden *nicht* besonders kenntlich gemacht. Aus dem Fehlen eines solchen Hinweises kann also nicht geschlossen werden, daß es sich um einen freien Warennamen handele.

Das Werk, einschließlich aller seiner Teile, ist urheberrechtlich geschützt. Jede Verwertung außerhalb der engen Grenzen des Urheberrechtsgesetzes ist ohne Zustimmung des Verlages unzulässig und strafbar. Das gilt insbesondere für Vervielfältigungen, Übersetzungen, Mikroverfilmungen und die Einspeicherung und Verarbeitung in elektronischen Systemen.

© 1988, 1992 Georg Thieme Verlag,
Rüdigerstraße 14, D-7000 Stuttgart 30
Printed in Germany
Satz und Druck: Gulde-Druck GmbH,
D-7400 Tübingen

> **Wichtiger Hinweis:**
> Wie jede Wissenschaft ist die Medizin ständigen Entwicklungen unterworfen. Forschung und klinische Erfahrung erweitern unsere Erkenntnisse, insbesondere was Behandlung und medikamentöse Therapie anbelangt. Soweit in diesem Werk eine Dosierung oder eine Applikation erwähnt wird, darf der Leser zwar darauf vertrauen, daß Autoren, Herausgeber und Verlag große Sorgfalt darauf verwandt haben, daß diese Angabe dem Wissensstand bei Fertigstellung des Werkes entspricht.
>
> Für Angaben über Dosierungsanweisungen und Applikationsformen kann vom Verlag jedoch keine Gewähr übernommen werden. Jeder Benutzer ist angehalten, durch sorgfältige Prüfung der Beipackzettel der verwendeten Präparate und gegebenenfalls nach Konsultation eines Spezialisten festzustellen, ob die dort gegebene Empfehlung für Dosierungen oder die Beachtung von Kontraindikationen gegenüber der Angabe in diesem Buch abweicht. Eine solche Prüfung ist besonders wichtig bei selten verwendeten Präparaten oder solchen, die neu auf den Markt gebracht worden sind. Jede Dosierung oder Applikation erfolgt auf eigene Gefahr des Benutzers. Autoren und Verlag appellieren an jeden Benutzer, ihm etwa auffallende Ungenauigkeiten dem Verlag mitzuteilen.

ISBN 3-13-717402-3   1 2 3 4 5 6

Zum Geleit

Dominant question is not longer whether to use a closed circuit but how to use is safe.
(H. J. Lowe u. E. A. Ernst, 1981)

In den letzten Jahren finden die Verfahren der Narkoseführung mit reduziertem Frischgasvolumen bis hin zur Technik der quantitativen Anästhesie mit völlig geschlossenen Rückatemsystemen wieder zunehmendes Interesse. Der heutige hohe Standard der Gerätetechnologie, die Möglichkeiten der kontinuierlichen und umfassenden Analyse der Narkosegaszusammensetzung, die verbindlich vorgeschriebene sicherheitstechnische Ausstattung der Geräte und die erweiterte Kenntnis der Pharmakokinetik und Pharmakodynamik der Inhalationsanästhetika rechtfertigen die Renaissance dieser Verfahren. Sie erfordern aber vom Anästhesisten ein grundlegendes Umdenken, da mit zunehmender Verminderung des Frischgasvolumens die Gaszusammensetzung im Narkosesystem mehr von technisch-konstruktiven Merkmalen des Atemsystems, von pharmakokinetischen Charakteristika der Inhalationsanästhetika und vom individuellen Sauerstoffverbrauch als von der Zusammensetzung des Frischgases bestimmt wird. Deshalb muß der praktischen Durchführung von Narkosen mit reduziertem Frischgasvolumen eine intensive Beschäftigung mit den technischen Detailfragen, den Gesetzmäßigkeiten der Aufnahme von Sauerstoff und volatilen Anästhetika sowie mit den Grundlagen des Organtransfers und der Elimination von Narkosegasen vorausgehen.

Das Buch von J. Baum, das die erste umfassende deutschsprachige Monographie der Narkoseverfahren mit reduziertem Frischgasvolumen aus einer Feder ist, ermöglicht die erforderliche Einarbeitung in die Thematik. Nach Darstellung der theoretischen Grundlagen geht der Autor ausführlich und konkret auf die Probleme und Fragen ein, die bei der Durchführung dieser Verfahren in der Praxis auftreten, wobei die Erörterungen der technischen Details auf die deutsche Gerätenorm und rechtliche Überlegungen auf die hier geltenden gesetzlichen Bestimmungen Bezug nehmen.

Die Diskussion um die technische Realisierbarkeit, um die möglichen Perspektiven nichtinvasiver Patientenüberwachung und um die klinische Bedeutung der quantitativen Anästhesie ist noch nicht abgeschlossen. Gleichwohl kann nicht daran gezweifelt werden, daß neben den schon hinlänglich bekannten Vorteilen, die Beschäftigung mit den Narkosen mit niedrigem Frischgasfluß das Wissen um die Gerätefunktion und die Pharmakologie der Inhalationsnarkose vertieft, was nicht nur der kompetenten Beherrschung dieses Narkoseverfahrens, sondern damit auch der Sicherheit der Patienten zugute kommt. Darüber hinaus wird die zunehmende Nutzung der Rückatmung und die Reduzierung des ungenützt abströmenden Überschußgasanteiles durch elektronische Regelung des Volumens und der Gaskonzentrationen im Narkosesystem das technische Konzept der kommenden Gerätegeneration sein.

Dieses Buch ist wegen seines klaren, didaktisch hervorragend zusammengestellten Inhaltes zu empfehlen. Ich wünsche ihm eine weite Verbreitung: Die interessanten und nützlichen Verfahren der Narkose mit niedrigem Frischgasfluß werden zunehmend Eingang in die Klinikroutine finden.

Peter Lawin

Vorwort zur 2. Auflage

Die raschen Fortschritte in der Technologie der Narkose- und Überwachungsgeräte haben nach kurzer Zeit schon eine umfassende Überarbeitung der 1. Auflage der „Praxis der Minimal-Flow-Anästhesie" erforderlich gemacht. Zudem schien eine noch umfangreichere Darstellung des Themas auch dadurch gerechtfertigt, daß das Interesse an den Verfahren der Niedrigflußnarkose weiter zunimmt: Denn eine den technischen Möglichkeiten entsprechende Verminderung der Umweltbelastung durch gewissenhaften und sparsamen Gebrauch von Narkosegasen wird bei zunehmend schärfer gefaßten Arbeitsschutzvorschriften und zunehmender Sensibilität gegenüber allen ökologischen Fragen heute auch von den Anästhesisten gefordert. Diese Forderung ist um so mehr berechtigt, als die technische Konzeption moderner Narkosegeräte und deren sicherheitstechnische Ausstattung ganz auf die Narkoseführung mit niedrigen Frischgasvolumina ausgelegt ist.

Die Vielzahl klinischer Untersuchungen, deren Ergebnisse in den Text eingeflossen sind, wären wiederum ohne die aktive und engagierte Unterstützung aller Mitarbeiter meiner Abteilung nicht möglich gewesen. Zu danken habe ich auch allen, die meine Arbeit mit wichtigen Diskussionen und wohlwollender Kritik begleitet und mich in vielen technischen Detailfragen beraten haben. Bei der Vorbereitung der Abbildungen und Funktionsschemata der Narkosegeräte wurde ich großzügig von den Herstellern unterstützt. Herrn Dr. med. habil. Lüthje vom Lektorat des Georg Thieme Verlages danke ich für die verständnisvolle Zusammenarbeit.

Damme, im Frühjahr 1992 *Jan Baum*

Vorwort zur 1. Auflage

Narkosen werden im deutschsprachigen Raum überwiegend mit einem Rückatemsystem, dem Kreissystem, durchgeführt, das in seiner Funktion sehr variabel und in Abhängigkeit vom gewählten Frischgasflow geschlossen, halbgeschlossen und halboffen genutzt werden kann. Die wesentlichen Vorteile der Rückatmung, auf die dieses Narkosesystem in seiner technischen Konzeption ausgelegt ist, können aber nur bei adäquater Reduktion des Frischgasvolumens realisiert werden.

So erscheint es paradox, daß die Mehrzahl aller Narkosegeräte mit diesem technisch ausgereiften Rückatemsystem und einer auf die Rückatmung ausgelegten, verbindlich vorgeschriebenen sicherheitstechnischen Ausrüstung ausgestattet ist, aber dennoch in der Mehrzahl aller Narkosen ein Frischgasfluß gewählt wird, bei dem die Rückatmung nahezu vernachlässigt werden kann. Bei den heute gegebenen technischen Möglichkeiten stehen der von Bergmann geforderten Rückbesinnung auf die Narkosetechniken mit großem Rückatem- und reduziertem Frischgasvolumen vor allem – so Virtue – fehlende Bereitschaft zum Umdenken und mangelndes Engagement entgegen.

Die Vorbehalte gegenüber den Narkosetechniken mit niedrigem Frischgasvolumen sind darin begründet, daß die Mehrzahl der Anästhesisten mit diesem Narkoseverfahren nicht vertraut ist, bezüglich der Dosierung der Narkosegase und der Eignung der zur Verfügung stehenden Narkosegeräte für diese Verfahren große Unsicherheit herrscht, und diesen darüber hinaus das Odium einer verfahrensspezifisch erhöhten Gefährdung der Patienten durch Hypoxie und Überdosierung der Inhalationsnarkotika anhängt.

Mit diesem Buch, das die verschiedenen Varianten der Narkoseführung mit reduziertem Frischgasvolumen unter den Aspekten der Praktikabilität und der Gewährleistung der Patientensicherheit behandelt, sollen die spezifischen Probleme dieser Narkosetechnik unter den gegebenen apparativen Voraussetzungen aufgezeigt, gleichzeitig aber auch ungerechtfertigte Vorbehalte ausgeräumt und Anleitungen für die praktische Durchführung dieser Verfahren gegeben werden.

Ich danke meinem verehrten klinischen und akademischen Lehrer Herrn Prof. Dr. med. Dr. h. c. Peter Lawin, dem Direktor der Klinik und Poliklinik für Anästhesiologie und operative Intensivmedizin der Westfälischen Wilhelms-Universität Münster für seine Anregungen bei der Abfassung des Manuskriptes und die Unterstützung meiner Arbeit. Die eigenen Untersuchungen zur Minimal-Flow-Anästhesie mit ihrer Vielzahl von Einzelmessungen wären ohne die Hilfe der Kollegen Frau Oberärztin Dr. med. Christa von den Driesch und Herrn Chefarzt Dr. med. Gerd Sachs nicht zu bewältigen gewesen, ihnen danke ich sehr für die engagierte Mitarbeit. Dies gilt natürlich ebenso für die Anästhesiefachpfleger meiner Abteilung, die sich das Interesse an technischen Detailfragen zu eigen machten, welches die unabdingbare Voraussetzung zur Durchführung dieses Anästhesieverfahrens ist. Dem Leitenden Anästhesiepfleger Herrn Rainer Prior bin ich wegen seiner Mithilfe bei der Abfassung des Kapitels über die Gerätewartung und -vorbereitung zu besonderem Dank verpflichtet.

Damme, im Frühjahr 1988 *Jan Baum*

Inhaltsverzeichnis

Einleitung XII

1 Narkosesysteme – technische Konzepte und Funktion 1

1.1 Differenzierung der Narkosesysteme unter dem Aspekt der zugrundeliegenden technischen Konzeption 1
1.1.1 Rückatemsysteme 1
1.1.2 Nichtrückatemsysteme 1
1.1.3 Systeme ohne Reservoir 4
1.2 Differenzierung der Narkosesysteme nach funktionellen Kriterien . . 4
1.2.1 Geschlossene Systeme 4
1.2.2 Halbgeschlossene Systeme 4
1.2.3 Halboffene Systeme 4
1.2.4 Offene Systeme 5
1.3 Narkosesysteme unter technischen und funktionellen Aspekten 5
1.3.1 Rückatemsysteme 5
1.3.2 Nichtrückatemsysteme 5
1.3.3 Systeme ohne Reservoir 6
1.4 Funktion der Narkosesysteme in Abhängigkeit vom Frischgasflow 7
Literatur 7

2 Rückatemsysteme – die Entwicklung eines technischen Konzepts 8

2.1 Die Entwicklung der Narkosesysteme – ein medizinhistorischer Überblick 8
2.1.1 Die Entwicklung der offenen Systeme 8
2.1.2 Die Entwicklung der Nichtrückatemsysteme 8
2.1.3 Die Entwicklung der Rückatemsysteme 10

2.2 Die Entwicklung der Narkoseführung mit halbeschlossenen Rückatemsystemen – Überlegungen zur aktuellen Situation 13
Literatur 15

3 Pharmakokinetik der Narkosegase 17

3.1 Sauerstoff 17
3.1.1 Sauerstoffaufnahme und -verbrauch 17
3.1.2 Implikationen für die Narkosepraxis 17
3.2 Lachgas 19
3.2.1 Lachgasuptake 19
3.2.2 Implikationen für die Narkosepraxis 19
3.3 Volatile Anästhetika 21
3.3.1 Uptake volatiler Anästhetika 21
3.3.2 Implikationen für die Narkosepraxis 25
3.4 Gesamtnarkosegasuptake 26
Literatur 26

4 Narkoseverfahren mit reduziertem Frischgasflow 28

4.1 Die Low-Flow-Anästhesie 29
4.2 Die Minimal-Flow-Anästhesie . . . 30
4.3 Die Narkose mit geschlossenem Narkosesystem 31
4.3.1 Nichtquantitative Narkose mit geschlossenem System 34
4.3.2 Quantitative Narkose mit geschlossenem System 36
Literatur 36

5	**Steuerung der Inhalationsnarkose**	38	**7**	**Technische Voraussetzungen für die Narkoseführung mit reduziertem Frischgasflow** . . .	59
5.1	Computersimulationsprogramme .	38			
5.1.1	Narkosesimulator	38	7.1	Technische Vorschriften und Normen	59
5.1.2	Gas Uptake Simulation	38			
5.1.3	NARKUP.	39	7.2	Anforderungen an die technisch-apparative Ausrüstung im Bezug zu den verschiedenen Graden der Flowreduktion	59
5.1.4	Gas Man	39			
5.1.5	Die klinische Relevanz der Narkosesimulation	39			
5.2	Steuerung der Inhalationsnarkose .	40	7.2.1	Gasversorgung	59
5.2.1	Die Einleitungsphase	41	7.2.2	Gasdosiereinrichtung	59
5.2.2	Aufrechterhaltung der Narkose . .	42	7.2.3	Verdampfer	61
5.2.3	Die Zeitkonstante	44	7.2.4	Narkosesysteme	64
5.2.4	Ausleitung der Narkose	45	7.2.5	CO_2-Absorber	66
5.3	Charakteristika der Narkoseführung in Abhängigkeit vom Frischgasfluß	46	7.2.6	Narkosebeatmung	68
			7.2.7	Gerätevolumina	77
			7.3	Narkosegeräte mit geschlossenem Atemsystem	80
5.4	Regeln für die Narkoseführung . .	47	7.3.1	Das Narkosegerät PhysioFlex . . .	80
Literatur		47	7.4	Implikationen für die Narkosepraxis	82
6	**Vorteile der Rückatmung**	48	7.4.1	Die Narkose mit geschlossenem System	82
6.1	Verminderung des Narkosegasverbrauches	48	7.4.2	Die Minimal-Flow-Narkose	82
6.2	Kostenminderung	48	7.4.3	Die Low-Flow-Narkose	83
6.2.1	Narkosegase	48	Literatur		83
6.2.2	Atemkalkverbrauch	50			
6.3	Verminderung der Umweltbelastung	51	**8**	**Monitoring**	85
6.3.1	Arbeitsplatzbelastung mit Narkosegasen	51	8.1	Technische Vorschriften, sicherheitstechnische Ausrüstung von Inhalationsnarkosegeräten	85
6.3.2	Verminderung der Emission	52			
6.4	Verbesserung des Narkosegasklimas	53	8.2	Hauptstrom- und Nebenstrommeßverfahren	86
6.4.1	Atemgastemperatur	54	8.2.1	Rückführung des Probengases . . .	86
6.4.2	Atemgasfeuchte	54	8.3	Messung der Sauerstoffkonzentration	87
6.4.3	Körpertemperatur	54			
6.4.4	Implikationen für die Narkosepraxis	55	8.4	Messung der Anästhetikakonzentration	88
6.5	Erweiterte Möglichkeiten der Patientenüberwachung und verbesserte Kenntnis der Gerätefunktion	57	8.4.1	Messung im Frischgas oder im Narkosesystem?	89
			8.5	Messung der Lachgaskonzentration	90
Literatur		57	8.6	Messung der Kohlendioxidkonzentration	91
			8.6.1	Flowspezifische Veränderungen des Meßsignals	91

8.6.2	Nullpunktkalibrierung	92
8.6.3	Implikationen für die Narkosepraxis	94
8.7	Mehrfachgasanalysatoren	94
Literatur		96

9 Niedrigflußnarkosen unter dem Aspekt der Patientensicherheit ... 98

9.1	Spezifische Risiken der Niedrigflußnarkose	98
9.1.1	Risiken, die auf unzureichende technische Voraussetzungen zurückzuführen sind	98
9.1.2	Risiken, die unmittelbar auf die Verminderung des Frischgasvolumens zurückzuführen sind	100
9.2	Spezifische Sicherheitsmomente der Niedrigflußnarkose	103
9.2.1	Erhöhte Sorgfalt bei der Gerätepflege	103
9.2.2	Trägheit des Systems	104
9.2.3	Auseinandersetzung mit diesem Narkoseverfahren in Theorie und Praxis	105
9.3	Implikationen für die Narkosepraxis	106
Literatur		107

10 Praxis der Minimal-Flow-Anästhesie ... 109

10.1	Die Gerätevorbereitung	109
10.2	Die Frischgaszusammensetzung	111
10.3	Die Dosierung der Inhalationsanästhetika	113
10.3.1	Isofluran	113
10.3.2	Enfluran	115
10.3.3	Halothan	117
10.4	Konzept und praktische Hinweise für die Durchführung der Minimal-Flow-Anästhesie am Beispiel einer Narkose mit Isofluran	118
10.5	Die Kehlkopfmaske	125
10.6	Kindernarkosen	127
Literatur		128

11 Perspektiven ... 129

11.1	Technische Entwicklung	129
11.2	Umwelt- und Arbeitsschutz	129
11.3	Zukünftige Inhalationsanästhetika	129
11.4	Optimierung der Patientenbetreuung	130
11.5	Schlußfolgerung	130
Literatur		131

Sachverzeichnis ... 133

Einleitung

Die rasch fortschreitende Entwicklung der Narkosegerätetechnologie, verschärfte Arbeitsschutzvorschriften und das zunehmende Umweltbewußtsein haben es erforderlich gemacht, das Buch „Praxis der Minimal-Flow-Anästhesie" von Grund auf neu zu überarbeiten.

In das Thema wird wiederum mit einer klaren Differenzierung der Narkosesysteme nach technischen und funktionellen Kriterien eingeführt, der eine medizinhistorische Übersicht der Entwicklung differenter Atemsysteme und unterschiedlicher Verfahren zur Nutzung von Rückatemsystemen folgt. Ausführlich wird auf die Pharmakokinetik der Narkosegase, die Sauerstoffaufnahme im zeitlichen Ablauf einer Narkose und die verschiedenen Verfahren der Narkose mit niedrigem Frischgasfluß eingegangen. Die Regeln und Gesetzmäßigkeiten, nach denen die Inhalationsnarkose bei differenten Frischgasflows gesteuert werden muß, wird an Hand von Computersimulationen und klinischen Messungen dargestellt. Vier pharmakokinetische Simulationsprogramme, deren Nutzung das Verständnis für die Besonderheiten der Niedrigflußnarkose und das Erlernen der Charakteristika dieser Narkosetechnik ganz erheblich erleichtert, werden detailliert beschrieben. Bei der Diskussion der Vorteile der Rückatmung wird nicht nur auf die Reduktion des Narkosegasverbrauches, die Kostenminderung und die klinisch relevante Verbesserung des Atemgasklimas, sondern auch auf die Verminderung der Emission von Narkosegasen eingegangen, der bei wachsendem Umweltbewußtsein und verschärften Arbeitsschutzvorschriften eine zunehmende Bedeutung beigemessen werden muß.

Zwei umfangreiche Kapitel sind den technischen Voraussetzungen für die Durchführung von Niedrigflußnarkosen und dem erforderlichen Monitoring gewidmet. Es wird eine Vielzahl differenter technischer Konzepte von Narkose- und Überwachungsgeräten detailliert beschrieben und orientiert an der klinischen Praxis bewertet. Auch neueste Geräteentwicklungen, mit denen Narkosen mit geschlossenem System realisiert werden können, werden vorgestellt. Von großer klinischer Relevanz ist die Bewertung der Niedrigflußnarkosen unter dem Aspekt der Patientensicherheit: Ein separater Abschnitt ist der Darstellung verfahrensspezifischer Risiken, aber auch verfahrensspezifischer Sicherheitsmomente gewidmet.

Mit dem Kapitel „Praxis der Minimal-Flow-Anästhesie" wird die praktische Durchführung des Narkoseverfahrens beschrieben, bei dem eine weitestgehende Reduktion des Frischgasflows bei halbgeschlossener Nutzung der Rückatemsysteme erreicht wird. Es werden praxisbezogene Regeln für die Wartung und Pflege der Narkosegeräte, für die adäquate Einstellung der Frischgaszusammensetzung, für die Dosierung der Inhalationsanästhetika und für die Ein- und Ausleitung sowie die Aufrechterhaltung der Narkose aufgestellt, die sich bei der Durchführung von Minimal-Flow-Narkosen im klinischen Routinebetrieb bewährt haben.

Die Darstellung der Perspektiven für die kommenden Jahre bildet den thematischen Abschluß: Die sich abzeichnenden Entwicklungen sprechen beredt für eine adäquate Nutzung moderner Rückatemsysteme durch konsequente und weitestgehende Reduktion des Frischgasflows. Die Anästhesisten werden sich dieser Tendenz nicht verschließen können und die Verfahren der Inhalationsnarkose mit niedrigem Frischgasfluß in das Repertoire ihrer praktisch-klinischen Arbeit übernehmen müssen.

1 Narkosesysteme – technische Konzepte und Funktion

Narkosesysteme sind die technisch-apparativen Elemente der Narkosegeräte, über die dem Patienten während der Narkose das Narkosegas zugeleitet wird. Sie sind somit das technische Bindeglied zwischen dem Apparat zur Frischgaszubereitung und dem Patienten. In Abhängigkeit von den Beatmungsparametern, vom Konstruktionsprinzip und vom apparativen Aufbau wird die Zusammensetzung des Gases, welches der Patient einatmet, letztlich vom technischen Konzept des Narkosesystems und vom Frischgasflow bestimmt.

1.1 Differenzierung der Narkosesysteme unter dem Aspekt der zugrundeliegenden technischen Konzeption

Ausgehend von der technischen Konzeption und in Anlehnung an die von E. A. Ernst (7) vorgeschlagene Nomenklatur lassen sich die Narkosesysteme in drei Hauptgruppen einteilen (Abb. **1.1**).

1.1.1 Rückatemsysteme

Rückatemsysteme realisieren technisch die Möglichkeit, dem Patienten die Ausatemluft nach Zumischung von Frischgas in der Inspiration erneut zuzuleiten. Dabei muß eine vom Prinzip her mögliche unkontrollierte Kohlendioxidanreicherung ausgeschlossen werden. Unverzichtbarer integraler Bestandteil solcher Systeme sind also Vorrichtungen zur Kohlendioxidelimination aus der Atemluft. Dieser Forderung entsprechen das Pendel- und das Kreissystem, die, als Rückatemsysteme konzipiert, beide mit Kohlendioxidabsorbern ausgerüstet sind.

Das heute üblicherweise gebrauchte Rückatemsystem ist das Kreissystem, da Pendelsysteme unhandlich und unsicher bezüglich der Kohlendioxidelimination sind und während des Gebrauches parallel zur Erschöpfung des Atemkalkes der Totraum des Systems zunimmt.

1.1.2 Nichtrückatemsysteme

Nichtrückatemsysteme sind im technischen Aufbau so ausgelegt, daß die gesamte Ausatemluft, zumindest aber das kohlendioxidbeladene alveoläre Ventilationsvolumen aus dem System entfernt und durch Frischgas ersetzt wird. Es gibt zwei technische Konzepte, die dieser Forderung entsprechen:

Bei den *ventilgesteuerten* Nichtrückatemsystemen (Abb. **1.2a**) wird über ein konnektornahes Nichtrückatemventil das gesamte Exspirationsvolumen in die umgebende Atmosphäre abgeleitet. Der Patient atmet aus dem Inspirationsschenkel des Systems reines Frischgas ein. Eine Rückatmung ist durch dieses Steuerungsprinzip ausgeschlossen.

Bei den *flowgesteuerten* Nichtrückatemsystemen wird die Ausatemluft durch ein entsprechend hohes Frischgasvolumen aus dem System verdrängt. Dieses Verfahren wird dadurch möglich, daß der Inspirationsweg dieser Systeme *nicht* vom Exspirationsweg getrennt ist.

Die Ausatemluft wird beim Ayreschen T-Stück, den Mapleson-Systemen Typ E und D, dem Kuhn-, dem Jackson-Rees- und dem Bain-System während der Ausatemphase durch einen gleichgerichteten starken Frischgasstrom aus dem System ausgespült (Abb. **1.2b**).

2 Narkosesysteme – technische Konzepte und Funktion

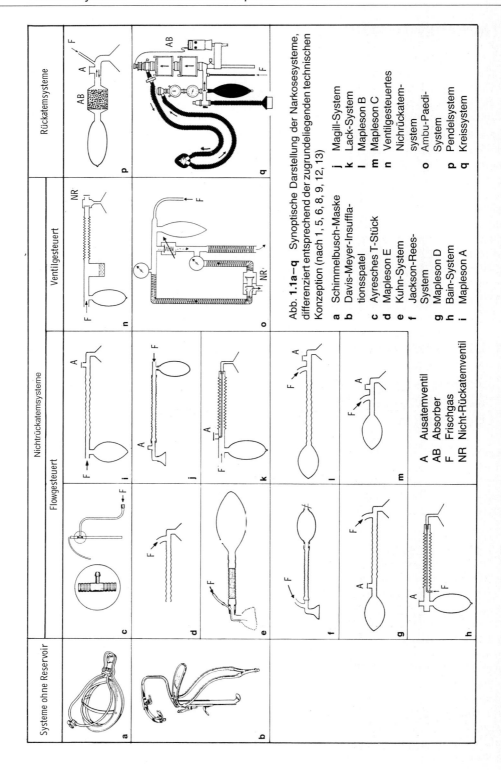

Abb. 1.1a–q Synoptische Darstellung der Narkosesysteme, differenziert entsprechend der zugrundeliegenden technischen Konzeption (nach 1, 5, 6, 8, 9, 12, 13)

- **a** Schimmelbusch-Maske
- **b** Davis-Meyer-Insufflationsspatel
- **c** Ayresches T-Stück
- **d** Mapleson E
- **e** Kuhn-System
- **f** Jackson-Rees-System
- **g** Mapleson D
- **h** Bain-System
- **i** Mapleson A
- **j** Magill-System
- **k** Lack-System
- **l** Mapleson B
- **m** Mapleson C
- **n** Ventilgesteuertes Nichtrückatemsystem
- **o** Ambu-Paedi-System
- **p** Pendelsystem
- **q** Kreissystem

A Ausatemventil
AB Absorber
F Frischgas
NR Nicht-Rückatemventil

Bei den Nichtrückatemsystemen des Typs Mapleson A, B, und C, dem Lack- und Magill-System hingegen ist der Ausatmung ein starker Frischgasstrom entgegengerichtet. Während der Ausatmung kommt es zu einer Erhöhung des Systembinnendrucks und zur Öffnung des konnektornahen Ausatemventils, über das das Exspirationsvolumen aus dem System entweicht (Abb. **1.2c**).

Bei unzureichendem Frischgasflow ist die Elimination der Ausatemluft bei allen flowgesteuerten Nichtrückatemsystemen unvollständig, so daß vom Konstruktionsprinzip her eine Rückatmung möglich ist. Eine nennenswerte Rückatmung aber würde, da Kohlendioxidabsorber fehlen, zu unerwünschter Kohlendioxidanreicherung im System führen. Daher gibt es verbindliche Angaben über den dem jeweiligen

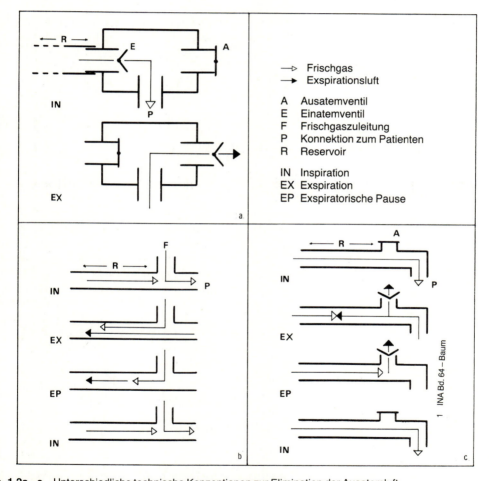

Abb. 1.2a–c Unterschiedliche technische Konzeptionen zur Elimination der Ausatemluft
a Schematische Darstellung eines Nichtrückatemventils (ventilgesteuertes Nichtrückatemsystem), **b** flowgesteuerte Elimination der Ausatemluft über das Reservoir (flowgesteuertes Nichtrückatemsystem, Typ Ayresches T-Stück), **c** flowgesteuerte Elimination der Ausatemluft über ein Ausatemventil (flowgesteuertes Nichtrückatemsystem, Typ Mapleson A)

System entsprechenden Frischgasflow, der eine nennenswerte Rückatmung ausschließt (Tab. **1.1**). Die Effektivität der Elimination der Ausatemluft wird darüber hinaus bei definiertem Frischgasflow von der Geometrie des Systems, vom Atemzug- und Atemminutenvolumen und vom Atemmuster beeinflußt (1, 8).

1.1.3 Systeme ohne Reservoir

Systeme ohne Reservoir werden heute im klinischen Alltag nicht mehr gebraucht und sind in ihrer technischen Konzeption sehr uneinheitlich. Unter diesem Begriff werden so unterschiedliche Geräte wie Tropfnarkosen- und Insufflationssysteme subsumiert. Allerdings ermöglicht das Fehlen eines Frischgasreservoirs bei allen diesen Systemen einen unkontrollierten inspiratorischen Einstrom atmosphärischer Luft (8).

Tabelle **1.1** Flowgesteuerte Nichtrückatemsysteme. Empfohlener Frischgasflow zum Ausschluß nennenswerter Rückatmung (nach 4, 7, 8, 10, 11, 13, 14)

	Bei Spontanatmung	Bei Beatmung
Mapleson A Magill-System Lack-System	0,7–1 × AMV	2–3 × AMV
Mapleson B und C	2 × AMV	2 × AMV
Ayre-T-Stück Mapleson E Kuhn-System	2 × AMV	2–3 × AMV
Jackson-Rees	1,5 × AMV	1–2 × AMV
Mapleson D	1,5 × AMV	1 × AMV
Bain-System	200–300 ml/ kg KG	70 ml/kg KG
Humphrey-ADE-System	>50 ml/kg KG	>70 ml/kg KG

1.2 Differenzierung der Narkosesysteme nach funktionellen Kriterien

1.2.1 Geschlossene Systeme

Ein Narkosesystem wird dann als geschlossen bezeichnet, wenn das in das System eingespeiste Frischgasvolumen exakt dem Uptake entspricht, dem Gasvolumen also, das vom Patienten zum jeweiligen Zeitpunkt aufgenommen wird. Die gesamte Ausatemluft wird dem Patienten nach CO_2-Elimination in der folgenden Inspirationsphase erneut zugeleitet. Der Erhalt des das System füllenden Gasvolumens ist nur dann gewährleistet, wenn das Überschußgasabströmventil geschlossen und das System vollkommen dicht ist. Von „quantitativer Narkose" mit geschlossenem System sollte dann gesprochen werden, wenn die Zusammensetzung *und* das Volumen des Frischgases zu jedem Zeitpunkt exakt der Menge an Sauerstoff, Lachgas und Inhalationsanästhetikum entspricht, die der Patient aufnimmt (3). Entspricht aber *nur* das Volumen, *nicht jedoch* die Zusammensetzung des Frischgases exakt dem Uptake, so ist dies als eine „nichtquantitative Narkose" mit geschlossenem System zu bezeichnen.

1.2.2 Halbgeschlossene Systeme

Beim halbgeschlossenen System ist der in das Narkosesystem eingespeiste Frischgasflow größer als der Uptake, aber kleiner als das Atemminutenvolumen. Diese Technik der Narkoseführung ist nur dann möglich, wenn die Exspirationsluft anteilig zurückgeatmet wird, Überschußgas aber gleichzeitig aus dem System entweichen kann. Das rezirkulierende Gasvolumen verhält sich umgekehrt proportional, das Überschußgasvolumen direkt proportional zum Frischgasflow.

1.2.3 Halboffene Systeme

Als halboffen wird ein Narkosesystem bezeichnet, bei dem das Ausatemvolumen vollständig aus dem System entfernt und dem Patienten während der Inspiration reines Frischgas zugeleitet wird. Der Frischgasflow muß also mindestens ebenso groß oder, falls es die Charakteristik des Systems erfordert, um ein Vielfaches größer als das Atemminutenvolumen sein. Die ungenutzt aus dem System abströmende Menge an Sauerstoff, Lachgas und volatilen Anästhetika, das Überschußgasvolumen, verhält sich proportional zum Frischgasflow.

1.2.4 Offene Systeme

Gemeinsam ist den offenen Systemen, daß eine exakte Kontrolle der Zusammensetzung des vom Patienten eingeatmeten Narkosegases nicht möglich ist. Da ein adäquates Frischgasreservoir fehlt, kommt es in Abhängigkeit vom Atemzugvolumen zu unkontrolliertem Zustrom von Raumluft oder zu unkontrollierbaren Veränderungen der Narkosegaskonzentrationen.

1.3 Narkosesysteme unter technischen und funktionellen Aspekten
(Tab. 1.2)

1.3.1 Rückatemsysteme

Rückatemsysteme sind vom technischen Konzept her auf die Rückatmung ausgelegt. Sie werden als *geschlossene Systeme* genutzt, wenn das Frischgasvolumen dem Uptake entspricht und die Ausatemluft nach Kohlendioxidabsorption vollständig vom Patienten zurückgeatmet wird.

Funktionell sind sie *halbgeschlossene Systeme*, wenn der Frischgasflow größer als der Uptake, aber kleiner als das Atemminutenvolumen und die Rückatmung partiell ist. Mit zunehmendem Frischgasfluß nimmt das Rückatemvolumen zwangsläufig ab, das Überschußgasvolumen zu.

Bei günstiger Geometrie des Systems – ein Kreissystem mit patientennahem Überschußgasabströmventil im Exspirations- und patientennaher Frischgaszuleitung in den Inspirationsschenkel – sowie einem Frischgasflow, der größer als das alveoläre Ventilationsvolumen ist, wird der Rückatemanteil auf ein vernachlässigbares Minimum reduziert (7). Die Zusammensetzung der Inspirationsluft ist dann nahezu identisch mit der des Frischgases, das Rückatemsystem wird also als *halboffenes System* genutzt.

Rückatemsysteme können funktionell keine offenen Systeme sein, da der geschlossene Aufbau dieser Systeme den freien Zutritt von Luft unmöglich macht.

1.3.2 Nichtrückatemsysteme

1.3.2.1 Flowgesteuerte Nichtrückatemsysteme

Flowgesteuerte Nichtrückatemsysteme sind in der technischen Konzeption nicht auf die Rückatmung, sondern auf die Elimination der Ausatemluft und die inspiratorische Zufuhr von Frischgas ausgelegt. Die Effektivität der Elimination des Exspirationsvolumens hängt wesentlich von der Geometrie des Systems, dem Atemzug- und Atemminutenvolumen, dem Atemmuster und den Druckverhältnissen im

Tabelle 1.2 Narkosesysteme unter technischen und funktionellen Aspekten

	Offen	Halboffen	Halbgeschlossen	Geschlossen
Rückatemsysteme	∅	+	+	+
Flowgesteuerte Nichtrückatemsysteme	(+)	+	(+)	∅
Ventilgesteuerte Nichtrückatemsysteme	(+)	+	∅	∅
Systeme ohne Reservoir	+	(+)	∅	∅

+: adäquate Nutzung, (+): problematischer, unsicherer Grenzbereich der Nutzung, ∅: Nutzung vom technischen Konzept her unmöglich

System bei eventueller Beatmung ab (8, 15). Entsprechend gibt es für die verschiedenen Systeme, differenziert für Spontanatmung und Beatmung, exakte Angaben darüber, welcher Frischgasflow zur Vermeidung der Rückatmung gewählt werden muß (s. Tab. **1.1**). Diese Empfehlungen sind immer am Atemminutenvolumen orientiert. Bei bester Effektivität dieser Systeme müßte, wenn das gesamte Exspirationsvolumen völlig eliminiert werden soll, das ins System eingespeiste Frischgasvolumen zumindest dem Atemminutenvolumen entsprechen. Flowgesteuerte Nichtrückatemsysteme sind also als *halboffene Systeme* konzipiert.

Wird für einzelne Systeme trotzdem ein niedriger Frischgasflow – 70% des AMV – angegeben, so kommt es zur partiellen Rückatmung *ohne* Kohlendioxidabsorption, die nur dann als vertretbar erachtet wird, wenn keine nennenswerte Anreicherung von Kohlendioxid resultiert. Der Rückatemanteil soll das Totraum-, nicht aber das kohlendioxidhaltige alveoläre Ventilationsvolumen sein (7). Hier ergibt sich ein fließender, aber recht begrenzter Übergang zur *halbgeschlossenen* Nutzung der flowgesteuerten Nichtrückatemsysteme.

Wenn das Reservoirvolumen des Systems groß ist, führt eine weitergehende Reduzierung des Frischgasvolumens zu drastischer Kohlendioxidanreicherung. Ist dieses Volumen hingegen klein, so kann unter dem inspiratorischen Sog Luft einströmen und funktionell ein *offenes System* resultieren.

1.3.2.2 Ventilgesteuerte Nichtrückatemsysteme

Bei ventilgesteuerten Nichtrückatemsystemen ist eine Rückatmung des Exspirationsvolumens, das über das Nichtrückatemventil abgeleitet wird nicht möglich, so daß eine Nutzung dieser Systeme als geschlossene oder halbgeschlossene Systeme unmöglich ist. Da die Inspirationsluft aus reinem Frischgas besteht, muß der Frischgasflow dem Atemminutenvolumen entsprechen. Eine weitere Steigerung des Frischgasflows ist unsinnig, da der daraus resultierende Überdruck im Inspirationsschenkel die Ventilfunktion stören und überschüssiges Frischgas direkt über das Ausatemventil aus dem System abgeblasen würde. Ventilgesteuerte Nichtrückatemsysteme sind also *halboffene Systeme*.

Ein Übergang zum *offenen System* ist möglich, wenn der Inspirationsschenkel zur Atmosphäre hin geöffnet und dazu das Reservoirvolumen zu klein oder der Frischgasflow zu niedrig ist. In diesem Fall kann unter dem inspiratorischen Sog Raumluft in das System einströmen.

1.3.3 Systeme ohne Reservoir

In diesem Zusammenhang soll nur exemplarisch auf die Funktion des Davis-Meyer-Insufflationsspatels eingegangen werden: Ist der Frischgasflow niedrig, so wird mit jeder Inspiration außer dem Frischgas Außenluft inhaliert. Dies entspricht qua definitione einer Narkoseführung mit *offenem System*. Ist hingegen der Frischgasflow hoch und das Atemzugvolumen klein, wo wirkt der in der exspiratorischen Pause mit Frischgas gefüllte Mund- und Rachenraum als Frischgasreservoir, so daß der Patient reines Frischgas inhaliert. Hier ist ein gleitender Übergang vom offenen zum *halboffenen System* aufgezeigt.

Prinzipiell können *alle* Narkosesysteme dann die Charakteristik eines *offenen Systems* an-

Tabelle **1.3** Mögliche Funktion von Narkosesystemen in Abhängigkeit vom Frischgasflow

	Halboffen	Halbgeschlossen	Geschlossen
Rückatemsystem	FGF ≥ AMV	FGF > UPTAKE FGF < AMV	FGF = UPTAKE
Flowgesteuertes Nichtrückatemsystem	FGF ≫ AMV	FGF ≈ AMV	
Ventilgesteuertes Nichtrückatemsystem	FGF = AMV		

FGF: Frischgasflow, AMV: Atemminutenvolumen

nehmen, wenn Raumluft frei in das System einströmen kann und das gesamte Reservoir- und Frischgasvolumen kleiner als das Inspirationsvolumen ist.

1.4 Funktion der Narkosesysteme in Abhängigkeit vom Frischgasflow
(Tab. **1**.3)

Narkosesysteme sind also als technisch-apparative Elemente zu begreifen, die je nach gewähltem Frischgasflow in einem dynamischen Prozeß aus Frischgas, Ausatem- und gegebenenfalls Raumluft das Gasgemisch bereiten, das der Patient während der Inspiration einatmet. Sie sind demnach nicht etwa nur Bauelemente, die passiv dem Patienten das über die Gasdosiereinrichtung, den Mischer und den Verdampfer zubereitete Frischgas zuleiten, sondern über die Narkosesysteme werden die Narkosegase dosiert.

Dabei bestimmt letztlich die Technik der Narkoseführung, die weitestgehend vom gewählten Frischgasflow abhängt, die Funktion und die Dosierungscharakteristik des benutzten Narkosesystems.

Literatur

1 Barth, L., M. Meyer: Moderne Narkose. Fischer, Stuttgart, 1965
2 Baum, J.: Narkosesysteme. Anaesthesist 36 (1987) 393–399
3 Baum, J.: Clinical applications of low flow and closed circuit anesthesia. Acta anaesthesiol. belg. 41 (1990) 239–247
4 Bergmann, H.: Das Narkosegerät in Gegenwart und Zukunft aus der Sicht des Klinikers. Anaesthesist 35 (1986) 587–594
5 Dick, W., K. H. Altemeyer, G. Schön: Das Paedi-System. Ein neues Narkosesystem für Säuglinge und Kinder. Anaesthesist 26 (1977) 369–371
6 Dudziak, R.: Lehrbuch der Anästhesiologie. Schattauer, Stuttgart 1980
7 Ernst, E. A.: Closed circuit anesthesia. In List, F. W., H. V. Schalk: Refresher-Kurs ZAK 85. Akad. Druck- und Verlagsanstalt, Graz 1985
8 Gray, T. C., J. F. Nunn, J. E. Utting: General Anaesthesia. Butterworth, London 1980
9 Herden, H.-N., P. Lawin: Anästhesie-Fibel. Thieme, Stuttgart 1973
10 Humphrey, D.: A new anaesthetic breathing system combining Mapleson A, D and E principles. Anaesthesia 38 (1983) 361–372
11 Humphrey, D., J. G. Brock-Utne, J. W. Downing: Multipurpose anaesthetic breathing systems – an update. In Bergmann, H., H. Kramer, K. Steinbereithner: Beiträge zur Anästhesiologie und Intensivmedizin, Bd. 17. Maudrich, Wien 1986 (S. 51)
12 Larsen, R., H. Sonntag, D. Kettler: Anästhesie und Intensivmedizin für Schwestern und Pfleger. Springer, Berlin 1984
13 Lee, J. A., R. S. Atkinson: Synopsis der Anästhesie. Fischer, Stuttgart 1978
14 Lowe, H. J., E. A. Ernst: The Quantitative Practice of Anesthesia. Williams & Wilkins, Baltimore 1981
15 Nemes, C., M. Niemer, G. Noack: Datenbuch Anästhesiologie. Fischer, Stuttgart 1979
16 Rathgeber, J.: Praxis der maschinellen Beatmung. In Züchner, K.: Praktische Gerätetechnik. MCN-Verlag, Nürnberg 1990

2 Rückatemsysteme – die Entwicklung eines technischen Konzepts

2.1 Die Entwicklung der Narkosesysteme – ein medizinhistorischer Überblick

Die Möglichkeiten und die mannigfachen Varianten der Inhalationsnarkose sind auf das engste mit der Entwicklung der Narkosegerätetechnologie verbunden. Eine kompetente Beurteilung der Vor- und Nachteile der Rückatmungstechnik, aber auch der Vorurteile gegenüber diesem Verfahren ist ohne deren Kenntnis nicht möglich. Die folgende kurze und somit lückenhafte Darstellung der Entwicklung der Narkosegeräte- und Atemsystemtechnologie erfolgt im wesentlichen unter Bezug auf die Lehrbücher von Barth und Meyer (2), Killian (13), Minnitt u. Gillies (17), Moser (18) und die Übersichtsarbeiten zu diesem Thema von Haupt (10), Just (12), Rendell-Baker (20), Thomas (23) und Wawersik (25).

2.1.1 Die Entwicklung der offenen Systeme

Die erste Inhalationsnarkose mit Schwefeläther wurde von Crawford W. Long (1815–1880) am 3. März 1842 durchgeführt und eine der ersten publizierten Chloroformnarkosen am 5. November 1847 von James Y. Simpson (1811–1870). Beide Ärzte bedienten sich eines mit dem flüchtigen Narkosemittel getränkten Tuches, das den Patienten vor Mund und Nase gehalten wurde (7, 15, 23). Die sich entwickelnden Dämpfe wurden vom Patienten eingeatmet und versetzten diesen in den Narkoseschlaf. Dieses sehr einfache Verfahren der Inhalationsanästhesie fand rasch weite Verbreitung. 1862 entwickelte Skinner ein einer Maske ähnliches Drahtgestell, in das das mit dem Anäs-thesiemittel getränkte Tuch eingespannt und dann dem Patienten vor das Gesicht gehalten wurde. So waren Haut und Schleimhäute besser vor dem flüssigen Anästhetikum geschützt, die Applikation der betäubenden Dämpfe präziser und das Tuch fixiert (23). In vielfacher Weise wurde dieses Konzept etwa durch Esmarch, Kocher oder Schimmelbusch variiert und verbessert. Narkosen mit solchen Narkosemasken, die nach technischen Kriterien Systeme ohne Reservoir sind, werden heute in den industrialisierten Ländern kaum mehr durchgeführt.

Die Vorteile dieser Narkosesysteme liegen jedoch auf der Hand:

– der minimale apparative Aufwand,
– die unkomplizierte Technik der Narkosemittelapplikation,
– der geringe Atemwiderstand
– und die Einsetzbarkeit dieses Systems auch unter widrigsten Infrastrukturbedingungen.

Als Nachteile gelten:

– unerwartete, nicht steuerbare Änderungen der Narkosetiefe infolge unkontrollierbarer Schwankungen der applizierten Narkosemittelkonzentration,
– die hohe Narkotikabelastung im Operationssaal,
– die gegebenenfalls daraus resultierende Brand- und Explosionsgefahr.

2.1.2 Die Entwicklung der Nichtrückatemsysteme

2.1.2.1 Ventilgesteuerte Nichtrückatemsysteme

Die Entwicklung der ventilgesteuerten Nichtrückatemsysteme ist ebenfalls eng mit der Verbreitung der Äthernarkose verbunden. Am

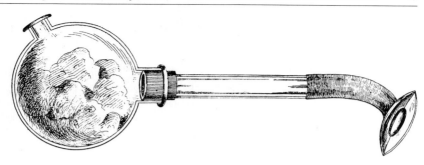

Abb. 2.1 Der Mortonsche Apparat zur Schwefelätherinhalation (aus Dieffenbach [9])

16. Oktober 1847 gelang William T. G. Morton (1819–1868) am Massachusetts General Hospital in Boston die erste klinische Demonstration einer Äthernarkose (15). Er bediente sich dabei eines speziellen Applikationsapparates (9, 23); dieser Mortonsche Ätherinhalator ist das erste Narkosesystem (Abb. 2.1). Der Mortonsche Apparat war eine gläserne Kugel mit zwei Hälsen, in der sich ein mit Äther getränkter Schwamm befand. An einem Hals war ein mit einem Mundstück versehener Schlauch angebracht, durch welchen der Patient die Ätherdämpfe einatmete. Durch die andere Öffnung trat Luft von außen in die Glaskugel ein, wodurch die Verdunstung des Äthers befördert wurde. Ausgeatmet wurde über das Mundstück in das Inhalationssystem zurück. Schon während der ersten klinischen Demonstration erkannte Morton, daß die Ausatmung des Patienten in das System nachteilig war. Das am Folgetag eingesetzte und von H. J. Bigelow (5) beschriebene System war deshalb mit einem mundstücknahen Ventil versehen, über das die Ausatemluft in die Umgebungsatmosphäre abströmen konnte. Eine Verbesserung dieses technischen Konzeptes stellte das von John Snow (1813–1858) konstruierte Narkosesystem dar. Der Apparat war mit einem großzügig dimensionierten Atemschlauch, einem Ausatemventil und einem präziser arbeitenden Ätherverdampfer ausgerüstet. Die Vorteile dieses Systems waren der verminderte Atemwiderstand und die Möglichkeit einer exakteren Dosierung des Ätherdampfes. Die weitere Entwicklung dieses apparativen Konzeptes durch Prof. Macintosh und Dr. Epstein führte 1941 zum Oxford-Draw-Over-Verdampfer, dessen Atemsystem mit einem patientennahen Nichtrückatemventil ausgerüstet war (23). Auch heute noch werden solche ventilgesteuerten Nichtrückatemsysteme mit präzise arbeitenden Verdampfern hergestellt und eingesetzt, wie etwa das AFYA-Narkosegerät der Fa. Dräger, Lübeck.

2.1.2.2 Flowgesteuerte Nichtrückatemsysteme

Die Entwicklung der flowgesteuerten Nichtrückatemsysteme ist eng verknüpft mit der Nutzung von Lachgas als Anästhetikum. Humphry Davy (1778–1829) hat schon 1800 die Möglichkeit der Schmerzausschaltung bei operativen Eingriffen mittels Lachgasinhalation diskutiert: *„As nitrous oxide in its extensive operation appears capable of destroying physical pain, it may probably be used with advantage during surgical operations in which no great effusion of blood takes place"* (8). Nach erfolgreichem Eigenversuch am 11. Dezember 1844 führte Horace Wells (1815–1848) im Januar 1845 die erste klinische Demonstration von Lachgas als Inhalationsanästhetikum am Massachusetts General Hospital in Boston durch (7, 26). Diese Demonstration gelang jedoch nicht, Davys Idee von der Schmerzbefreiung mittels Lachgas wurde von dem Chirurgen Warren als Scharlatanerie und Schwindel abgetan. Erst etwa 18 Jahre später versuchte Gardner Q. Colton (1814–1898) erneut das Interesse für dieses Inhalationsanästhetikum zu wecken (7). Die Applikationstechnik – die Patienten atmeten bis zur Asphyxie aus einem Atembeutel reines Lachgas – war aber zu unsicher, die Wirkung zu kurz. E. Andrews empfahl 1868 als erster die Anwendung eines Sauerstoff-

Lachgas-Gemisches zur sicheren Narkose auch bei längerdauernden Eingriffen (1). Ein entscheidender Schritt war in der Folge die Entwicklung solcher Narkosegeräte (H. Th. Hillischer 1886, F. W. Hewitt 1893), mit denen den Patienten ein Lachgas-Sauerstoff-Gemisch definierter Zusammensetzung angeboten werden konnte. Darüber hinaus wurden Druckzylinder mit Reduzierventilen als Sauerstoff- und Lachgasreservoire eingesetzt, so daß die Narkosegase mit hohem kontinuierlichem Strom zur Verfügung standen (23). 1910 stellte M. Neu ein Gerät vor, bei dem die Gasströme von Lachgas und Sauerstoff schon sehr exakt mittels Feinnadelventilen eingestellt und mit Rotameter-Flowmeßröhren gemessen werden konnten (19), ein Dosier- und Meßprinzip, das auch heute noch selbst bei modernsten Narkosegeräten Anwendung findet. Nunmehr war es möglich, die Narkose ohne die Gefahr einer Hypoxie auch über einen längeren Zeitraum aufrechtzuerhalten. Die Ausatemluft mußte jedoch nach jedem Atemzug über ein Ventil abgeleitet werden, stand doch die Technik der CO_2-Absorption noch nicht zur Verfügung. So war der Verlust großer Volumina teurer und nur in begrenztem Maße verfügbarer Narkosegase nicht zu vermeiden.

Auf der Entwicklung solcher Narkosegeräte, die ein definiertes Narkosegasgemisch mit konstantem hohem Gasfluß abzugeben vermögen, basiert die Konstruktion der verschiedensten auch heute noch genutzten flowgesteuerten Narkosesysteme (Ayresches T-Stück, Bain-, Kuhn-, Lack-, Magill- und Mapleson-Systeme): Dem Patienten wird über diese Systeme das Gasgemisch aus Sauerstoff, Lachgas und volatilem Anästhetikum mit hohem Strom zugeleitet, wobei der Gasfluß auf die Atem- oder Beatmungsparameter des Patienten und die Systemgeometrie so abgestimmt sein muß, daß eine Rückatmung auszuschließen ist. Das technische Konzept der flowgesteuerten Nichtrückatemsysteme erfordert also einen konstanten Gasstrom von hohem Flow.

Die Vorteile der Nichtrückatemsysteme sind:

– die dem Frischgas entsprechende Zusammensetzung des Narkosegases,
– die leichte Steuerbarkeit der Narkotikakonzentration unmittelbar durch Variation der Frischgaszusammensetzung,
– der relativ geringe technische Aufwand.

Als Nachteile müssen gelten:

– der hohe Narkosemittelverbrauch,
– die starke Belastung der Umgebung mit Narkosegasen,
– die niedrige Temperatur und hohe Trockenheit der Narkosegase.

2.1.3 Die Entwicklung der Rückatemsysteme

Das entscheidende Hindernis für eine rasche Verbreitung der Lachgas-Sauerstoffnarkose blieb der hohe Verbrauch teurer Narkosegase. Kuhn publizierte schon 1906 konstruktive Detailvorstellungen über ein Narkosesystem, in das ein Aggregat zur Elimination des Kohlendioxids aus der Ausatemluft integriert war (Abb. **2.2**). So war es möglich, dem Patienten die in der Ausatemluft noch enthaltenen unverbrauchten Narkosegase in der folgenden Einatemphase erneut zuzuleiten. Die in das System eingeleitete Sauerstoffmenge konnte dann auf das Gasvolumen vermindert werden, das über den Verbrauch und die Leckageverlu-

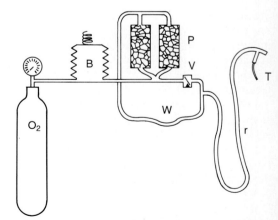

Abb. **2.2** Konzept eines Rückatemsystems von Franz Kuhn (1906) (aus: Rendell-Baker [20])
B: Beatmungsbalg, P: CO_2-Absorber, V: Einatemventil, W: Atemsystem, T: Tubus, r: Patientenschlauch

ste verlorenging. Das System kam aber nie zum klinischen Einsatz, da der Strömungswiderstand und der Totraum des Atemsystems zu groß war. Darüber hinaus befürchtete Kuhn, daß chemische Reaktionen des Chloroforms mit dem Absorbermaterial (kaustifizierte Soda) dem Patienten schaden könnten (20).

Dabei war das Prinzip der Rückatmung der Ausatemluft über ein Atemsystem nach Kohlendioxidelimination schon seit langer Zeit bekannt (20). 1727 beschrieb S. Hales ein Rückatemkreissystem für Rettungszwecke, das mit einem Absorberreservoir und mit zwei unidirektionalen Ventilen ausgerüstet war (Abb. 2.3). Schon seit 1856 stand mit dem Schwannschen Minenrettungsapparat ein Atemgerät mit Sauerstoffhochdruckreservoir, Reduzier- und Dosierventil sowie einem Kreisatemsystem mit CO_2-Absorber zur Verfügung. Minnitt u. Gillies (17) weisen darauf hin, daß John Snow (1813−1858) bereits 1850 in der Londoner Medical Gazette über Narkosen an Tieren mit einem geschlossenen Narkosesystem berichtet hat, bei dem das CO_2 mit kaustischem Soda absorbiert wurde. Eine längerdau-

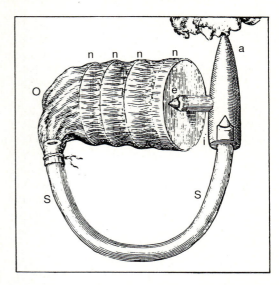

Abb. 2.3 Hales' geschlossenes Rückatemsystem (1727).
a: Mundstück, **e**: unidirektionales Exspirationsventil, **i**: unidirektionales Inspirationsventil, **n**: vier in das Atemgasreservoir eingespannte Leinendiaphragmen, zur CO_2-Absorption mit kalziniertem Weinstein getränkt, **o**: dehnbares Atemgasreservoir, **s**: Inspirationsschlauch (aus: Rendell-Baker [20])

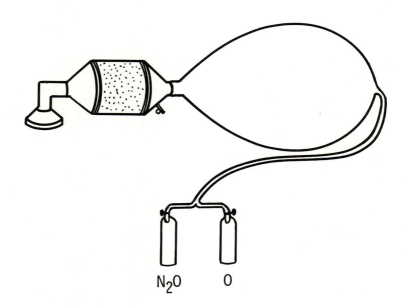

Abb. 2.4 Das Pendelsystem von R. W. Waters (nach: Waters [24])

ernde Rückatmung führte aber zwangsläufig zur Hypoxämie, da die Zuleitung von Sauerstoff in das System noch unbekannt war.

Dennis E. Jackson publizierte 1916 die Ergebnisse langdauernder Narkosen an Tieren mit einem geschlossenen System mit CO_2-Absorption unter Verwendung eines Gasgemisches aus Inhalationsanästhetika und Sauerstoff (11). Obwohl bei Einsatz dieser Technik erhebliche Mengen an Narkosegasen eingespart werden konnten und der Apparat zuverlässig arbeitete, wurden weder dem Gerät noch dem Verfahren Beachtung geschenkt. Es war Ralph M. Waters (1883–1979), der 1924 die Narkose mit geschlossenem Rückatemsystem in die klinische Praxis einführte (24). Bei dem von ihm entwickelten Pendelsystem fungierte ein maskennah angebrachter, mit Natriumhydroxidgranulat gefüllter Metallkanister als Kohlendioxidabsorber (Abb. **2.4**). Der Patient atmete Narkosegas aus dem Reservoirbeutel, in den hinein er auch wieder ausatmete. Eine adäquate Oxigenierung wurde durch intermittierende Sauerstoffeinleitung gewährleistet. Hans Killian besuchte Waters 1928 in Madison (USA) und war von dessen Arbeit mit dem Pendelsystem zutiefst beeindruckt: *„... Nachdem der Patient in einem Vorraum annarkotisiert worden war, füllte er* (Waters) *einen großen 10-Liter-Gummiballon mit einem Äthylen-Sauerstoff-Gemisch aus der Foregger-Maschine im Verhältnis von etwa 80 : 20%. Dann schaltete er die Maschine vollkommen ab, verschloß den Füllhahn des großen Gummibeutels, befestigte daran eine Sodapatrone, auf deren andere Seite er eine Narkosemaske steckte, die er dem Kranken aufsetzte. Der Patient atmete nun lediglich aus dem Gummibeutel das Gasgemisch ein und exspirierte in den Ballon zurück. Das entsprach seinem „Too-and-froo"-System unter Absorption der Kohlensäure ... Er* (der Patient) *blieb im Schlaf,*

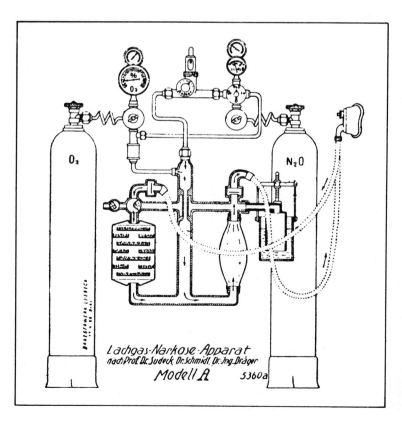

Abb. **2.5** Funktionsschema des Kreissystems am Dräger-Narkoseapparat Modell A (1925) (aus: Haupt [10])

obwohl er keinen kontinuierlichen Zustrom von Frischgas, Äthylen-Sauerstoff, erhielt. Diese Ballontechnik wirkte nicht erstaunlich, solange die Geschichte nur 5–10 Minuten für den Transport vom Vorbereitungsraum in den Operationssaal dauerte. Aber es ging in einem Fall viel länger, 20–30 Minuten. Dabei sah ich, daß Waters nur einmal Sauerstoff ohne Äthylen in den Beutel nachgab, als der Patient etwas bläulich wurde. Das machte mich sehr stutzig. Vor unseren Augen hatte sich ein überaus bedeutsamer Vorgang abgespielt, der mich in größtes Staunen versetzte. Allerdings hatten die meisten nichts davon gemerkt. Waters hatte nämlich bewiesen, daß irgendetwas an unseren Vorstellungen pharmakologischer Art über die Erhaltung der Schlaftiefe in völliger Abhängigkeit von der Konzentration eines Gasnarkotikums nicht stimmte ... Man kann sich kaum vorstellen, wie mich diese ganze Geschichte beunruhigte. Ich lag in der folgenden Nacht noch lange wach, dachte nach und versuchte mit allen Mitteln in das Geheimnis einzudringen und mir eine neue Vorstellung von unserem narkotischen Vorgehen zu machen ... Wir standen wirklich an der Schwelle eines eminenten Fortschrittes auf dem Gebiet der Narkose..." (14).

Auch in Deutschland wurde in den Jahren 1920–1924 an der Entwicklung eines Rückatemsystems gearbeitet. Paul Sudeck und Helmut Schmidt von der Universitätsklinik Hamburg-Eppendorf führten Narkosen mit einem Atemsystem durch, in dem die Ausatemluft ventilgesteuert zirkulierte und nach Vermischung mit frischem Narkosegas erneut dem Patienten zugeleitet wurde. In dieses System war ein Kohlendioxidabsorber integriert, es handelte sich von der technischen Konzeption her bei dem Kreissystem somit um ein definitives Rückatemsystem (20). Basierend auf den Erfahrungen dieser beiden Ärzte wurde ab 1925 von der Firma Dräger in Lübeck der „Lachgas-Narkose-Apparat Modell A nach Sudeck, Schmidt und Dräger" mit Rückatemkreissystem hergestellt (Abb. **2.5**). Lachgas und Sauerstoff wurden über Reduzierventile aus Gasreservoirflaschen entnommen. Staudruckflußmesser erlaubten eine exakte Dosierung der Gasvolumina, die in das Kreissystem eingespeist wurden (10). Im angloamerikanischen Sprachraum wird die Entwicklung des Kreisatemsystems allerdings B. C. Sword zugeschrieben (22). Die Mehrzahl der heute eingesetzten Narkosegeräte sind mit solchen Rückatemkreissystemen ausgerüstet.

Die Vorteile der Nutzung von Rückatemsystemen (17, 18) wurden im wesentlichen schon in der Publikation von Waters (24) zusammengefaßt:

– erhebliche Einsparung an Narkosegasen,
– verminderte Belastung der Umgebungsatmosphäre,
– Verminderung der Explosionsgefahr beim Einsatz explosibler Inhalationsanästhetika,
– bessere Anfeuchtung und Anwärmung der Narkosegase,
– verminderte Wärme- und Feuchtigkeitsverluste.

Als nachteilig wurden folgende Punkte gewertet (17, 18):

– technisch aufwendige Systeme mit Kohlendioxidabsorbern,
– verminderte Sicherung gegen Sauerstoffmangel,
– Möglichkeit des Versagens der Kohlendioxidabsorption.

Moser (18) kommt jedoch bei der Wertung der Rückatemsysteme zu dem Schluß, daß die Vorteile der Narkoseführung mit diesen Systemen die Nachteile bei weitem überwiegen.

2.2 Die Entwicklung der Narkoseführung mit halbgeschlossenen Rückatemsystemen – Überlegungen zur aktuellen Situation

Nachdem die apparativen Voraussetzungen für die Rückatmungstechnik geschaffen waren, nahm die Popularität der Narkoseführung mit geschlossenem oder nahezu geschlossenem Rückatemsystem zu (16). Nicht zuletzt ist dies mit der Einführung des brennbaren und explo-

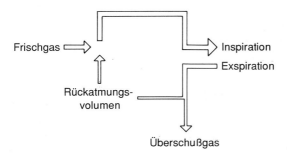

Abb. 2.6 Schematisiertes Flußdiagramm eines halbgeschlossenen Rückatemkreissystems

siblen Cyclopropans als Inhalationsanästhetikum im Jahre 1933 zu erklären. Durch konsequente Nutzung der Rückatmung konnte der Abstrom von Überschußgas aus dem Narkosesystem vermindert und so die Cyclopropankonzentration im Operationsraum so gering wie möglich gehalten werden.

Mit der Einführung des Inhalationsanästhetikums Halothan im Jahre 1956 kam es zu grundlegenden Veränderungen in der Narkoseführung: In zunehmendem Maße wurde der Gebrauch hoher Frischgasflows, also die Narkoseführung mit halbgeschlossenem Rückatemsystem bevorzugt.

Je höher aber der Frischgasfluß ist, desto größer ist das aus dem System abströmende Überschußgas- und desto geringer das Rückatmungsvolumen. Die Zusammensetzung des Narkosegases entspricht umso mehr der des Frischgases, je höher der Frischgasfluß ist (Abb. **2.6**).

Diese Entwicklung wurde von zahlreichen Faktoren begünstigt (6, 16):

– Mit den zu dieser Zeit zur Verfügung stehenden Verdampfern konnte Halothan bei niedrigem Gasfluß nicht exakt dosiert werden, bei beatmeten Patienten kam es zu gefährlichen, auch gar tödlichen Überdosierungen.
– Es bestand große Unsicherheit bezüglich der Dosierung und Pharmakokinetik dieses hochpotenten volatilen Anästhetikums mit ungewohnt geringer therapeutischer Breite.
– Unter den Bedingungen der Narkosebeatmung am relaxierten Patienten entfiel die Beobachtung der Spontanatmung als Beurteilungskriterium für die Narkosetiefe. Alternativ wurde die Tiefe der Narkose nun, entsprechend dem MAC-Konzept, mittels der applizierten Anästhetikakonzentration eingeschätzt. Dies war aber nur dann einfach und praktikabel, wenn die Narkosegaszusammensetzung annähernd der des Frischgases entsprach.
– Bei zunehmender Nutzung der Narkosebeatmung nahmen auch die Gasvolumenverluste über Leckagen zu, die nur durch eine Erhöhung des Frischgasvolumens kompensiert werden konnten.
– Die Kosten für Sauerstoff und Lachgas konnten durch den Einsatz zentraler Gasversorgungsanlagen erheblich gesenkt werden.
– Für die praktische Durchführung von Narkosen mit hohem Überschußgasvolumen ist die Kenntnis pharmakokinetischer Gesetzmäßigkeiten der Aufnahme und Verteilung von Inhalationsanästhetika und das subtile Verständnis der Gerätefunktion nicht erforderlich. Das Interesse, sich dieses Wissen anzueignen, nahm ab, was auch durch die Übernahme vielfältiger neuer Aufgaben begründet sein mag, die die Aufmerksamkeit des Anästhesisten während der Narkose zusätzlich beanspruchen.
– Durch den Gebrauch von Narkotikafiltern und die Installation zentraler Narkosegasabsauganlagen schien das Problem der Belastung der Operationsräume mit den großen Mengen an Narkosegasen, die als Überschußgas aus den Systemen abströmten, gelöst. Der unnötigen und vielleicht ökologisch bedenklichen Belastung der Atmosphäre mit Narkosegasen wurde zu dieser Zeit noch keine Aufmerksamkeit geschenkt.

Heute wird, vor allem wohl aus medikolegalen Erwägungen, ganz eindeutig die Narkoseführung mit halbgeschlossenen Rückatemkreissystemen und relativ hohen Frischgasflows bevorzugt. Entsprechend lernen die Anästhesisten während ihrer Ausbildung nur noch in den seltensten Fällen die spezifischen Probleme, aber auch die besonderen Vorteile der Narkoseführung mit niedrigem Frischgasfluß kennen. Wesentliche Wissensinhalte, wie die Aufnahme- und Verteilungscharakteristik von Sauerstoff, Lachgas und volatilen Anästhetika und der Einfluß des Frischgasflows auf die Funktion der Narkosesysteme weden nicht mehr vermittelt. Die große Unsicherheit bezüglich der Nomenklatur der Narkosesysteme (3) ist beredtes Zeichen für die mangelhafte Kenntnis der Gerätefunktion. Durch Gewöhnung an große Überschußgasvolumina nimmt die Sorgfalt bei der täglichen Gerätepflege und Dichtigkeitsüberprüfung, aber auch die Sorgfalt bei der technischen Inspektion und der Fertigung der Narkosegeräte ab, da hohe Leckageverluste – bis zu mehr als 10 l/min bei einem Systembinnendruck von 2 kPa wurden beschrieben – als selbstverständlich hingenommen werden, die eine Flowreduktion von vornherein unmöglich machen.

Auch Bergmann hat auf den absolut unverständlichen Widerspruch zwischen den extrem hohen, ganz auf die Rückatmung ausgelegten Anforderungen an die Gerätetechnologie (etwa die deutsche Norm für Inhalationsnarkosegeräte DIN 13252) und der täglichen Narkosepraxis, mit so hohen Frischgasflows zu arbeiten, daß der Einsatz von Rückatemsystemen mit Kohlendioxidabsorbern nahezu entbehrlich ist, hingewiesen (4).

Mit dem Kreissystem steht dem Anästhesisten heute ein technisch ausgereiftes, in der täglichen Praxis überaus bewährtes, sicheres Rückatemsystem zur Verfügung. Auch die verbindlich vorgeschriebene sicherheitstechnische Ausstattung moderner Narkosegeräte ist ganz auf die Narkoseführung mit Rückatemsystemen ausgelegt. Durch den Trend zum Gebrauch hoher Frischgasflows können aber die Möglichkeiten dieser hochwertigen Geräteausstattung nicht genutzt werden. Bergmann kommt deshalb zu dem Schluß: *„Trotzdem erscheint es sinnvoll, daß bei den derzeit gegebenen technischen Möglichkeiten des kontinuierlichen Monitorings von Atemgasen, der technischen Ausgereiftheit des Systems an sich und der Bedeutung, welche der notwendigen Dichtigkeit des Systems und der Genauigkeit einer Dosierung von Narkosegasen und -dämpfen beigemessen wird, alle weiteren Entwicklungsanstrengungen unternommen werden, um eine sichere Rückkehr zum geschlossenen System voranzutreiben"* (4).

Literatur

1 Andrews, E.*: The oxigen mixture, a new anaesthetic combination. The Chicago Medical Examiner 9 (1868) 656–661
2 Barth, L., M. Meyer: Moderne Narkose. Fischer, Stuttgart 1965
3 Baum, J.: Narkosesysteme. Anaesthesist 36 (1987) 393–399
4 Bergmann, H.: Das Narkosegerät in Gegenwart und Zukunft aus der Sicht des Klinikers. Anaesthesist 35 (1986) 587–594
5 Bigelow, H. J.*: Insensibility during surgical operations produced by inhalation. Boston med. surg. J. 35 (1846) 309–317
6 Buijs, B. H. M. J.: Herwaardering van het Gesloten Ademsystem in de Anesthesiologie (Reevaluation of Closed Circuit Anaesthesia). Diss. der Erasmus-Universität, Rotterdam 1988
7 Colton, G. Q.*: Anaesthesia. Who Made and Developed the Great Discovery? A. G. Sherwood & Co., New York 1886
8 Davy, H.*: Researches, Chemical and Philosophical; Chiefly Concerning Nitrous Oxide, or Dephlogisticated Nitrous Air, and its Respiration. Printed for J. Johnson, London by Biggs and Cottle, Bristol 1800
9 Dieffenbach, J. F.: Apparate zum Einatmen der Ätherdämpfe. In: Der Äther gegen den Schmerz. Hirschwald, Berlin 1847
10 Haupt, J.: Der Dräger-Narkoseapparat – historisch gesehen. Sonderdruck MT 105. Drägerwerk AG, Lübeck 1983
11 Jackson, D. E.*: A new method for the production of general analgesia and anaesthesia with a description of the apparatus used. J. Lab. clin. Med. 1 (1915) 1–12
12 Just, O. H., P. Dressler, H. Böhrer, K. Wiedemann: Zur Geschichte der Anästhesie an der Universität Heidelberg. Anästh. Intensivther. Notfallmed. 21 (1986) 53–59
13 Killian, H., H. Weese: Die Narkose. Thieme, Stuttgart 1954
14 Killian, H.: 40 Jahre Narkoseforschung. Verl. d. Dtsch. Hochschullehrerzeitung, Tübingen 1964
15 Knight, N.: Pain and its Relief. Smithsonian Institution, Washington 1988
16 Lowe, H. J., E. A. Ernst: The Quantitative Practice of Anesthesia. Williams & Wilkins, Baltimore 1979
17 Minnitt, R. J., J. Gillies: Textbook of Anaesthetics, 6th Ed. Livingstone, Edinburgh 1945
18 Moser, H.: Die Praxis der modernen Narkose. in: Demel, R.: Wiener Beiträge zur Chirurgie, Bd. VI. Maudrich, Wien 1951
19 Neu, M.: Ein Verfahren zur Stickoxidulsauerstoffnarkose. Münch. med. Wschr. 57 (1910) 1873
20 Rendell-Baker, L.: History of thoracic anaesthesia. In Mushin W. W.: Thoracic Anaesthesia. Blackwell Scientific Publications, Oxford 1963
21 Schmidt, H.: Über Stickoxidulnarkose. Technische Überlegungen und Erfahrungen. Brun's Beitr. klin. Chir. 137 (1926) 506–518
22 Sword, B. C.*: The closed circle method of administration of gas anesthesia. Curr. Anesth. 9 (1930) 198–202
23 Thomas, K. B.: The Development of Anaesthetic Apparatus. Blackwell, Oxford 1980

24 Waters, R. M.*: Clinical scope and utility of carbon dioxid filtration in inhalation anaesthesia. Anesth. and Analg. 3 (1924) 20–22
25 Wawersik, J.: Entwicklung der Narkosegeräte. In Zinganell, K.: Anaesthesie – historisch gesehen. Springer, Berlin 1987
26 Wells, H.*: A History of the Discovery of the Application of Nitrous Oxide Gas, Ether, and other Vapors to Surgical Operations. Wells, Hartford 1847

*Bezugsquelle von Faksimiledrucken der mit * gekennzeichneten Publikationen: Wood Library-Museum of Anesthesiology, 515 Busse Highway, Park Ridge, Illinois 60068-3189, USA*

3 Pharmakokinetik der Narkosegase

3.1 Sauerstoff

3.1.1 Sauerstoffaufnahme und -verbrauch

Der Sauerstoffverbrauch kann nach Brody (6) für alle Warmblüter übereinstimmend als Exponentialfunktion des Körpergewichtes in Kilogramm (KG kg) nach der Formel

$$\dot{V}O_2 = 10,15 \times KG\ kg^{0,73}\ [ml/min]$$

berechnet werden. Kleiber (11) gab zur Berechnung des Sauerstoffverbrauches unter Ruhebedingungen eine vereinfachte Formel an, die heute gemeinhin als Brody-Formel bekannt ist:

$$\dot{V}O_2 = 10 \times KG\ kg^{3/4}\ [ml/min]$$

Wird der Verlauf der mit der Brody-Gleichung berechneten Kurve durch zwei Geraden unterschiedlicher Steigung approximiert, so läßt sich der Sauerstoffverbrauch für zwei gewichtsdifferente Gruppen noch einfacher kalkulieren (1):

10–40 kg:
$$\dot{V}O_2 = 3,75 \times KG\ kg + 20\ [ml/min]$$
40–120 kg:
$$\dot{V}O_2 = 2,5 \times KG\ kg + 67,5\ [ml/min]$$

Aber nicht nur der Sauerstoffverbrauch (Abb. **3.1**), sondern auch die CO_2-Produktion, das alveoläre Ventilationsvolumen und das Herzminutenvolumen korrelieren mit dem Faktor $KG\ kg^{3/4}$ (2, 10, 11, 15). Nach Lowe sinkt der Sauerstoffverbrauch bei Einleitung einer Narkose um etwa 15–30% gegenüber dem präoperativen Ausgangswert (15). Während der Narkose liegt er nach den Untersuchungen von Arndt (2) in der Größenordnung des Grundumsatzes. Der Sauerstoffverbrauch wird während der Narkose durch eine Vielzahl von Faktoren beeinflußt: Er nimmt bei Abfall der Körpertemperatur um 1 °C um etwa 10% und bei einer Azidose pro 0,1 pH-Verschiebung um etwa 6% ab, bestimmte Narkotika, wie Ether, Ketamin und Ethomidate steigern den $\dot{V}O_2$ ebenso wie eine respiratorische oder metabolische Alkalose (2). Des weiteren variiert der $\dot{V}O_2$ entsprechend der Narkosetiefe und des Relaxationsgrades in einer Größenordnung von etwa 10–25% (32, 33). Aktuelle Veränderungen der Kreislaufsituation führen ebenfalls zu konsekutiver Veränderung der Sauerstoffaufnahme: Manawadu u. Mitarb. (16) wiesen im Tierexperiment nach, daß ein aktueller Blutverlust von 30% die Sauerstoffaufnahme um 30 ± 10% gegenüber dem Ausgangswert senkt. Letztendlich nimmt der Sauerstoffverbrauch mit zunehmendem Lebensalter ab, was auf die Abnahme der metabolisch aktiven Muskelmasse zugunsten von Fett- und Bindegewebe zurückgeführt wird (15).

Es bleibt aber festzuhalten, daß der dem Sauerstoffverbrauch entsprechende O_2-Uptake während der Narkose bei stabilen Kreislaufverhältnissen relativ konstant bleibt und mit hinreichender Genauigkeit mit der von Brody angegebenen Formel kalkuliert werden kann (Abb. **3.2**).

3.1.2. Implikationen für die Narkosepraxis

Jede Narkose führt, unabhängig vom angewandten Anästhesieverfahren, vom Beatmungsmuster und der Dauer, zur Einschränkung der pulmonalen Funktion: Die alveoloarterielle Sauerstoffdifferenz ($AaDO_2$) und der intrapulmonale Shunt nehmen zu, die funktionelle Residualkapazität und die Compliance der Lunge nehmen ab. Diese Veränderungen sind bei älteren und adipösen Patienten ausgeprägter als bei jungen und leptosomen (8, 19).

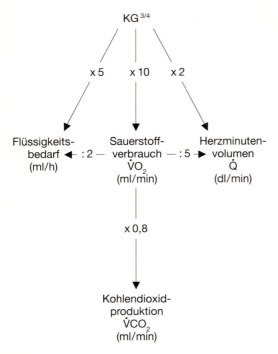

Abb. 3.1 Kalkulation physiologischer Patientendaten nach dem Körpergewicht (KG kg$^{3/4}$) (nach Lowe [15])

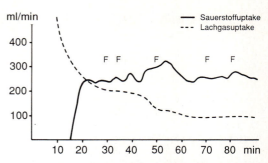

Abb. 3.2 Lachgas- und Sauerstoffaufnahme, gemessen während einer quantitativen Narkose mit geschlossenem System bei elektronischer Steuerung der Gasdosierung im geschlossenen Regelkreis (closed-loop feedback). Steady-state-Bedingungen werden erst nach Abschluß der Denitrogenisierung, etwa 25 Min. nach Narkosebeginn erreicht (F: additive i.v. Applikation von jeweils 0,05 mg Fentanyl) (nach Westenskow [32])

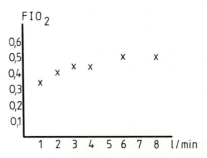

Abb. 3.3 Bei gleichbleibender Frischgaszusammensetzung (50% O_2, 50% N_2O) nimmt die inspiratorische Sauerstoffkonzentration (Y-Achse) bei Verminderung des Frischgasvolumens (X-Achse) ab (nach Schilling [20])

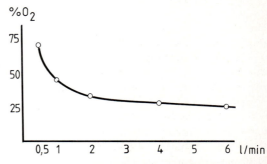

Abb. 3.4 Zur Gewährleistung einer konstanten inspiratorischen Sauerstoffkonzentration von 25 Vol% muß der Sauerstoffanteil des Frischgases (Y-Achse) bei Verminderung des Frischgasvolumens (X-Achse) erhöht werden (nach Schreiber [21])

Zur sicheren Vermeidung einer Hypoxämie und zur kontinuierlichen Gewährleistung einer ausreichenden Sauerstoffversorgung sollte deshalb die inspiratorische Sauerstoffkonzentration mindestens 30 Vol% betragen (7).

Frischgasflow und Frischgaszusammensetzung beeinflussen bei einer Narkose mit einem Rükkatemkreissystem die Sauerstoffkonzentration der Inspirationsluft erheblich. Deshalb ist bei Variation des Frischgasflows folgendes zu bedenken:

Bis zu einem Frischgasflow von 10 l/min ist die Sauerstoffkonzentration im Inspirationsschenkel eines Kreissystems immer niedriger als die des Frischgases (20).

Bei konstanter Frischgaszusammensetzung (in der Abbildung 50% O_2) sinkt die inspiratorische Sauerstoffkonzentration, wenn der Flow vermindert wird (Abb. 3.3).

Also muß zur Gewährleistung einer gleichbleibenden Sauerstoffkonzentration in der Inspira-

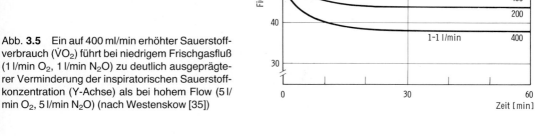

Abb. 3.5 Ein auf 400 ml/min erhöhter Sauerstoffverbrauch ($\dot{V}O_2$) führt bei niedrigem Frischgasfluß (1 l/min O_2, 1 l/min N_2O) zu deutlich ausgeprägterer Verminderung der inspiratorischen Sauerstoffkonzentration (Y-Achse) als bei hohem Flow (5 l/min O_2, 5 l/min N_2O) (nach Westenskow [35])

tionsluft (in der Abbildung 25% O_2) bei Reduktion des Frischgasvolumens dessen Sauerstoffanteil erhöht werden (Abb. **3.4**).

Bei niedrigem Frischgasflow nimmt der Anteil rückgeatmeter Ausatemluft an der Inspirationsluft zu. Ein vermehrter Sauerstoffverbrauch führt über die vermehrte Ausschöpfung zur Verminderung der Sauerstoffkonzentration im Rückatmungsvolumen. Bei niedrigem Frischgasflow und hohem sauerstoffverarmtem Rückatemanteil muß also ein vermehrter Sauerstoffverbrauch zu stärkerer Verminderung der inspiratorischen Sauerstoffkonzentration führen als bei hohem Frischgasflow und niedrigem Rückatemvolumen (Abb. **3.5**).

3.2 Lachgas

3.2.1 Lachgasuptake

Die Aufnahme von Lachgas erfolgt entsprechend einer Exponentialfunktion: Während der ersten 20–30 Minuten der Narkose nimmt der Lachgasuptake zwar schnell ab, es müssen aber große Volumina N_2O in das Narkosesystem eingespeist werden. Die weitere Abnahme des Uptake verläuft nach dieser Phase so langsam, daß über längere Zeiträume nahezu konstante Mengen aufgenommen werden. Nach Severinghaus (26) kann der N_2O-Uptake eines normalgewichtigen Erwachsenen für eine inspiratorische Lachgaskonzentration (FIN$_2$O) von etwa 80% näherungsweise mit folgender Formel berechnet werden:

$$\dot{V}N_2O = 1000 \times \frac{1}{\sqrt{T}} \; [\text{ml/min}]$$

Diese einer Exponentialfunktion entsprechende Aufnahmecharakteristik für Lachgas wurde von Barton u. Nunn (4), Spieß (28) und Westenskow u. Mitarb. (32, 33) in der nach der Severinghaus-Formel kalkulierten Größenordnung bestätigt.

Beatty gibt für die Berechnung der Lachgasaufnahme im zeitlichen Ablauf einer Narkose für eine inspiratorische Lachgaskonzentration von 75 Vol% folgende Formel an:

$$\dot{V}N_2O = 412 \times T^{-0,37} \; [\text{ml/min}]$$

Die mit dieser Formel berechneten Werte sind geringfügig niedriger als die, die mit der Severinghaus-Formel kalkuliert werden. Ein signifikanter Zusammenhang mit dem Körpergewicht oder dem Alter der Patienten konnte von Beatty nicht gefunden werden (5).

3.2.2 Implikationen für die Narkosepraxis

Eine inspiratorische N_2O-Konzentration von 60–65% ermöglicht eine befriedigende Nutzung der Lachgaswirkung, da bei dieser Konzentration das Stadium der Amnalgesie mit ausreichender Somnolenz und ausgeprägter Analgesie erreicht wird (18). Gleichzeitig korrespondiert dieser Wert mit der empfohlenen inspiratorischen Sauerstoffkonzentration (FIO_2) von 30%. Der Variation beider Sollwerte sind aber aus Sicherheitsgründen relativ enge Grenzen gesetzt (4). Eine angestrebte Sauerstoff-Lachgas-Mischung ist bei hohem Frischgasflow leicht zu realisieren, da mit zunehmendem Flow Frischgas und Inspirationsluft in der Zusammensetzung nahezu identisch sind. Bei niedrigem Frischgasflow muß folgendem Problem Aufmerksamkeit gewidmet werden: Der O_2-Uptake ist in gewissen Grenzen konstant, der N_2O-Uptake folgt einer Exponentialfunktionscharakteristik (Abb. **3.6**).

Wird sehr frühzeitig der Frischgasflow reduziert, so wird überproportional viel N_2O dem System entnommen, der FIN_2O sinkt und der FIO_2 steigt; ist das mit dem Frischgas ins System eingeleitete N_2O-Volumen geringer als der N_2O-Uptake, so kann gegebenenfalls ein Volumenmangel resultieren. Bei längerer Dauer der Narkose sinkt der N_2O-Uptake auf recht niedrige Werte. Wird das mit dem Frischgas in das System eingeleitete N_2O-Volumen aber größer als der N_2O-Uptake, so muß bei hohem Rückatmungsvolumen mit einer Lachgasakkumulation im System gerechnet werden, die FIN_2O nimmt zu, die FIO_2 ab.

Lin u. Mostert (12) empfehlen deshalb, der Flowreduktion eine Einwaschphase mit hohem Frischgasflow voranzustellen. Danach ist der N_2O-Uptake über einen längeren Zeitraum nahezu konstant, so daß ein nach der Formel

$$\text{Vol } N_2O = 200 \times \text{angestrebte } FIN_2O$$
(ml/min)

berechnetes Lachgasvolumen und ein dem O_2-Uptake entsprechendes O_2-Volumen als Frischgasvolumen ausreichen und die angestrebte Zusammensetzung der Inspirationsluft gewährleisten.

Smith (27) hingegen stellte fest, daß mit keiner der verschiedenen Formeln zur Berechnung des N_2O-Uptakes im Einzelfall eine hinreichend exakte Vorausberechnung der Zusammensetzung der Inspirationsluft möglich sei. Die Abweichungen zwischen berechneter und gemessener Konzentration seien um so stärker, je geringer der Frischgasflow ist. Bei einem Flow kleiner als 0,9 l/min sei keine Korrelation zwischen Frischgas- und im System gemessener Konzentration zu finden.

Bei der Durchführung von Narkosen mit reduziertem Frischgasflow und Gebrauch eines Lachgas-Sauerstoff-Gemisches ist demnach die kontinuierliche Überwachung der inspiratorischen Sauerstoffkonzentration eine unverzichtbare Forderung zur Gewährleistung einer adäquaten Sauerstoffversorgung und damit der Patientensicherheit.

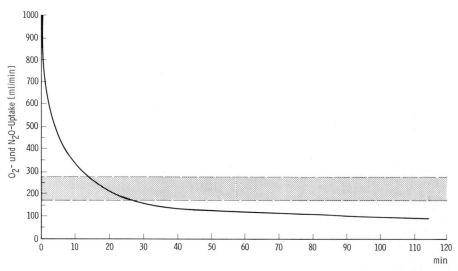

Abb. **3.6** Während die Sauerstoffaufnahme im zeitlichen Ablauf einer Narkose in gewissen Grenzen als konstant angenommen werden kann (schraffiertes Feld), fällt die Lachgasaufnahme exponentiell ab (Uptake kalkuliert für einen normgewichtigen erwachsenen Patienten)

3.3. Volatile Anästhetika

3.3.1 Uptake volatiler Anästhetika

3.3.1.1 Die Pharmakokinetik volatiler Anästhetika

Volatile Anästhetika werden mit dem Ziel appliziert, im Zentralnervensystem die Narkotikakonzentration zu erreichen, mit der eine dem operativen Eingriff adäquate Schmerzbefreiung, Bewußtseinsverminderung und Reflexhemmung bewirkt wird. Die dazu erforderliche Menge des Narkosemittels muß über das Narkosesystem in die Lunge des Patienten eingebracht werden, wird dort vom Blut aufgenommen und mit diesem zu allen Organen und Geweben – so auch dem Gehirn – transportiert. Hier tritt das Anästhetikum in das Gewebskompartiment über und erreicht nach einer gewissen Zeit der Aufsättigung die Konzentration, die zur Narkose führt. Aus dem Gesagten läßt sich unschwer erkennen, daß der Uptake volatiler Anästhetika von einer Vielzahl physiologischer, physikochemischer und technischer Parameter abhängt.

Der Transport zur Lunge erfolgt über das gasführende System, das aus dem Alveolarraum, den Atemwegen und dem Narkosesystem besteht. Die kinetischen Parameter, die in diesem System den Uptake beeinflussen, sind

- das Atemminutenvolumen mit dem entscheidenden alveolären Ventilationsvolumen $\dot{V}_A$ und
- die alveoläre Narkotikakonzentration C_A.

Der Übertritt ins blutführende System erfolgt über die Alveolarmembran, dieser Teilmechanismus der Anästhetikaaufnahme wird bestimmt durch

- die alveolokapillare Konzentrationsdifferenz und
- den Blut-Gas-Verteilungskoeffizienten des gewählten Anästhetikums $\lambda_{B/G}$.

Das Blut dient als Transportmedium für das Narkotikum. Der konvektive Strömungstransport ist abhängig von

- dem Herzminutenvolumen $\dot{Q}$ und
- der arteriellen Narkotikakonzentration C_a.

Der Übertritt in das jeweilige Gewebskompartiment, der Diffusionstransport, wird als letzter Teilmechanismus der Narkosemittelaufnahme bestimmt durch:

- die Perfusionsfraktion des jeweiligen Organs $\dot{Q}_T$,
- das Organvolumen V_T,
- die Konzentrationsdifferenz zwischen der Blut- und Gewebephase,
- den gewebe- und narkosemittelspezifischen Blut-Gewebe-Verteilungskoeffizienten $\lambda_{T/B}$.

Der Gesamtuptake ist die Summe des Uptakes aller Einzelorgane, wobei das relevante virtuelle Verteilungsvolumen der Einzelorgane durch Multiplikation des Organvolumens mit dem spezifischen Gewebe-Blut-Verteilungskoeffizienten zu errechnen ist (23).

Da der Diffusionstransport in kürzester Zeit abläuft, entspricht die Anästhetikakonzentration im venösen Schenkel des Organgefäßsystems der Gewebskonzentration. Die Geschwindigkeit des Uptakes wird also weitestgehend durch die Geschwindigkeit des konvektiven Strömungstransportes bestimmt. Der Anästhesist vermag aber nur die kinetischen Parameter des gasführenden Systems, nicht die des Konvektions- und Diffusionstransportes zu beeinflussen. So sind geschlossene und Low-Flow-Systeme unter pharmakokinetischem Aspekt nichts anderes als eine spezielle Parameterwahl bezüglich des Rückatemanteils bei Etablierung einer gewünschten Gaskonzentration (22).

Um im Nichtrückatemsystem eine konstante alveoläre Konzentration zu erreichen, sind drei Teilmengen zu berücksichtigen, die rechnerisch mit dem B. E. T.-Schema erfaßt werden (22):

- die Aufsättigung des Alveolarraumes (Bolus),
- die Substitution der durch die alveoläre Ventilation eliminierten Menge (Elimination),
- die Substitution der Summe der Anästhetikaaufnahme aller Einzelorgane, die mit der Zuntzschen Gleichung berechnet wird (Transfer).

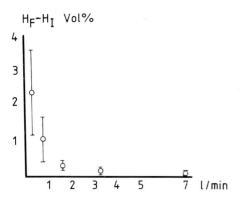

Abb. 3.7 Die Differenz zwischen der inspiratorischen (H_I) und der Halothankonzentration des Frischgases (H_F) (Y-Achse) nimmt bei Abnahme des Frischgasvolumens (X-Achse) zu (aus Baer [3])

$$\dot{V}_A \times C_i = V_A \times C_A + \dot{V}_A \times C_A + C_A \times \lambda_{B/G} \times$$
$$\Sigma \dot{Q}_T \times e^{-\frac{\dot{Q}_T \times t}{V_T \times \lambda_{T/B}}}$$

$\dot{V}_A \times C_i$ Volumen an Narkosemitteldampf, das pro Zeiteinheit zugeführt werden muß (insp. Angebot)

$V_A \times C_A$ Aufsättigung des Alveolarraumes

$\dot{V}_A \times C_A$ Substitution der Elimination

$C_A \times \lambda_{B/G} \times \Sigma \dot{Q}_T \times e^{-\frac{\dot{Q}_T \times t}{V_T \times \lambda_{T/B}}}$

Substitution des Uptakes durch die Organe

Pharmakokinetische Formeln dieser Komplexität geben aber keine praktisch anwendbaren Hilfen bei der Dosierung volatiler Anästhetika, ausgenommen es steht am Arbeitsplatz ein Computer mit einem entsprechenden Rechenprogramm zur Verfügung (24, 25).

Da aber bei zunehmender Frischgasflowreduktion der Unterschied zwischen der Anästhetikakonzentration des Frischgases und der Inspirationsluft zunimmt (Abb. **3.7**) und ab einem Frischgasflow kleiner als etwa 1.5 l/min keine Proportionalität mehr gefunden werden kann (4), sind um so mehr Dosierungshilfen erforderlich, vor allem dann, wenn das Monitoring zur Messung der Konzentration volatiler Anästhetika nicht zur Verfügung steht.

Tammisto (29) belegte an Hand einer Umfrage, daß es auch erfahrenen Anästhesisten überaus schwerfällt, bei bekanntem Frischgasflow und bekannter Verdampfereinstellung die inspiratorische Narkotikakonzentration in einem Rückatmungssystem korrekt einzuschätzen.

3.3.1.2 Das Uptakemodell von Lowe

In Anlehnung an die N_2O-Uptake-Formel von Severinghaus (26) entwickelte Lowe (14, 15) ein mathematisches Konzept, das den Uptake volatiler Anästhetika näherungsweise als Funktion der Quadratwurzel aus der Zeit beschreibt:

$$\dot{V}_{AN} = C_a \times \dot{Q} \times \frac{1}{\sqrt{T}} \qquad (1)$$

$\dot{Q}$ = Herzminutenvolumen (dl/min), C_a = arterielle Konzentration, T = Zeit (min).

– Berechnung der arteriellen Anästhetikakonzentration:

$$C_a = C_A \times \lambda_{B/G} \qquad (2)$$

C_A = alveoläre Konzentration, $\lambda_{B/G}$ = Blut-Gas-Verteilungskoeffizient.

– Berechnung der alveolären Konzentration als Vielfaches der MAC:

$$C_A = f \times MAC \qquad (3)$$

f = Faktor, der die angestrebte alveoläre Konzentration beschreibt, MAC = minimale alveoläre Konzentration.

– Berechnung des Faktors f für die AD_{95}:

$$f = 1{,}3 - FIN_2O \qquad (4)$$

FIN_2O = inspiratorische Lachgasfraktion.

– Berechnung des Herzminutenvolumens nach der Brody-Formel:

$$\dot{Q} = 2 \times KG\,kg^{3/4} \qquad (5)$$

$KG\,kg$ = Körpergewicht des Patienten in Kilogramm.

– (2), (3), (4) und (5) in (1):

$$\dot{V}_{AN} = (1{,}3 - FIN_2O) \times MAC \times \lambda_{B/G} \times$$
$$2 \times KG\,kg^{3/4} \times \frac{1}{\sqrt{T}} \qquad (6)$$

- Durch Integration ergibt sich aus dieser Formel die kumulative Dosis:

$$K_D = 2 \times (1,3 - FIN_2O) \times MAC \times \lambda_{B/G} \times 2 \times KG\,kg^{3/4} \times \sqrt{T} + c \quad (7)$$

c = arterielle Ladedosis.

- Zu Beginn einer Narkose muß eine Ladedosis (P_D = Prime dose) in das System eingegeben werden, durch die die angestrebte Anästhetikakonzentration im Gasvolumen der Lunge und des Narkosesystems sowie im Blut etabliert wird:

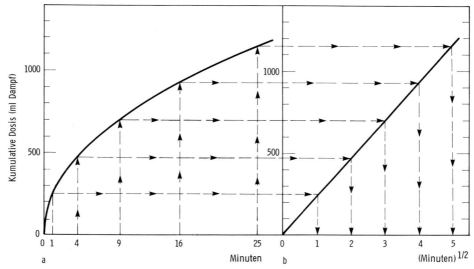

Abb. 3.8a u. b Kumulative Halothandosis für einen 100 kg schweren Patienten: Im Diagramm **a** aufgetragen gegen die Zeit T, im Diagramm **b** gegen √T. Es werden gleich große Volumina an Halothandampf während gleicher √T-Intervalle aufgenommen (nach Lowe [15])

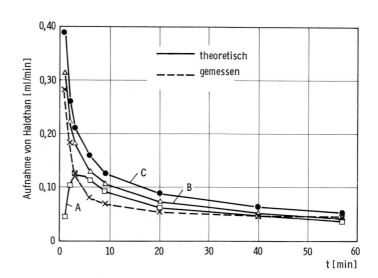

Abb. 3.9 Differenz zwischen gemessenem (----) und nach der Low-Formel berechnetem (——) Halothanuptake (nach Thomson [30])

$$P_D = C_A \times (V_S + V_L) + C_a \times \dot{Q} \qquad (8)$$

$C_A \times (V_S + V_L)$ = Prime dose für das gasführende Kompartiment, $C_a \times \dot{Q}$ = Prime dose für das Blut (= *c:* arterielle Ladedosis), V_S = Volumen des Narkosesystems (dl), V_L = Gasvolumen der Lunge und der Atemwege (dl).

– (2) und (3) in (8):

$$P_D = f \times MAC \times (V_S + V_L) + f \times MAC \times \lambda_{B/G} \times \dot{Q} \qquad (9)$$

– Wird in Näherung die Summe von V_S und V_L mit 10 l (entsprechend 100 dl) angenommen, so ergibt sich für die Prime dose:

$$P_D = f \times MAC \times (100 + \lambda_{B/G} \times \dot{Q}) \qquad (10)$$

Lowe nennt die nach der 1. Minute zu applizierende Dosis die Einheitsdosis (U_D = Unit dose)

$$U_D = 2 \times C_a \times \dot{Q}$$

(ml dampfförmiges Anästhetikum)

und empfiehlt, diese Einheitsdosis in immer länger werdenden Zeitintervallen, nach der 1., 4., 9., 16. und ... Minute zu geben. Zu diesen Zeitpunkten ist die zur Aufrechterhaltung der Narkose erforderliche kumulative Dosis jeweils ein ganzzahlig Vielfaches der Einheitsdosis. So resultiert ein Dosierungsschema für die Narkoseführung mit geschlossenem System und volatilen Anästhetika, bei dem eine konstante Anästhetikadosis zu jeweils den Zeitpunkten gegeben wird, zu denen der Rechenwert $\sqrt{T}$ ganzzahlig ist (Abb. **3.8b**).

3.3.1.3 Das Uptakemodell von Westenskow

Westenskow (34), Thomson (30) und Gorsky u. Mitarb. (9) weisen aber darauf hin, daß die nach der Loweschen Uptakeformel berechnete und applizierte Dosis zu hoch ist und die gemessene Anästhetikakonzentration um etwa 25–50% über dem angestrebten Sollwert liegt (Abb. **3.9**).

Westenskow faßt die Ergebnisse seiner Uptakebestimmungen wie folgt zusammen: Der Uptake volatiler Anästhetika ist weder gleichförmig noch folgt er dem „Wurzel-aus-der-Zeit"-Modell von Lowe: Bei semilogarithmischer

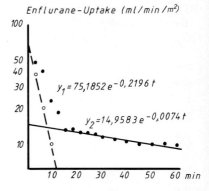

Abb. **3.10** Bei semilogarithmischer Darstellung kann die Enfluraneaufnahme in Abhängigkeit von der Narkosedauer mittels zweier Regressionsgeraden beschrieben werden. Der Schnittpunkt beider Geraden (nach 10 Min.) unterteilt die Narkose in 2 Phasen mit differenter Aufnahmecharakteristik: in der 1. Phase werden die gefäßreichen, in der 2. die gafäßarmen Gewebe aufgesättigt (aus Westenskow [34])

Darstellung läßt sich die Anästhetikaufnahme durch zwei Geraden beschreiben, deren Schnittpunkt die Narkose in zwei Phasen einteilt: Während der ersten 10 Minuten ist der Uptake hoch und nimmt schnell ab, in der zweiten Phase ist der Uptake annähernd konstant (Abb. **3.10**)

Diese Graphik ergibt sich aus der Berechnung der Mittelwerte der Enfluraneaufnahme von 23 Patienten: Westenskow und Zbinden (36) betonen aber, daß der Uptake im individuellen Einzelfall erheblich von diesen abweichen kann, so daß die Darstellung bestenfalls eine Orientierungshilfe, keinesfalls aber eine Dosierungsrichtlinie sein kann.

3.3.1.4 Das Uptakemodell von Lin

Lin u. Mitarb. (12, 13) kamen nach massenspektrometrischen Messungen der Aufnahme volatiler Anästhetika zu dem Schluß, daß der rasche initiale Anstieg des Quotienten F_A/F_I (endexspiratorische zu inspiratorischer Konzentration) auf der je nach Frischgasflow 3–20 Minuten dauernden *Einwaschphase* der Gaskonzentration in das gasführende Kompartiment beruht, während der die Gaskonzentrationen im gesamten System äquilibriert werden. Der *Uptake* hingegen sei relativ konstant und im wesentlichen bei gleichbleibendem Herzminutenvolumen und unveränderter Ventilation eine Funktion der alveolokapillaren Partialdruckdifferenz. Nach der Äquilibrierung könne der Uptake volatiler Anästhetika für einen folgenden Zeitraum von etwa 120 Minuten mit den Formeln

Uptake HAL = 15−20 ml Halothandampf/Vol% angestrebte Konz.

Uptake ENF = 30 ml Enflurandampf/Vol% angestrebte Konz.

näherungsweise kalkuliert werden. Darüber hinaus gewährleiste die lange Zeitkonstante des geschlossenen Systems die Konstanz der Gaskonzentration.

Auch Mostert u. Mitarb. (17) empfahlen ein Vorgehen dergestalt, daß erst nach einer initalen Phase der Narkoseführung mit hohem Frischgasflow, während der sich ein Fließgleichgewicht der Gaskonzentrationen ausbildet, das System geschlossen wird. Nach Flowreduktion könne dann mit einem nur geringen Volumen volatiler Anästhetika der durch den Uptake gegebene Schwund ersetzt werden.

3.3.2 Implikationen für die Narkosepraxis

Unschwer lassen sich für die klinische Praxis aus den Erörterungen folgende Regeln ableiten:

Es gibt kein allgemein anerkanntes Dosierungsschema für den Wechsel vom gewohnten, die Gaskonzentrationen im Fließgleichgewicht stabilisierenden Narkoseverfahren mit halbgeschlossenem System zum quantitativen Gleichgewichtssystem mit geschlossenem Narkosesystem.

Jedes Dosierungsschema und jedes pharmakokinetisches Berechnungsmodell kann nur gewisse Orientierungshilfen anbieten und bedarf, angewandt in der Narkosepraxis, der kritischen Überprüfung durch aufmerksame Beobachtung des Patienten und gegebenenfalls der Korrekturen entsprechend den Erfordernissen des Narkoseverlaufes. Dies gilt aber ebenso für die Narkoseführung mit hohem Frischgasflow.

Es darf darüber hinaus auch keinesfalls außer acht gelassen werden, daß mit solchen Dosierungsschemata Narkotikakonzentrationen als

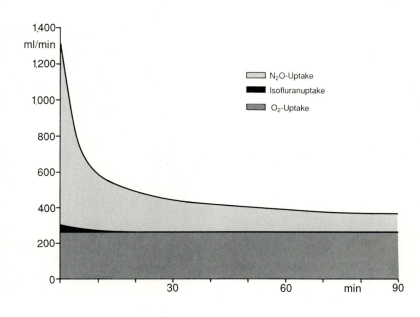

Abb. **3.11** Gesamtgasuptake, dargestellt als Summation der Sauerstoff-, Lachgas- und Narkosemittelaufnahme. Berechnet für einen 75 kg schweren Patienten, insp. N_2O-Konzentration 65 Vol%, exsp. Isoflurankonzentration 0,75 Vol%

Sollwerte angestrebt werden. Eine Aussage darüber, ob im Einzelfall die mit dieser Konzentration erreichte Narkosetiefe dem operativen Eingriff und der individuellen Reaktionslage des Patienten adäquat ist, ist nicht möglich.

Die Initialphase der Narkose ist durch einen hohen Bedarf an Lachgas und volatilen Anästhetika gekennzeichnet. Dabei ist es für die Praxis von untergeordneter Bedeutung, ob dieser mit der Äquilibrierung im gasführenden System oder mit dem in der Einwaschphase hohen Uptake erklärt wird. Es muß zum Zeitpunkt der Frischgasflowreduktion aber kritisch hinterfragt werden, ob mit dem gewählten Flow die dem Bedarf entsprechenden Volumina von N_2O und Narkosemitteldampf zur Verfügung stehen. Andernfalls können unerwünschte Veränderungen der Narkosetiefe und Gasvolumenmangel im System resultieren.

3.4 Gesamtnarkosegasuptake

Der Gesamtnarkosegasuptake berechnet sich aus der Summe der Sauerstoff-, Lachgas- und Anästhetikamenge, die zu einem jeweiligen Zeitpunkt der Narkose aufgenommen werden. Die Aufnahme von Lachgas und von volatilen Anästhetika folgt dabei einer Exponentialfunktionscharakteristik, die Aufnahme von Sauerstoff hingegen kann in gewissen Grenzen als konstant angenommen werden. Die Gesamtnarkosegasaufnahme nimmt somit im zeitlichen Ablauf der Narkose ab (Abb. **3.11**).

Literatur

1 Arndt, G., M. Ch. Stock: Brodys equation: a reinterpretation and its clinical application. Circular 5 (1988) 5–8
2 Arndt, J. O.: Inhalationsanästhetika und Stoffwechsel: O_2-Verbrauch wacher, schlafender oder narkotisierter Hunde unter Grundumsatzbedingungen. In Schwilden, H., H. Stoeckel: Die Inhalationsnarkose: Steuerung und Überwachung. INA Bd. 58, Thieme, Stuttgart 1987 (S. 43–52)
3 Baer, B.: Die Abhängigkeit der inspiratorischen Halothankonzentration im Kreissystem von der Höhe der Frischgaszufuhr. Anaesthesist 32 (1983) 6–11
4 Barton, F., J. F. Nunn: Totally closed circuit nitrous oxide/oxigen anaesthesia. Brit. J. Anaesth. 47 (1975) 350–357
5 Beatty, P. C. W., B. Kay, T. E. J. Healy: Measurement of the rates of nitrous oxide uptake and nitrogen excretion in man. Brit. J. Anaesth. 56 (1984) 223–232
6 Brody, S.: Bionergetics and Growth. Reinhold, New York 1945
7 Don, H.: Hypoxemia and hypercapnia during and after anesthesia. In Orkin, F. K., L. H. Cooperman: Complications in Anesthesiology. Lippincott, Philadelphia 1983 (pp. 183–207)
8 Finsterer, U.: Lungenfunktion unter Narkose. Anästhesiol. u. Intensivmed. 24 (1983) 277–287
9 Gorsky, B. H., R. L. Hall, J. E. Redford: A compromise for closed system anesthesia. Anesth. and Analg. 57 (1978) 18–24
10 Guyton, A. C., C. E. Jones, T. C. Coleman: Circulatory Physiology: Cardiac Output and Its Regulations. Saunders, Philadelphia 1973 (pp. 12–14, 21–24)
11 Kleiber, M.: Body size and metabolic rate. Physiol. Rev. 27 (1949) 511–539
12 Lin, C. Y., J. W. Mostert: Inspired O_2 and N_2O concentrations in essentially closed circuits. Anaesthesist 26 (1977) 514–517
13 Lin, C. Y., J. W. Mostert, D. W. Benson: Closed circle systems. A new direction in the practice of anesthesia. Acta anaesthesiol. scand. 24 (1980) 354–361
14 Lowe, H. J.: Dose-Regulated Penthrane Anesthesia. Abbott Laboratories, Chicago 1972
15 Lowe, H. J., E. A. Ernst: The Quantitative Practice of Anesthesia. Williams & Wilkins, Baltimore 1981
16 Manawadu, B. R., F. E. Hartwig, D. Sherrill, G. D. Swanson: Monitoring oxygen consumption utilizing low flow techniques. In Aldrete, J. A., H. J. Lowe, R. W. Virtue: Low Flow and Closed System Anesthesia. Grune & Stratton, New York 1979 (pp. 147–150)
17 Mostert, J. W., I. S. Godberg, E. F. Lanzl, H. J. Lowe: Das geschlossene System. Anaesthesist 26 (1977) 495–502
18 Parbrook, G. D.: The levels of nitrous oxide analgesia. Brit. J. Anaesth. 39 (1967) 974–982
19 Reineke, H.: Respiratorische Risikofaktoren und Narkosebeatmung. Anästhesiol. u. Intensivmed. 24 (1983) 33–36
20 Schilling, R., K. H. Weis: Zur Sauerstoffkonzentration im Narkosesystem. Anaesthesist 22 (1973) 198–201
21 Schreiber, P.: Anesthesia systems. In: North American Draeger Safety Guidelines. Merchants Press, Boston 1985
22 Schwilden, H., H. Stockel, P. M. Lauven, J. Schüttler: Pharmakokinetik der Inhalationsanästhetika. In: Geschlossenes System für Inhalationsnarkosen. Symposium, Düsseldorf, 7.–8. 5. 1982
23 Schwilden, H., H. Stoeckel, P. M. Lauven, J. Schüttler: Pharmakokinetik und MAC – Praktische Implikationen für die Dosierung volatiler Anästhetika. In Peter, K., B. R. Brown, E. Martin, O. Norlander: Inhalationsanästhetika. Anästhesiologie und Intensivmedizin, Bd. 184. Springer, Berlin 1986 (S. 18–26)
24 Schwilden, H.: Narkosesimulator. Dtsch. Abbott, Wiesbaden 1986
25 Schwilden, H.: Die rechnergestützte interaktive Dosierung volatiler Anästhetika (AC-Prädiktor). In Schwilden, H., H. Stöckel: Die Inhalationsnarkose: Steuerung und Überwachung. INA Bd. 58, Thieme, Stuttgart 1987 (S. 167–173)
26 Severinghaus, J. W.: The rate of uptake of nitrous oxide in man. J. Clin. Invest. 33 (1954) 1183–1189

27 Smith, T. C.: Nitrous oxide and low flow inflow circle systems. Anesthesiology 27 (1966) 266–271
28 Spieß, W.: Narkose im geschlossenen System mit kontinuierlicher inspiratorischer Sauerstoffmessung. Anaesthesist 26 (1977) 503–513
29 Tammisto, T.: Monitoring der Konzentration volatiler Anästhetika. In Schwilden, H., H. Stöckel: Die Inhalationsnarkose: Steuerung und Überwachung. INA Bd. 58. Thieme, Stuttgart 1987 (S. 33–38)
30 Thomson, D., A. Zbinden, D. Westenskow: Pharmakokinetik von Inhalationsanästhetika – Untersuchungen mit einem feedbackkontrollierten geschlossenen System. In Peter, K., B. R. Brown, E. Martin, O. Norlander: Inhalationsanästhetika. Anästhesiologie und Intensivmedizin, Bd. 184. Springer, Berlin 1986 (S. 34–42)
31 Turner, E., C. Gütl, W. Weyland, U. Braun: Sauerstoffaufnahme und CO_2-Abgabe während der Narkose und in der Aufwachphase. In Schwilden, H., H. Stoeckel: Die Inhalationsnarkose: Steuerung und Überwachung. INA Bd. 58. Thieme, Stuttgart 1987 (S. 53–56)
32 Westenskow, D. R., W. S. Jordan, D. S. Gehmlich: Electronic feedback control and measurement of oxigen consumption during closed circuit anesthesia. In Aldrete, J. A., H. J. Lowe, R. W. Virtue: Low Flow and Closed System Anesthesia. Grune & Stratton, New York 1979 (pp. 135–146)
33 Westenskow, D. R., W. S. Jordan: Automatic control of closed circuit anesthesia and the measurement of Enflurane N_2O and oxygen uptake. In: Geschlossenes System für Inhalationsnarkosen. Symposium, Düsseldorf, 7.–8. 5. 1982
34 Westenskow, D. R., W. S. Jordan, J. K. Hayes: Uptake of enflurance: A study of the variability between patients. Brit. J. Anaesth. 55 (1983) 598–610
35 Westenskow, D. R.: How much oxigen? Int. J. clin. Monit. Comput. 2 (1986) 187–189
36 Zbinden, A. M.: Inhalationsanästhetika: Aufnahme und Verteilung. Dtsch. Abbott, Wiesbaden 1987

4 Narkoseverfahren mit reduziertem Frischgasflow

Rückatemsysteme können – entsprechend dem gewählten Frischgasflow – halboffen, halbgeschlossen oder geschlossen genutzt werden. Mit abnehmendem Frischgasvolumen nimmt das Rückatmungsvolumen zu, das Überschußgasvolumen hingegen ab. Bei halbgeschlossener Nutzung eines Rückatemsystems kann das in das System eingespeiste Frischgasvolumen beliebig auf jeden Wert eingestellt werden, der kleiner als das Atemminutenvolumen und größer als der Gesamtuptake des Patienten ist. Zumindest aber muß das Gasvolumen in das System eingespeist werden, das zum jeweiligen Zeitpunkt der Narkose vom Patienten aufgenommen und über etwaige Leckagen verloren wird. Nur dann ist gewährleistet, daß das zur adäquaten Ventilation erforderliche Gasvolumen im System verfügbar bleibt.

In der Literatur werden verschiedene Varianten der Narkoseführung mit niedrigem Frischgasflow beschrieben (Abb. **4.1**). Allen Verfahren gemeinsam ist eine mehr oder minder lang dauernde Initialphase, in der mit hohem Frischgasflow das Narkosegas in das System ein- und der Stickstoff aus dem System ausgewaschen wird. Bei der Narkose mit geschlossenem Rückatemsystem wird das Frischgas auf das Volumen reduziert, das vom Patienten aufgenommen oder über Leckagen verloren wird. Da der Gesamtgasuptake im zeitlichen Ablauf der Narkose fortlaufend abnimmt, muß der Frischgasfluß kontinuierlich dem sich ändernden Uptake angepaßt werden. Gelingt es aber, nicht nur das Frischgasvolumen, sondern auch dessen Zusammensetzung so dem jeweiligen Sauerstoff-, Lachgas- und Narkosemittelup-

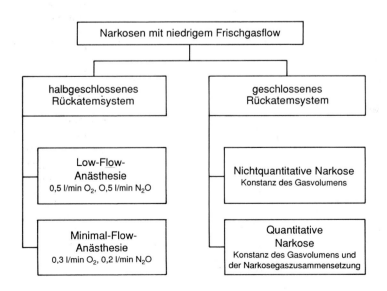

Abb. **4.1** Narkoseverfahren mit niedrigem Frischgasflow

take anzupassen, daß die Gaszusammensetzung im Narkosesystem konstant bleibt, so wird die quantitative Narkose mit geschlossenem System realisiert.

Zur Narkose mit geschlossenem System gibt es jedoch alternative Verfahren, bei welchen aus Gründen der besseren Praktikabilität trotz weitestgehender Nutzung der Rückatmung nicht auf ein geringes Überschußgasvolumen verzichtet wird: die Minimal-Flow-Anästhesie mit einem Frischgasflow von 0,5 l/min (18, 19), und die Low-Flow-Anästhesie mit einem Frischgasflow von 1,0 l/min (9, 10). Beide Narkosetechniken sind somit Extremvarianten der Narkoseführung mit halbgeschlossenem Rückatemsystem.

Bei allen verschiedenen Techniken der Narkoseführung mit niedrigem Frischgasfluß wird im zeitlichen Ablauf der Narkose das Frischgasvolumen mehr oder minder exakt dem Gesamtgasuptake angepaßt (Abb. 4.2). Nur mit dieser Verfahrensweise lassen sich das aus dem Atemsystem abströmende Überschußgasvolumen vermindern und die Vorteile der Rückatmung wirklich nutzen.

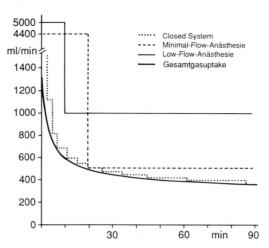

Abb. 4.2 Gemeinsames Charakteristikum der Narkoseverfahren mit niedrigem Frischgasfluß: Nach einer initialen Phase mit hohem Flow wird das Frischgasvolumen reduziert und so dem im zeitlichen Ablauf der Narkose abnehmenden Gesamtgasuptake angepaßt. Die möglichst exakte Anpassung des Frischgasflows an den Uptake erfordert häufige Einstellungskorrekturen an der Gasdosierungseinrichtung

4.1 Die Low-Flow-Anästhesie

1952 haben Foldes u. Mitarb. (9) diese Technik der Narkose, bei der der Frischgasflow auf 1 l/min reduziert wird, beschrieben, nachdem sie mehr als 10000 Narkosen mit diesem Verfahren durchgeführt hatten. Die Ergebnisse ihrer Untersuchungen lassen sich wie folgt zusammenfassen:

Die Sauerstoffkonzentration im Narkosesystem nimmt ab,
– wenn bei konstanter Frischgaszusammensetzung der Frischgasflow verringert wird.
– wenn bei konstantem Flow die Frischgaszusammensetzung zugunsten von Lachgas verändert wird,
– und, bei unveränderter Frischgaszusammensetzung und konstantem Flow, bei zunehmender Narkosedauer.

Zur Berechnung der O_2- und N_2O-Volumina, mit denen als Frischgasgemisch bei vorgegebenem Frischgasvolumen eine angestrebte Sauerstoffkonzentration im System erreicht werden kann, gaben sie eine einfache Formel an:

$$\text{VolO}_2 = \dot{V}O_2 + \frac{(\text{FGFl} - \dot{V}O_2)}{100} \times \text{Konz O}_2$$

$$\text{VolN}_2\text{O} = \text{FGFl} - \text{VolO}_2$$

VolO$_2$ einzustellendes Sauerstoffvolumen
VolN$_2$O einzustellendes Lachgasvolumen
FGFl Gesamtfrischgasflow
$\dot{V}O_2$ kalkulierter Sauerstoffverbrauch
Konz O$_2$ angestrebte Sauerstoffkonzentration

Foldes u. Mitarb. schlugen folgendes Vorgehen für die Durchführung der Low-Flow-Anästhesie vor:

a) Initial Einstellung eines hohen Frischgasflows über 3 Minuten (4 l/min N$_2$O, 1–1,5 l/min O$_2$),
b) danach Reduktion des Frischgasvolumens auf 1 l/min, wobei die O$_2$- und N$_2$O-Volumi-

na entsprechend der angegebenen Formel berechnet werden.
c) Wird aus irgendeinem Grunde das System geöffnet, so müssen die Schritte a und b wiederholt werden.
d) Bei Patienten mit hoher Stoffwechselaktivität muß eine entsprechend höhere Sauerstoffkonzentration angestrebt werden.

Bei standardisierter Einstellung der Frischgaszusammensetzung (0,5 l/min O_2, 0,5 l/min N_2O) wurde im Mittel eine inspiratorische O_2-Konzentration von 30 ± 5 Vol% erreicht, in keinem Fall war diese niedriger als 20 Vol%.

1985 stellten Foldes u. Duncalf ein etwas abgewandeltes Konzept vor (10): Der Flowreduktion wird eine etwa 10minütige Phase mit hohem Frischgasvolumen (2 l/min O_2, 3 l/min N_2O) vorangestellt, durch die eine ausreichende Denitrogenisierung gewährleistet wird. Danach soll standardisiert ein Frischgasflow von 1 l/min (0,5 l/min O_2, 0,5 l/min N_2O) eingestellt werden. Da im Ablauf der Narkose der N_2O-Uptake abnimmt, empfehlen sie, nach weiteren 10 Minuten die Frischgaszusammensetzung zugunsten des Sauerstoffanteiles auf 0,7 l/min O_2 und 0,3 l/min N_2O zu verändern. Werden rasche Konzentrationsänderungen erforderlich, soll der Frischgasflow erhöht werden.

Foldes gibt der Low-Flow-Anästhesie gegenüber den Verfahren mit noch geringerem Frischgasvolumen den Vorzug, da

- die Low-Flow-Technik einfach und leicht zu erlernen sei,
- die Anforderungen an das Monitoring – O_2- und CO_2-Messung werden von Foldes gefordert – gering seien,
- die Anforderungen an die Dichtigkeit des Systems auch im Routinebetrieb gut zu erfüllen seien,
- die Dosierung volatiler Anästhetika einfach sei
- bei geringerem Flow auch geringfügige Ungenauigkeiten in der Dosierung von O_2 und N_2O zu gravierenden Veränderungen der Sauerstoffkonzentration im System führten,
- bei geringerem Flow spezielle Wasserabscheider erforderlich seien,
- und eine weitere Reduktion des Frischgasflows – somit eine noch bessere Nutzung der Rückatmung – von nur unbedeutendem Vorteil sei, die Narkoseführung aber deutlich erschwere.

Grote u. Mitarb. haben diese Variante der Narkoseführung mit niedrigem Frischgasflow geringfügig variiert (11): Nach initialer Phase mit hohem Flow (2 l/min O_2, 4 l/min N_2O) über 5 Minuten empfehlen sie ebenfalls die Frischgasreduktion auf 1 l/min (0,5 l/min O_2, 0,5 l/min N_2O). Bei dieser Standardeinstellung fällt nach ihren Angaben die Sauerstoffkonzentration im System nie unter 30 Vol% ab, so daß sie sogar die kontinuierliche Sauerstoffmessung für entbehrlich halten. Dennoch empfehlen sie, die Frischgaszusammensetzung nach 1–2 Stunden auf 0,6 l/min O_2 und 0,4 l/min N_2O zu verändern.

Auch Grote u. Mitarb. sehen in der leichten Erlernbarkeit und der unproblematischen Handhabung die Vorteile der Low-Flow-Anästhesie. Wenn das entsprechende Monitoring zur Messung der Konzentrationen von Sauerstoff und volatilen Anästhetika zur Verfügung stehe, sei die Narkoseführung mit geschlossenem System anzustreben.

4.2 Die Minimal-Flow-Anästhesie

1974 stellte Virtue (18) ein Narkoseverfahren vor, die Minimal-Flow-Anästhesie, bei dem der Frischgasflow auf 0,5 l/min vermindert wird. Diese Technik war ohne Gefahr der Hypoxie durchführbar, weil zu dieser Zeit schon eine kontinuierliche Überwachung der inspiratorischen Sauerstoffkonzentration mittels elektrochemischer Meßverfahren möglich war.

Nach Einleitung in üblicher Weise, Relaxation, Intubation und Beginn der Beatmung wird initial die Narkose über 15–20 Minuten mit hohem Flow (1,5 l/min O_2, 3,5 l/min N_2O) geführt. Während dieser Phase wird der Stickstoff aus dem Körper und dem System ausgewaschen, die dem initial hohen Bedarf entsprechenden Volumina an Lachgas und Narkosemitteldampf ins System eingespeist und die angestrebten Konzentrationen im gesamten gasführenden System etabliert und homogenisiert. Nach dieser Phase mit hohem Flow wird das Frischgasvolumen standardisiert auf 0,5 l/min bei einer Zusammensetzung von 60% O_2 (entsprechend 0,3 l/min) und 40% N_2O (entsprechend 0,2 l/min) reduziert. Für einen 80 kg schweren Patienten kann der Sauerstoffverbrauch entsprechend der Brody-Formel (s. Kap. 3.1.1, S. 17) mit 267 ml/min und der Lachgasuptake nach 20 Minuten entsprechend der Formel von Severinghaus (s. Kap. 3.2.1, S. 19) mit 223 ml/min kalkuliert werden. Sauerstoff wird nach der Flowreduktion demnach im Überschuß, Lachgas hingegen etwas weniger als es dem Uptake entspräche, in das System eingeleitet. Es gilt dabei aber zu bedenken, daß der N_2O-Uptake exponentiell abfällt und schon nach weiteren 10 Minuten für diesen Patienten nur noch 183 ml/min beträgt, ab diesem Zeitpunkt also auch N_2O im Überschuß ins Narkosesystem eingeleitet wird. Bei Patienten mit niedrigerem Körpergewicht ist das Überschußgasvolumen entsprechend größer. Die Minimal-Flow-Anästhesie ist demnach eine Extremvariante der Narkoseführung mit halbgeschlossenem System, minimalem Überschußgasvolumen und nahezu kompletter Rückatmung.

Von besonderem Interesse ist natürlich die Frage nach dem Verlauf der inspiratorischen O_2-Konzentration bei solch niedrigem, aber standardisiert zusammengesetztem Frischgasvolumen. Die FIO_2 (fraction inspiratory oxigen) fällt im Mittel in einem Zeitraum von 120 Minuten von einem initialen Wert von 0,42 auf 0,33 ab und erreicht erst nach einer Narkosedauer von 3 Stunden einen Wert von 0,29. Der im Einzelfall niedrigste gemessene Wert lag nach 3 Stunden bei 0,22 (18). Dieser mit der Dauer der Narkose beobachtete Abfall der inspiratorischen Sauerstoffkonzentration ist darauf zurückzuführen, daß bei zunehmend niedrigem Uptake Lachgas im Narkosesystem akkumuliert. Virtue empfiehlt deshalb, bei Patienten mit einem Körpergewicht größer als 80 kg entweder die FIO_2 kontinuierlich mit einem Sauerstoffmeßgerät zu überwachen und bei Unterschreiten des Grenzwertes den Sauerstoffflow zu erhöhen, oder von Beginn an einen höheren Gesamtflow mit größerem Sauerstoffanteil, etwa 400 ml O_2/min und 200 ml N_2O/min einzustellen. Im Vergleich zur Low-Flow-Anästhesie ergeben sich keine wesentlichen Unterschiede bezüglich der inspiratorischen Sauerstoffkonzentration, die FIO_2 fällt von initial 0,37 auf 0,30 im Verlauf von 3 Stunden ab.

Virtue resümiert, daß eine adäquate Sauerstoffversorgung über annähernd 3 Stunden mit der von ihm angegebenen Frischgaszusammensetzung bei einem Flow von 500 ml/min zu gewährleisten sei.

Die Vorteile der von Virtue angegebenen Minimal-Flow-Anästhesie liegen in

– einer weitestgehenden Nutzung der Rückatmungsvorteile,
– der Überbrückung der Anfangsphase der Narkose, während der der Patient große Volumina an N_2O und Narkosemitteldampf aufnimmt, der Stickstoff aus- sowie die angestrebten Gaskonzentrationen ins gasführende System eingewaschen werden, durch den Gebrauch eines initial hohen Frichgasflows,
– dem Ausgleich eventueller Leckageverluste dadurch, daß auch nach der Flowreduktion Frischgas im Überschuß in das System eingeleitet wird.

Spieß (14, 15, 16) hat die besondere Praktikabilität dieses Narkoseverfahrens in der täglichen Praxis immer wieder herausgestellt. Als nachteilig gegenüber der Narkoseführung mit geschlossenem System werden von Spieß der aus der konstanten N_2O- und O_2-Einstellung resultierende Abfall der FIO_2 und der Verlust der Möglichkeit einer exakten Kontrolle des Sauerstoffverbrauchs sowie des N_2O- und Narkotikauptakes gesehen (14). Vor allem beim Einsatz moderner Narkosegeräte ist die Durchführung von Minimal-Flow-Narkosen unproblematisch (2).

4.3 Die Narkose mit geschlossenem Narkosesystem

Wird die Zusammensetzung des Frischgases und dessen Volumen dem jeweiligen Uptake des Patienten an Lachgas, Sauerstoff und volatilen Anästhetika exakt angepaßt, so wird die maximal mögliche Reduktion des Frischgasvolumens erreicht. Da das in das Atemsystem eingespeiste Frischgasvolumen quantitativ dem aus dem System entnommenen Gasvolumen entspricht, muß das Überschußgasabströmventil geschlossen werden. Das gesamte Ausatemvolumen wird nach CO_2-Absorption zurückgeatmet. Während bei der Low-Flow- und der Minimal-Flow-Anästhesie mit konstantem Flow gearbeitet wird, ist es bei der Narkose mit geschlossenem System erforderlich, das Frischgasvolumen dem jeweiligen Uptake entsprechend anzupassen. Dies ist aber vor allem in der initialen Narkosephase problematisch, während der sich die Aufnahme von Lachgas und volatilen Anästhetika, aber auch gegebenenfalls noch die des Sauerstoffs rasch ändern. Obwohl das Management der Narkose durch die zeitlich begrenzte Einstellung eines hohen Frischgasvolumens erheblich erleichtert würde, wird das möglichst frühzeitige Schließen des Systems angestrebt, um die Vorteile dieser Narkosetechnik weitestgehend auszunutzen.

Nunn (13) faßt die Probleme des frühzeitigen Überganges zur Narkoseführung mit geschlossenem System folgendermaßen zusammen:
a) Die Denitrogenisierung muß vor Schließen des Narkosesystems abgeschlossen sein, da andernfalls die Stickstoffkonzentration im System zunimmt.
b) Der Lachgasflow muß entsprechend der schnellen initialen Abnahme des Uptakes in den ersten Minuten nahezu kontinuierlich nachgeregelt werden.
c) Der Sauerstoffverbrauch kann in der Initialphase bei noch flacher Narkose erheblich vom kalkulierten Basisverbrauch abweichen.
d) Bei Gebrauch solcher Narkosegeräte, bei denen der Verdampfer außerhalb des Systems in den Frischgasstrom eingeschaltet ist (VOC), ist es – zumal bei der in Deutschland verbindlich vorgeschriebenen Begrenzung der Abgabeleistung (5) – nach Verminderung des Frischgasflows nicht mehr möglich, die dem initial hohen Uptake volatiler Anästhetika entsprechende Menge an Narkosemitteldampf ins Narkosesystem einzuleiten,

die eine angestrebte konstante alveoläre Anästhetikakonzentration gewährleistet. Eine kurze Kalkulation soll das verdeutlichen: Bei maximaler Einstellung eines Dräger-Halothanverdampfers (4 Vol%) werden bei einem Frischgasflow von 0,5 l/min 20 ml/min vaporisiertes Halothan in das System eingeleitet. Ein 100 kg schwerer Patient benötigt entsprechend der Uptakeformel von Lowe aber bei einer angestrebten alveolären Konzentration von $0,65 \times$ MAC in der 1. Minute 148 ml Halothandampf, in den nächsten 3 Minuten 50 ml/min und erst ab der 16. Minute mit 21 ml/min das Volumen, das der Verdampfer bei maximaler Öffnung bei diesem Flow zu liefern in der Lage ist. Der Verdampfer müßte also eine maximale Abgabeleistung von 20−30 Vol% haben, damit der initiale Bedarf gedeckt werden könnte.

Die genannten Probleme können folgendermaßen gelöst werden:
a) Die Denitrogenisierung kann vor Einleitung der Narkose dadurch gewährleistet werden, daß der Patient über eine Maske während eines Zeitraumes von 3−5 Minuten reinen Sauerstoff atmet, der mit hohem Flow in das System eingeleitet wird.
b) Mit dem Ziel, möglichst schnell das dem initial hohen N_2O-Uptake entsprechendes Lachgasvolumen in das System einzubringen, schlagen Barton u. Nunn (13) folgendes Vorgehen vor:

Nach der beschriebenen Denitrogenisierung wird die Narkose in üblicher Weise mit Barbiturat eingeleitet, der Patient relaxiert, intubiert und an ein ausschließlich mit Lachgas vorgefülltes Narkosesystem angeschlossen. Für das System wird ein Volumen von 4 l und für die funktionelle Residualkapazität des Patienten eines von 2 l angenommen. Nach wenigen Beatmungshüben beträgt die alveoläre N_2O-Konzentration etwa 65%, so daß der Lachgasflow sofort auf 0,25 l/min und der O_2-Flow auf den kalkulierten Sauerstoffbedarf eingestellt werden kann.

Ernst (8) empfiehlt, nach Denitrogenisierung und Einleitung der Narkose einen hohen N_2O-Flow von 6−9 l/min und ein dem kalkulierten Verbrauch entsprechendes Sauerstoffvolumen von etwa 0,25−0,3 l/min einzustellen. Unter Hyperventilation sei eine rasche und homogene Einwaschung der angestrebten Gaskonzentration von 65 Vol% N_2O und 35 Vol% O_2 im gesamten System zu erreichen. Sobald die FIO_2 auf einen Wert von 0,35 abgefallen ist, soll der Lachgasflow auf 0,6 l/min reduziert werden. Weitere Korrekturen der Frischgaszusammensetzung und des Frischgasvolumens müssen die Konstanz des im System zirkulierenden Gasvolumens und der inspiratorischen Sauerstoffkonzentration gewährleisten.

c) Das größte Problem bei sehr frühzeitiger Reduktion des Frischgasvolumens ist wohl die Bereitstellung des dem initial hohen Uptake entsprechenden Volumens an Narkosemitteldampf:
Von Weingarten (22) und Lowe u. Ernst (12) wird die Injektion flüssiger volatiler Anästhetika direkt ins Narkosesystem propagiert (Abb. **4.3**). Durch die Trennung der Narkotika- von der Frischgasdosierung wird es möglich, unabhängig vom Frischgasvolumen adäquate Mengen flüchtiger Narkotika ins System einzubringen.

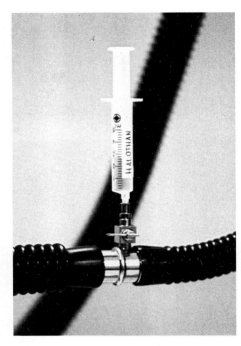

Abb. **4.3** Injektionsport zur Applikation flüssiger volatiler Anästhetika in den Exspirationsschenkel des Patientenschlauchsystems

White (24) gibt aber zu bedenken, daß bei solchem Vorgehen die Narkosemittelkonzentration im System stark schwanke, eine gleichmäßige schnelle Verdampfung des flüssigen Anästhetikums ohne Hilfsmittel wie Verdunstersiebe und Kreisteilgebläse nicht sicher gewährleistet sei, und letztendlich die prinzipielle Gefahr der versehentlichen intravenösen Injektion des in einer Spritze aufgezogenen volatilen Anästhetikums bestehe.

Droh (6) schlägt die Verwendung von Verdampfern mit höherer Abgabeleistung vor, deren Einsatz aber in Deutschland in der Humanmedizin nicht zulässig ist. Aus diesem Grunde lassen sich auch die von Ernst (8) für den TEC-Verdampfer vorgeschlagenen Richtwerte für die initiale Vaporeinstellung (Enfluran: 7,0 Vol%) nicht realisieren.

Eine weitere Alternative wäre der Gebrauch eines in das Narkosesystem eingefügten Verdampfers (VIC), mit dem das volatile Anästhetikum ebenfalls frischgasflowunabhängig dosiert werden könnte. Bei kontrollierter Beatmung und geschlossenem System ist aber die Gefahr der akzidentellen Überdosierung so groß (24), daß eine weitere Erörterung dieser Möglichkeit unterbleiben kann.

Mit den genannten Verfahrensweisen wird der Versuch unternommen, die Narkose mit geschlossenem Rückatemsystem trotz gravierender apparativer Unzulänglichkeiten zu realisieren. Das Verfahren bleibt dennoch bei Einsatz konventioneller Narkosegeräte problematisch (20): Die Steuerung der Konzentration des Inhalationsanästhetikums und die kontinuierliche Anpassung von Frischgaszusammensetzung und -volumen an den Lachgas- und Sauerstoffuptake ist aufwendig und ungenau, da die technischen Komponenten zur Gasdosierung nicht für derart niedrige Gasflüsse ausgelegt sind. Die Systeme sind vielfach nicht ausreichend dicht, und die Funktion der Narkosebeatmungsgeräte ist durch die Verminderung des Frischgasflows gegebenenfalls erheblich beeinträchtigt.

Folgende technische Voraussetzungen sind nach heutigem Standard zur sicheren Durchführung von Narkosen mit geschlossenem System zu fordern (3, 20):

- hohe Dichtigkeit des Atemsystems und des Narkosebeatmungsgerätes,
- im Niedrigflußbereich präzise arbeitende Gasdosiereinrichtung für Lachgas und Sauerstoff,
- im Niedrigflußbereich präzise arbeitende Dosiereinrichtung für Inhalationsanästhetika mit adäquater Abgabeleistung,
- ein unabhängig vom Frischgasflow arbeitendes Narkosebeatmungsgerät
- und Monitoringsysteme zur kontinuierlichen Messung und Überwachung der Narkosegaszusammensetzung.

Diese Voraussetzungen werden erst von der neuen Narkosegerätegeneration erfüllt. Die technischen Charakteristika dieser Geräte lassen bei konsequenter Nutzung der apparativen Möglichkeiten die klinische Durchführung von Narkosen mit geschlossenem System zu (17).

4.3.1 Nichtquantitative Narkose mit geschlossenem System

An der eigenen Klinik wurden Narkosen mit geschlossenem System am Narkosearbeitsplatz Cicero (Drägerwerk, Lübeck) durchgeführt, der mit einem optional zur Verfügung stehenden Niedrigflußmeßröhrensatz ausgestattet ist (4). Mit einem Computer wurden im Minutenabstand der Lachgasuptake ($\dot{V}N_2O$) mit der von Severinghaus angegebenen Formel und der Uptake des gewählten Anästhetikums ($\dot{V}_{AN}$) mit der Lowe-Formel berechnet. Die Sauerstoffaufnahme ($\dot{V}O_2$) wurde mit der Brody-Formel kalkuliert und im zeitlichen Ablauf der Narkose als konstant angenommen (s. auch Kap. 3). Die jeweilige Einstellung des Verdampfers ergab sich aus der Berechnung des Quotienten $100 \times \dot{V}_{AN} / (\dot{V}O_2 + \dot{V}N_2O)$.

Nach fünf bis fünfzehn Minuten dauernder Initialphase, in der mit hohem Frischgasfluß gearbeitet wurde, wurden die als Uptake berechneten Werte am Dosiersystem und am Verdampfer eingestellt und im Minutenabstand entspre-

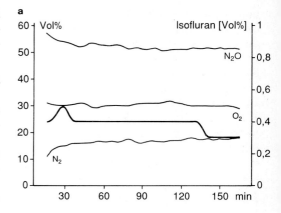

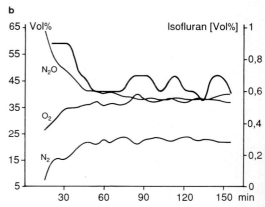

Abb. **4.4a u. b** Sauerstoff-, Lachgas-, Stickstoff- und Isoflurankonzentration im zeitlichen Ablauf von zwei Narkosen mit geschlossenem System (Cicero, Drägerwerk, Lübeck). Die Akkumulation von Stickstoff beruht auf der Stickstoffentspeicherung der Gewebe und auf der bei geschlossenem System erforderlichen Rückführung von Probengas nach Passage des Gasanalysators (Referenzgaszumischung).
──── = exsp. Isoflurankonzentration. **a**: Pat. 77 J., 1,62 m, 66,5 kg, angestrebter Sollwert 0,5 Vol%; **b**: Pat. 49 J., 1,77 m, 96,5 kg, angestrebter Sollwert 0,9 Vol%

chend der erneut durchgeführten Kalkulation verändert. Etwaige Volumenimbalancen zwischen berechneter und tatsächlicher Gasaufnahme kompensierte das Gerät durch entsprechende Veränderung des Füllungszustandes des Atemgasreservoirs. Wurde ein ausreichender mittlerer Füllungszustand des Reservoirs aufrechterhalten, so war davon auszugehen, daß das angebotene Frischgasvolumen dem Gesamtgasuptake entsprach.

Wenn auch im Einzelfall die gemessenen Gaskonzentrationen den angestrebten Sollwerten entsprachen und die Narkosegaszusammensetzung sich im zeitlichen Ablauf der Narkose nicht wesentlich veränderte (Abb. **4.4a**), so war in der Mehrzahl der Fälle die angestrebte Konstanz der Gaszusammensetzung im System mit diesem Verfahren nicht zu erreichen (Abb. **4.4b**). Im Einzelfall ergeben sich offensichtlich erhebliche Unterschiede zwischen dem tatsächlichen und dem kalkulierten Gasuptake.

Mit dem dargestellten Verfahren kann eine maximal mögliche Flowreduktion auf die Größenordnung der Gesamtgasaufnahme erreicht und der Abstrom von Überschußgas aus dem System ausgeschlossen werden. Somit entspricht dieses Verfahren definitionsgemäß der Narkose mit geschlossenem System. Dennoch kann diese Technik nicht als quantitativ bezeichnet werden, da die beobachteten Veränderungen der Narkosezusammensetzung nur durch eine Imbalance zwischen der in das System eingespeisten und der tatsächlich vom Patienten aufgenommenen Menge an Lachgas, Sauerstoff und Anästhetikum zu erklären ist. Verfahren mit geschlossenem System, bei deren Durchführung zwar das zirkulierende Gasvolumen, nicht aber dessen Zusammensetzung konstant bleibt, sind nicht quantitativ.

Tabelle **4.1** Narkoseverfahren mit niedrigem Frischgasfluß

Low-Flow-Anästhesie (9):
Frischgasflow	konstant 1,0 l/min
Frischgaszusammensetzung	50% O_2, 50% N_2O
Rückatmung	partiell
Überschußgas	ja
Narkosegaszusammensetzung	verändert sich im zeitlichen Ablauf der Narkose
Charakteristik	Narkose mit halbgeschlossenem Rückatemsystem

Minimal-Flow-Anästhesie (18):
Frischgasflow	konstant 0,5 l/min
Frischgaszusammensetzung	60% O_2, 40% N_2O
Rückatmung	weitestgehend
Überschußgas	minimal
Narkosegaszusammensetzung	verändert sich im zeitlichen Ablauf der Narkose
Charakteristik	Narkose mit halbgeschlossenem Rückatemsystem

Nichtquantitative Narkose mit geschlossenem System (25):
Frischgasflow	intermittierende Anpassung des Frischgasvolumens, entsprechend dem Gasverlust über Uptake und Leckagen
Frischgaszusammensetzung	variiert, wird der Sauerstoffkonzentration im Atemsystem angepaßt
Rückatmung	gesamte Ausatemluft nach CO_2-Elimination
Überschußgas	keines
Narkosegaszusammensetzung	variiert im zeitlichen Ablauf der Narkose
Charakteristik	nichtquantitative Narkose mit geschlossenem Rückatemsystem

Quantitative Narkose mit geschlossenem System (3):
Frischgasflow	kontinuierliche Anpassung des Frischgasvolumens, entsprechend dem jeweiligen Sauerstoff-, Lachgas- und Narkosemitteluptake
Frischgaszusammensetzung	kontinuierlich angepaßt dem jeweiligen Uptake der Narkosegaskomponenten
Rückatmung	gesamte Ausatemluft nach CO_2-Elimination
Überschußgas	keines
Narkosegaszusammensetzung	konstant im zeitlichen Ablauf der Narkose, entsprechend den angestrebten Sollwerten
Charakteristik	quantitative Narkose mit geschlossenem Rückatemsystem

Darüber hinaus ist eine fortlaufende Variation der Einstellung der Gasdosierung durch den Anästhesisten natürlich in der Praxis nicht durchführbar.

4.3.2 Quantitative Narkose mit geschlossenem System

Die quantitative Narkose mit geschlossenem System wird erst praktikabel, wenn die Dosierung der Narkosegase mittels elektronischer Steuerung über einen geschlossenen Regelkreis erfolgt (4, 23). Technische Voraussetzung ist der Einsatz präzise arbeitender Gasdosiersysteme (21). Mit dem Gerät PhysioFlex (Physio, Hoofddorp, Niederlande) wird ein solches technisches Konzept erstmalig realisiert (7): Sauerstoff wird in solcher Menge in das System eingespeist, daß der Sollwert der inspiratorischer O_2-Konzentration konstant gehalten wird. Die Konstanz des im System zirkulierenden Gasvolumens wird durch entsprechende Dosierung des Lachgasvolumens gewährleistet, und das Inhalationsanästhetikum wird in flüssiger Form in solcher Menge in das System eingespritzt, daß ein vorgegebener exspiratorischer Sollwert in kurzer Zeit erreicht und konstant gehalten wird. Die elektronische Steuerung der Gasdosierung mit geschlossenem Regelkreis (closed-loop feedback) hat sich in ersten klinischen Tests als sehr präzise erwiesen (17). Wenn das System absolut dicht ist, und Leckageverluste auszuschließen sind, so entsprechen die in das System eingespeisten Gasvolumina dem definitiven Uptake. Die kontinuierliche Messung der Sauerstoffaufnahme ermöglicht eine umfassende Überwachung der Kreislauf- und Stoffwechselfunktion.

Die quantitative Anästhesie mit geschlossenem System wird dann realisiert, wenn die Frischgaszusammensetzung und das Frischgasvolumen exakt dem Uptake des Patienten entsprechen. Nur mit diesem Verfahren können, unter Verzicht auf den Gebrauch von Überschußgas, die Narkosegaszusammensetzung und dessen Volumen über den zeitlichen Ablauf einer Narkose konstant gehalten werden.

Literatur

1 Barton, F., J. F. Nunn: Totally closed circuit nitrous oxide/oxigen anaesthesia. Brit. J. Anaesth. 47 (1975) 350–357
2 Baum, J.: Klinische Anwendung der Minimal-Flow-Anästhesie. In Jantzen J.-P. A. H., P. P. Kleemann: Narkosebeatmung: Low flow, Minimal flow, Geschlossenes System. Schattauer, Stuttgart 1989 (S. 49–66)
3 Baum, J.: Quantitative Anaesthesia in the Low Flow System. In van Ackern, K., H. Frankenberger, E. Konecny, K. Steinbereithner: Quantitative Anaesthesia: Low Flow and Closed Circuit. Anästhesiologie und Intensivmedizin, Bd. 204. Springer, Berlin 1989 (S. 44–57)
4 Baum, J.: Clinical applications of low flow and closed circuit anesthesia. Acta Anaesthesiol. belg. 41 (1990) 239–247
5 Deutsches Institut für Normung: Deutsche Norm Inhalationsnarkosegeräte. DIN 13252. Beuth, Berlin 1984
6 Droh, R.: Inhalationsnarkose im geschlossenen System. In: Geschlossenes System für Inhalationsnarkosen. Symposium, Düsseldorf, 7.–8. 5. 1982
7 Erdmann, W., A. I. Veeger, A. P. K. Verkaaik: Narkosebeatmungsgeräte: Gegenwart und Zukunft. In Jantzen J.-P. A. H., P. P. Kleemann: Narkosebeatmung: Low flow, Minimal flow, Geschlossenes System. Schattauer, Stuttgart 1989 (S. 5–17)
8 Ernst, E. A.: Closed circuit anesthesia. In List, F. W., H. V. Schalk: Refresher-Kurs ZAK 85. Akad. Druck- und Verl.anstalt, Graz 1985
9 Foldes, F. F., A. J. Ceravolo, S. L. Carpenter: The administration of nitrous oxide – oxygen anesthesia in closed systems. Ann. Surg. 136 (1952) 978–981
10 Foldes, F. F., D. Duncalf: Low flow anesthesia: a plea for simplicity. In Lawin, P., H. van Aken, U. Schneider: Alternative Methoden in der Anästhesie. INA BD. 50. Thieme, Stuttgart 1985 (S. 1–7)
11 Grote, B., A. Adolphs, G. Merten: Inhalationsnarkose im Low-flow-System. In: Geschlossenes System für Inhalationsnarkosen. Symposium, Düsseldorf, 7.–8. 5. 1982
12 Lowe, H. J., E. A. Ernst: The Quantitative Practice of Anesthesia. Williams & Wilkins, Baltimore 1981
13 Nunn, J. F.: Techniques für induction of closed circuit anesthesia. In Aldrete, J. A., H. J. Lowe, R. W. Virtue: Low Flow and Closed Circuit Anesthesia. Grune & Stratton, New York 1979 (pp. 3–10)
14 Spieß, W.: Narkose im geschlossenen System mit kontinuierlicher inspiratorischer Sauerstoffmessung. Anaesthesist 26 (1977) 503–513
15 Spieß, W.: Minimal-Flow-Anästhesie – eine zeitgemäße Alternative für die Klinikroutine. Anaesthesiol. u. Reanim. 5 (1980) 145–149
16 Spieß, W.: Sauerstoffverbrauch und Aufnahme von Lachgas und volatilen Anästhetika. In Lawin, P., H. van Aken, U. Schneider: Alternative Methoden in der Anästhesie. INA Bd. 50. Thieme, Stuttgart 1985 (S. 8–18)
17 Versichelen, L.,. G. Rolly: Mass-spectrometric evaluation of some recently introduced low flow, closed circuit systems. Acta anaestesiol. belg. 41 (1990) 225–237
18 Virtue, R. W.: Minimal flow nitrous oxide anesthesia. Anesthesiology 40 (1974) 196–198
19 Virtue, R. W.: Toward closed system anesthesia. Anaesthesist 26 (1977) 545–546

20 Wallroth, C. F.: Technical conception for an anesthesia system with electronic metering of gases and vapors. Acta anaesthesiol. Belg. 35 (1984) 279–293
21 Wallroth, C. F., R. Jaklitsch, H. A. Wied: Technical realisation of quantitative metering and ventilation. In van Ackern, K., H. Frankenberger, E. Konecny, K. Steinbereithner: Quantitative Anaesthesia: Low Flow and Closed Circuit. Anästhesiologie und Intensivmedizin, Bd. 204. Springer, Berlin 1989 (S. 96–108)
22 Weingarten, M.: Low flow and closed circuit anesthesia. In Aldrete, J. A., H. J. Lowe, R. W. Virtue: Low Flow and Closed Circuit Anesthesia. Grune & Stratton, New York 1979 (pp. 67–74)
23 Westenskow, D. R., C. F. Wallroth: Closed-loop control for anesthesia breathing systems. J. Clin. Monit. 6 (1990) 249–256
24 White, D. C.: Injection of liquid anaesthetic agents into breathing circuits. In: Geschlossenes System für Inhalationsnarkosen. Symposium, Düsseldorf, 7.–8. 5. 1982
25 Waters, R. M.: Clinical scope and utility of carbon dioxid filtration in inhalation anaesthesia. Anesth. and Analg. 3 (1924) 20–22

5 Steuerung der Inhalationsnarkose

Mit Computersimulationen können wesentliche Prinzipien der Narkoseführung mit reduziertem Frischgasfluß veranschaulicht und Regeln für die Steuerung der Inhalationsnarkosen bei Anwendung dieser Verfahren erarbeitet werden. Es stehen vier Computerprogramme zur Simulation von Inhalationsnarkosen zur Verfügung.

5.1 Computersimulationsprogramme

5.1.1 Narkosesimulator

Das von H. Schwilden entwickelte Programm *Narkosesimulator* ermöglicht die Simulation von Konzentrationsverläufen volatiler Anästhetika in verschiedenen Geweben und Organen in Abhängigkeit von der Dosierung, den Parametern des Narkosegerätes und der Beatmung sowie anthropometrischer Daten des Patienten (5). Die erforderlichen Hardwarevoraussetzungen sind ein IBM-PC oder dazu kompatibler Computer ausgerüstet mit 256KB RAM und einer CGA-Graphikkarte. Bei Anwendung eines Computers, der mit einer Hercules-Graphikkarte bestückt ist, ist eine Emulation des CGA-Grafikmodus mit entsprechender Software (z.B. Vastscreen, Fa. Dawicontrol) möglich. Die Simulation kann über einen Schwarzweißbildschirm, besser aber über einen Farbmonitor ausgegeben werden. Die Anfertigung von Ausdrucken der Simulationsergebnisse mit einem Matrixdrucker ist möglich.

Narkosegerät- und Patientenparameter, unter denen die Simulation erfolgen soll, werden vor Beginn der Simulation festgelegt. Nur bei diesem Narkosesimulationsprogramm ist es möglich, auch das Systemvolumen zu variieren.

Nach Wahl des Inhalationsanästhetikums Halothan, Enfluran, Isofluran oder Methoxyfluran und der Angabe seiner Frischgaskonzentration wird die Simulation gestartet. Auf dem Bildschirm werden die Konzentrationsverläufe in bis zu drei vorab auszuwählenden Gas- oder Gewebskompartimenten dargestellt.

Bei der Simulation, die auf pharmakokinetischen Berechnungen basiert, bleiben Konzentrations- und Zweitgaseffekte sowie die Biotransformation der volatilen Anästhetika unberücksichtigt. Die den Berechnungen zugrundeliegenden physiologischen Relationen der Gewebezusammensetzung und der Organperfusion sind die von Erwachsenen, so daß Berechnungen für Patienten unter 38 kg nicht möglich sind.

5.1.2 Gas Uptake Simulation

Das von Vanderlei, Spain und Thompson (6) entwickelte Programm *Gas Uptake Simulation* ermöglicht die umfassendste Simulation von Veränderungen der Gaszusammensetzung im Narkosesystem im zeitlichen Ablauf einer Narkose: Nicht nur die Konzentrationsveränderungen der Inhalationsanästhetika Halothan, Enfluran, Isofluran, Methoxyfluran, Äther und Lachgas, sondern auch die Konzentrationen von Sauerstoff, Stickstoff und Kohlendioxid werden berechnet. Das Programm beinhaltet ein Tutorium und ein zweiteiliges interaktives Lehrprogramm, so daß die Handhabung der Software, aber auch die Grundlagen und Gesetzmäßigkeiten der Aufnahme und Verteilung von Inhalationsanästhetika in kurzer Zeit erlernt werden können. Auch dieses Simulationsprogramm basiert auf pharmakokinetischen Gesetzmäßigkeiten, pharmakodynamische Prozesse bleiben unberücksichtigt.

Lauffähig ist das Programm auf IBM-kompatiblen XT- und AT-Computern mit zumindest 384 KB Arbeitsspeicher, die mit zwei Diskettenlaufwerken oder einer Festplatte ausgerüstet sind. Eine CGA- oder Hercules-Graphikkarte ist erforderlich. Der Bildschirm ist in einer GEM-Oberfläche aufgebaut, die Bedienung wird durch den Gebrauch einer Maus als Eingabeinstrument erheblich erleichtert.

Die Parameter für die Simulation, die Patienten- und Gerätevariablen sowie die Werte für die Gasdosierung werden mit Pull-down-Menüs angewählt und über ein Eingabefenster eingegeben. Die Ausgabe der Simulationsergebnisse erfolgt – je nach Wahl des Ausgabebildschirms – numerisch, in einer Balken- oder Liniengrafik, wobei gleichzeitig die Konzentrationen von bis zu sechs aus insgesamt zwölf Gas- oder Gewebskompartimenten dargestellt werden können. Das Programm GUS ermöglicht darüber hinaus die gleichzeitige Simulation von zwei Narkosen, so daß die Veränderungen der Gaskonzentrationen unter differenten Simulationsbedingungen verglichen werden können.

5.1.3 NARKUP

Das von White und Lockwood (8) erstellte Programm läuft auf IBM-kompatiblen Computern mit CGA-, EGA-, VGA- oder Hercules-Graphikkarte, ein mathematischer Koprozessor wird unterstützt.

Nach Auswahl des Narkosesystems können die Werte für die Einstellungen am Narkosegerät und die Patientenparameter der gewünschten Simulation entsprechend vielfältig variiert werden. Die Konzentrationen von Lachgas und der volatilen Anästhetika werden für jeden Zeitpunkt der Simulation numerisch ausgegeben, die Konzentrationsveränderungen aber auch im Zeitablauf der Simulation im Kurvenbild dargestellt. Mit diesem Programm können neben Narkosen mit den herkömmlichen Anästhetika auch solche mit Cyclopropan, Sevofluran, Desfluran oder Xenon simuliert werden. Bei entsprechender Menüwahl wird der definitive Uptake der Anästhetika sowohl numerisch als auch mittels einer Kurve dargestellt.

5.1.4 Gas Man

Das von Philip (4) konzipierte Simulationsprogramm läuft unter Betriebssystemen ab Version 4.1 auf allen Macintosh-Computern einschließlich der Macintosh-Plus-, der -SE- und der -II-Serie, die mit einem Arbeitsspeicher von 800KB ausgerüstet sind.

Es handelt sich um ein interaktives Lehrprogramm zur Vermittlung der pharmakokinetischen Gesetzmäßigkeiten der Aufnahme und Verteilung von Inhalationsanästhetika. Der Bildschirmaufbau ist sehr klar und übersichtlich. Nach der Auswahl des Narkosesystems werden die Werte für den Frischgasflow, die alveoläre Ventilation und das Herzzeitvolumen eingegeben, diese Werte können während der Simulation variiert werden. Auch mit diesem Programm lassen sich Narkosen nicht nur mit den herkömmlichen Inhalationsanästhetika, sondern auch mit Sevofluran und Desfluran simulieren. Die Gaskonzentrationen im gasführenden Kompartiment und in differenten Geweben werden entweder umfassend als Balkengraphiken oder als Kurvenbild dargestellt.

5.1.5 Die klinische Relevanz der Narkosesimulation

Alle Simulationsprogramme gehen eingestandenermaßen von simplifizierenden Voraussetzungen aus:

– Der Sauerstoffverbrauch und die Kohlendioxidproduktion werden, falls nicht Veränderungen des vorgegebenen Herzzeitvolumens vorgenommen werden, über den Zeitraum der Simulation als konstant angenommen.
– Der Einfluß von Veränderungen der Flüssigkeitsbilanz auf die Aufnahme und Verteilung der Inhalationsanästhetika, die durch Infusions- und Transfusionstherapie oder durch aktuellen Blutverlust gegeben sind, bleibt unberücksichtigt.
– Verluste von Inhalationsanästhetika durch Absorption im Narkosesystem, durch Abdiffusion über die Haut und Schleimhäute oder durch Metabolismus werden in die Berechnungen nicht einbezogen.

- Die Löslichkeit der Inhalationsnarkotika im Blut und in den Geweben wird als konstant angenommen.
- Die Sättigung der Atemgase mit Wasserdampf wird konstant mit 100% angenommen.
- Der Einfluß der Temperatur, des Hämoglobingehaltes und des Blut-pH-Wertes auf die Löslichkeit von Sauerstoff und Kohlendioxid bleiben unberücksichtigt.
- Herzzeitvolumen, pulmonaler und systemischer Shunt und Totraum werden, so nicht eine Veränderung während der Simulation erfolgt, mit den zu Simulationsbeginn eingestellten Werten als konstant angenommen.
- Die pharmakodynamischen Prozesse, die während einer Inhalationsnarkose ablaufen, können bei den Berechnungen während der Simulationen nicht einbezogen werden.

Es bleibt festzustellen, daß, unbeschadet der Komplexität der zugrundeliegenden Algorithmen, die Simulationen auf simplifizierenden Prozeß- und Kompartimentsmodellen beruhen. Trotzdem sind diese Programme hervorragend dazu geeignet, die Pharmakokinetik der Aufnahme und Verteilung von Inhalationsanästhetika anschaulich darzustellen. Die Vielzahl verfahrens-, geräte- und patientenspezifischer Faktoren, die die Zusammensetzung der Atemgase im Narkosesystem beeinflussen, können mittels vergleichender Simulationen isoliert dargestellt und so in ihrer Bedeutung für die Narkoseführung bewertet werden. Deshalb sind diese Simulationsprogramme nicht nur ein hervorragendes Lehrmittel für die in der Fachweiterbildung befindlichen Ärzte. Sie vermitteln darüber hinaus auch dem erfahrenen Anästhesisten ein umfassenderes Wissen um die komplexen Prozesse, die die Zusammensetzung der Atemgase im Narkosesystem bestimmen. Das vertiefte Verständnis der Funktion der Narkosesysteme und der Interaktion zwischen Patient und Gerät erst ermöglicht die adäquate Nutzung der heute zur Verfügung stehenden hochausgereiften Gerätetechnologie.

5.2 Steuerung der Inhalationsnarkose

Zur Anpassung der Inhalationsnarkose an die individuelle Reaktionslage und die chirurgischen Anforderungen muß im zeitlichen Ablauf eines operativen Eingriffs die Konzentration des gewählten Inhalationsanästhetikums kontinuierlich den jeweiligen klinischen Erfordernissen angepaßt werden.

Dabei entwickelt sich die Narkosemittelkonzentration, die dem Patienten letztendlich mit dem Atemgas zugeleitet wird, in einem komplexen Prozeß, der im Narkosesystem stattfindet und der von zahlreichen Faktoren beeinflußt wird:

- von technischen Parametern wie der Art des Atemsystems, der Narkosesystemgeometrie, der Frischgasausnutzung und dem Systemvolumen,
- von der durch pharmakokinetische und pharmakodynamische Gesetzmäßigkeiten bestimmten individuellen Gasaufnahme durch den Patienten,
- von der Wahl des Frischgasflows und der Einstellung der Frischgaszusammensetzung
- und von apparativen Gegebenheiten, wie etwa dem Verlust von Narkosegasen aus oder dem Einstrom von Luft in das System über Leckagen.

Das Narkosesystem ist also nicht nur die apparative Vorrichtung zur Überleitung der Narkosegase vom Narkosegerät zum Patienten, es ist vielmehr das interaktive technische Element, mit dem die Narkosegase dosiert werden.

Im folgenden soll dargestellt werden, inwieweit die Narkosegaszusammensetzung vom Frischgasflow beeinflußt wird. Diese Fragestellung läßt sich sehr klar mittels Computersimulationen darstellen, da bei ansonsten unveränderter Simulationsumgebung der Frischgasfluß als Parameter isoliert variiert werden kann.

Die im weiteren dargestellten Simulationen haben, falls nicht anders vermerkt, folgende gemeinsame Simulationsumgebung: Als Narkosesystem komme ein Rückatemsystem, das Kreissystem, zum Einsatz. Der Verdampfer sei in den Frischgasstrom eingeschaltet. Als Inhalationsanästhetikum werde Isofluran bei einem 75 kg schweren, erwachsenen Patienten mit physiologischen Kreislaufverhältnissen unter Normoventilation angewandt.

Wenn auch im Einzelfall die mittels Simulation berechneten Konzentrationswerte gegenüber den während einer Narkose direkt gemessenen Werten um 10–15% differieren können, so stimmen nach der klinischen Erfahrung des Autors die simulierten Gaskonzentrationen dennoch recht gut mit den Mittelwerten von Messungen an Patientenkollektiven überein.

5.2.1 Die Einleitungsphase

In der Einleitungsphase soll in einem akzeptabel kurzen Zeitraum durch die Applikation des Inhalationsanästhetikums eine Narkosetiefe erreicht werden, die den Beginn des operativen Eingriffs zuläßt. Zu diesem Zweck muß die angestrebte Anästhetikakonzentration nicht nur in das gasführende System, sondern auch in die Gewebe eingewaschen werden.

Bei der Computersimulation der Einleitungsphase (Abb. **5.1a**) betrage die Isoflurankonzentration des Frischgases bei differenten Frischgasflows von 0,5, 1,0, 2,0 und 4,0 l/min konstant 1,5 Vol%. Je niedriger der Frischgasfluß ist, desto langsamer und verzögerter nimmt die inspiratorische Isoflurankonzentration zu.

Einen Rückschluß auf die zur Einschätzung der Narkosetiefe relevante Konzentration im Blut läßt jedoch eher die endexspiratorische Anästhetikakonzentration zu, die näherungsweise der alveolären und somit der arteriellen entspricht (9). Bei gleicher Frischgasisoflurankonzentration ist der Anstieg der exspiratorischen Narkosemittelkonzentration ebenfalls um so träger, je niedriger der Frischgasflow ist (Abb. **5.1b**).

Wird eine exspiratorische Isoflurankonzentration von 0,8 bis 0,9 Vol% angestrebt – dies entspräche additiv zur MAC für Lachgas (etwa 60 bis 70 Vol% N_2O) in etwa der AD_{95} für Isofluran –, so wird dieser Wert nur bei einem

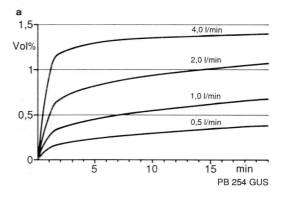

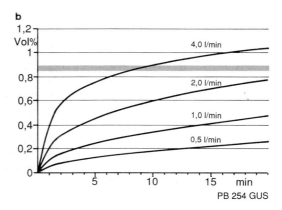

Abb. **5.1a** u. **b** Einleitungsphase: **a** inspiratorische und **b** exspiratorische Isoflurankonzentration bei differenten Frischgasflows, Frischgasisoflurankonzentration: 1,5 Vol%

Frischgasfluß von 4,0 l/min innerhalb eines akzeptablen Zeitraumes von 10–15 Minuten erreicht.

Die Erklärung ist naheliegend (Abb. **5.2a** u. **b**): Bei einem Frischgasfluß von 4,0 l/min ist das Rückatmungsvolumen vergleichsweise gering, so daß dem Patienten mit jedem Beatmungshub ein hoher Frischgasanteil zugeleitet wird; die Isoflurankonzentration der Inspirationsluft ist deshalb hoch. Entsprechend groß ist die mit jedem Beatmungshub sich neu einstellende alveoloarterielle Partialdruckdifferenz. Das führt zu einer Steigerung des Uptake und entsprechend schneller Zunahme der exspiratorischen Isoflurankonzentration.

42 Steuerung der Inhalationsnarkose

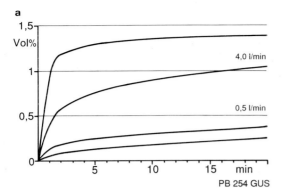

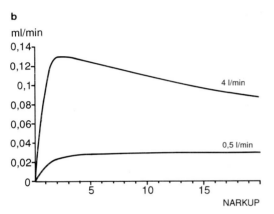

Abb. 5.2a u. b Einleitungsphase: **a** in- und exspiratorische Isoflurankonzentration bei Frischgasflows von 4,0 und 0,5 l/min, Frischgasisoflurankonzentration 1,5 Vol%; **b** entsprechender Isofluranuptake (ml flüssiges Isofluran)

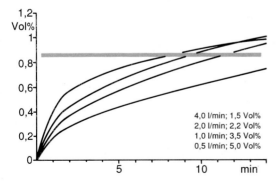

Abb. 5.3 Einleitungsphase: exspiratorische Isoflurankonzentration bei differenten Frischgasflows mit unterschiedlicher Isofluranzumischung

Bei niedrigem Frischgasfluß von 0,5 l/min hingegen nimmt der Rückatmungsanteil erheblich zu: Die inspiratorische Isoflurankonzentration wird nun entscheidend von der Zusammensetzung der isoflurenverarmten Ausatemluft bestimmt und nimmt nur langsam zu. Entsprechend niedrig ist die sich nach jeder Inspiration einstellende alveoloarterielle Partialdruckdifferenz, entsprechend niedrig auch der Uptake und entsprechend verzögert die Zunahme der exspiratorischen Isoflurankonzentration.

Der Anstieg der exspiratorischen Anästhetikakonzentration kann dadurch beschleunigt werden, daß mit Verminderung des Frischgasflows die Isoflurankonzentration im Frischgas gesteigert wird (Abb. **5.3**). Die angestrebte Konzentration zwischen 0,8 und 0,9 Vol% kann so innerhalb adäquat kurzer Zeit selbst mit einem Frischgasflow von nur 1,0 l/min erreicht werden. Durch die vorgeschriebene Begrenzung der Abgabeleistung der Verdampfer sind dieser Vorgehensweise jedoch Grenzen gesetzt; trotz maximaler Öffnung des Verdampfers auf 5 Vol% stellt sich bei einem Frischgasfluß von 0,5 l/min der angestrebte Sollwert nicht mehr in einer für eine Einleitung akzeptablen Zeit ein.

In der Einleitungsphase einer Narkose wird somit über einen Zeitraum von etwa 15 Minuten ein eher hoher Frischgasfluß – etwa 4 l/min – gewählt werden müssen, wobei die Konzentration des Anästhetikums im Frischgas bei diesem Flow etwa 0,5–1,0 Vol% höher als die angestrebte exspiratorische Konzentration eingestellt wird. So gelingt es problemlos, die Inhalationsnarkose in adäquater Zeit zu vertiefen und die angestrebte Narkosegaszusammensetzung in das Narkosesystem einzuwaschen.

5.2.2 Aufrechterhaltung der Narkose

5.2.2.1 Anpassung des Frischgasflows an den Uptake

Da nach Ablauf der Einleitungsphase der Uptake gegensinnig zum Anstieg der exspiratorischen Anästhetikakonzentration abnimmt, kann nach dieser Phase der Frischgasfluß reduziert und so dem nun verminderten Uptake angepaßt werden. Virtue empfiehlt mit seinem

Konzept der Minimal-Flow-Anästhesie (7), nach einer etwa 15 Minuten dauernden Einleitungsphase den Frischgasfluß auf 0,5 l/min zu reduzieren. Nur bei adäquater Reduktion des Frischgasflows könne das aus dem Atemsystem abströmende Überschußgasvolumen vermindert und das Rückatmungsvolumen erhöht werden. Nur so seien die Vorteile des Gebrauchs von Rückatemsystemen wirklich zu realisieren.

In einer weiteren Simulation (Abb. **5.**4) werde nach einer 15 Minuten dauernden Einleitungsphase mit einem Frischgasfluß von 4,5 l/min und einer Frischgasisoflurankonzentration von 1,5 Vol% der Flow unter Beibehalt der Anästhetikakonzentration auf 2,0, 1,0 bzw. 0,5 l/min vermindert. Je stärker der Frischgasfluß vermindert wird, desto mehr fällt die exspiratorische Isoflurankonzentration ab. Dies ist darauf zurückzuführen, daß die mit der Flowreduktion auf 30, 15 bzw. gar 7,5 ml/min verminderte Menge an Narkosemitteldampf nicht die vom Patienten aufgenommene und die mit dem Überschußgas abströmende Menge an Isoflurandampf zu ersetzen vermag.

Wird gleichzeitig mit der Verminderung des Frischgasflows auf 0,5 l/min die Isoflurankonzentration aber auf 2,5 Vol% gesteigert, so kann trotz des initialen Abfalls eine angestrebte exspiratorische Isoflurankonzentration von etwa 0,9 Vol% aufrecht erhalten werden.

Aus den Simulationsergebnissen läßt sich somit ein standardisiertes Konzept für die Steuerung von Inhalationsnarkosen nach dem Schema von Virtue ableiten: Während einer 15 bis 20 Minuten dauernden Einleitungsphase wird bei einem Flow von 4,4 l/min dem Frischgas 1,5 Vol% Isofluran zugemischt. Nach der Flowreduktion auf 0,5 l/min wird die Isoflurankonzentration auf 2,5 Vol% gesteigert. Unter diesen Standardeinstellungen stellt sich im Mittel eine exspiratorische Isoflurankonzentration von 0,85 Vol% ein. Wird ein solches Dosierungsschema unter klinischen Bedingungen an einem Patientenkollektiv angewandt, so entsprechen die gemessenen Anästhetikakonzentrationen recht gut den mittels Computersimulation berechneten Werten (1). Es sei aber betont, daß es sich bei solchen Dosierungsche-

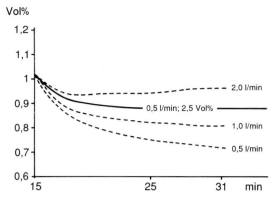

Abb. **5.4** Exspiratorische Isoflurankonzentration nach Reduktion des Frischgasflows von 4,5 auf 2,0, 1,0 bzw. 0,5 l/min bei unverändert belassener Frischgasisoflurankonzentration von 1,5 Vol%. Im Vergleich: Exspiratorische Isoflurankonzentration bei Reduktion des Flows von 4,5 auf 0,5 l/min bei gleichzeitiger Steigerung der Isoflurankonzentration auf 2,5 Vol%

mata nur um, wenn auch klinisch erprobte Orientierungswerte handeln kann, die natürlich im Einzelfall entsprechend der individuellen Reaktionslage und den klinischen Gegebenheiten der Korrektur bedürfen.

5.2.2.2 Einfluß des individuellen Uptakes

Ein weiteres Charakteristikum der Narkoseführung mit niedrigem Frischgasflow hat erheblichen Einfluß auf die Steuerung der Inhalationsnarkose (Abb. **5.5a u. b**).

Wegen des hohen Rückatmungsanteils wird die Gaskonzentration im Narkosesystem in erheblich stärkerem Maße von der Zusammensetzung der Ausatemluft, also letztlich vom individuellen Uptake beeinflußt als bei hohem Frischgasfluß.

Der Uptake von Patienten mit hohem Körpergewicht ist größer als der von Patienten mit niedrigem Gewicht. Entsprechend ist bei Durchführung einer Minimal-Flow-Narkose – eine gleiche Frischgaskonzentration von 2,5 Vol% Isofluran vorausgesetzt – die exspiratorische Konzentration bei der Narkose eines 75 kg schweren Patienten niedriger als bei der Narkose eines 55 kg schweren Patienten. Entsprechende Konzentrationsdifferenzen werden

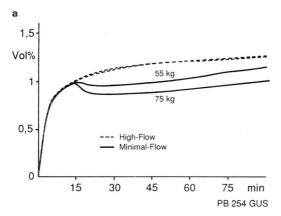

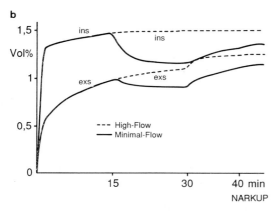

Abb. 5.5a u. b Konzentration des Anästhetikums in Abhängigkeit vom Uptake. **a** exspiratorische Isoflurankonzentration in Abhängigkeit vom Körpergewicht; **b** in- und exspiratorische Isoflurankonzentration in Abhängigkeit vom Herzzeitvolumen

auch bei klinischen Untersuchungen an Patientenkollektiven unterschiedlichen Körpergewichts gefunden (1). Bei einem vergleichsweise hohen Frischgasfluß von 4,4 l/min hingegen wird die exspiratorische Isoflurankonzentration nur unbedeutend vom Gewicht des Patienten, also von der auf dem Gewichtsunterschied beruhenden Uptakedifferenz beeinflußt (Abb. **5.5a**).

Der individuelle Uptake korreliert des weiteren mit dem Herzminutenvolumen: Simuliert werde wiederum eine Narkose am normgewichtigen, erwachsenen Patienten (Abb. **5.5b**). Nach 30 Minuten wird in der Simulation das Herzzeitvolumen um die Hälfte vermindert, von 5,1 l/min auf 2,5 l/min. Während sich unter den Bedingungen der Narkose mit hohem Flow die inspiratorische Konzentration nicht, die exspiratorische nur geringfügig ändert, kommt es bei einer Narkose mit niedrigem Flow zu einem deutlichen Anstieg sowohl der in-, als auch der exspiratorischen Isoflurankonzentration.

5.2.3 Die Zeitkonstante

Mit der Verminderung des Frischgasflows nimmt die Trägheit des Systems erheblich zu, was an Hand eines Vergleiches von einer High-Flow- mit einer Minimal-Flow-Narkose dargestellt werden soll (Abb. **5.6a u. b**).

Bei der Narkose mit hohem Frischgasfluß bleibt der Flow über den gesamten Zeitraum der Narkose unverändert bei 4,4 l/min. Während der ersten 25 Minuten wird eine Isoflurankonzentration von 1,5 Vol% am Verdampfer eingestellt. Die klinische Situation macht sodann eine Vertiefung der Narkose erforderlich: Die Isoflurankonzentration im Frischgas wird auf 2,5 Vol% gesteigert, nach 40 Minuten wird der Verdampfer geschlossen.

Bei einer Narkose mit hohem Frischgasflow führen die Änderungen der Frischgaskonzentration zu rascher, gleichsinniger Veränderung der in- und exspiratorischen Anästhetikakonzentration im Narkosesystem.

Während der Initialphase der zum Vergleich dargestellten Minimal-Flow-Narkose wird bei einem Frischgasflow von 4,4 l/min eine Isoflurankonzentration von 1,5 Vol% eingestellt. Mit Verminderung des Flows auf 0,5 l/min wird die Isoflurankonzentration im Frischgas auf 2,5 Vol% gesteigert. Trotz eines leichten Abfalls der in- und exspiratorischen Anästhetikakonzentration stabilisiert sich der Wert in der Größenordnung des Sollwertes zwischen 0,8 und 0,9 Vol%. Auch in diesem Falle erfordert die klinische Situation nach 25 Minuten eine Vertiefung der Narkose. Unter Beibehalt des niedrigen Flows wird deshalb am Verdampfer die Maximalkonzentration von 5 Vol% Isofluran eingestellt, nach 40 Minuten wird der Verdampfer wiederum geschlossen.

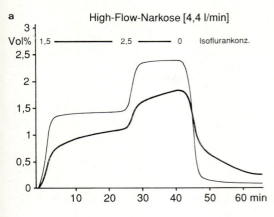

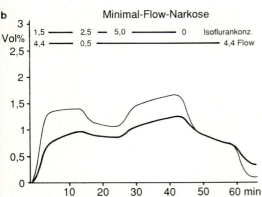

Abb. **5.6 a** u. **b** Zeitkonstanten im Vergleich: High-Flow- versus Minimal-Flow-Narkose

Bei einer Narkose mit niedrigem Frischgasflow führen auch drastische Änderungen der Frischgaskonzentration nur zu verzögert und träge ablaufenden Veränderungen der in- und exspiratorischen Anästhetikakonzentrationen im Narkosesystem.

Quantitativ läßt sich dieses Phänomen durch die Berechnung der Zeitkonstante T erfassen, die ein Maß für die Zeit ist, mit der Konzentrationsänderungen im Frischgas zu entsprechenden Konzentrationsänderungen im Narkosesystem führen (3). Sie ergibt sich aus der Division des Systemvolumens (V_S) durch die Differenz zwischen Frischgasfluß ($\dot{V}_F$) und Uptake ($\dot{V}_U$):

$$T = V_S / (\dot{V}_F - \dot{V}_U) \text{ [min]}$$

Die Zeitkonstante eines Narkosesystems ist also bei gegebenem Uptake und gegebenem Systemvolumen umgekehrt proportional dem Frischgasfluß.

Die lange Zeitkonstante eines Rückatemsystems bei niedrigem Frischgasfluß soll an einem weiteren klinischen Beispiel belegt werden (Abb. **5.7**). Bei einem Patienten (Alter 41 J., Gewicht 76 kg, Größe 179 cm) wird eine Minimal-Flow-Narkose nach standardisiertem Schema durchgeführt. Nach 40 Minuten wird unter Beibehalt des niedrigen Flows von 0,5 l/min die Isoflurankonzentration im Frischgas auf 5 Vol% gesteigert. In den folgenden 30 Minuten nehmen die in- und die exspiratorische Isoflurankonzentration (gemessen mit dem Brüel & Kjær Gasanalysator MGA 1304) entsprechend der langen Zeitkonstante nur langsam und träge zu. Überzeugend ist auch bei diesem Beispiel die gute Übereinstimmung der mittels Computersimulation berechneten mit den gemessenen Konzentrationswerten.

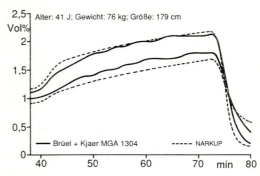

Abb. **5.7** Die lange Zeitkonstante einer Minimal-Flow-Anästhesie am klinischen Beispiel: Bei 40 Min. Erhöhung der Isofluranfrischgaskonzentration auf 5 Vol%. Nach 75 Minuten wird das System mit Sauerstoff (4 l/min) gespült

5.2.4 Ausleitung der Narkose

Ziel der Ausleitungsphase ist die rasche Verminderung der Narkosetiefe bis zum Erwachen der Patienten. Zu diesem Zweck wird eine schnelle Senkung der Anästhetikakonzentration im Narkosesystem angestrebt (Abb. **5.8a** u. **b**):

Nach einer 45 Minuten dauernden Narkose mit hohem Frischgasfluß von 4 l/min und einer Iso-

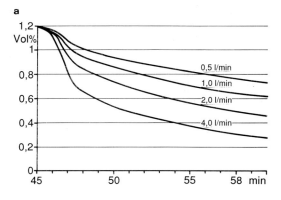

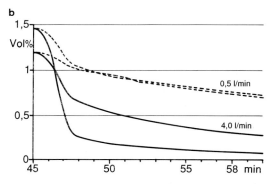

Abb. **5.8a** u. **b** Ausleitungsphase: Exspiratorische Isoflurankonzentration bei differentem Sauerstoffflow; **b** Ausleitungsphase: in- und exspiratorische Isoflurankonzentration bei Auswaschen des Systems mit Sauerstoffflows von 4,0 bzw. 0,5 l/min

flurankonzentration von 1,5 Vol% wird der Verdampfer geschlossen und das System mit einem Sauerstoffluß von 0,5, 1,0, 2,0 und 4,0 l/min gespült. Wie entsprechend der jeweiligen Zeitkonstante zu erwarten ist, nimmt die exspiratorische Isoflurankonzentration umso verzögerter ab, je niedriger der Sauerstoffluß ist (Abb. **5.8a**).

Nur wenn das System mit einem hohen Sauerstoffluß von 4,0 l/min gespült wird, ist der Rückatmungsanteil vergleichsweise gering. Mit jedem Beatmungshub wird dann ein hoher Anteil reinen Sauerstoffs in die Lungen insuffliert. Die entsprechend hohe alveolokapillare Partialdruckdifferenz führt zu raschem Abfluten des Anästhetikums und entsprechend zügigem Abfall der exspiratorischen Isoflurankonzentration (Abb. **5.8b**).

5.3 Charakteristika der Narkoseführung in Abhängigkeit vom Frischgasfluß

Rückatemsysteme können – entsprechend der angestrebten Nutzung – sowohl mit hohem als auch mit niedrigem Frischgasfluß betrieben werden (2). Die Vorteile der Rückatmung werden nur dann realisiert, wenn im zeitlichen Ablauf der Narkose der Frischgasfluß dem Uptake des Patienten angepaßt wird. Mit der Variation des Flows kann sich aber die Funktion des Narkosesystems und damit die Dynamik, mit der die Inhalationsanästhetika dosiert werden, erheblich verändern.

Bei hohem Frischgasfluß entspricht die Narkosegaszusammensetzung im Inspirationsschenkel des Narkosesystems näherungsweise der des Frischgases. Der größte Teil der Ausatemluft strömt als Überschußgas aus dem System ab, der Rückatmungsanteil ist unbedeutend. Da mit jedem Beatmungshub ein hoher Frischgasanteil in die Lungen insuffliert wird, wird mit jeder Einatmung die im wesentlichen durch die Frischgaszusammensetzung vorgegebene alveoloarterielle Partialdruckdifferenz erneuert. Daraus resultiert ein beschleunigter Gaswechsel zwischen gas- und blutführendem Kompartiment und ein entsprechend rasches An- und Abfluten des Anästhetikums. Erst bei Partialdruckausgleich zwischen alveolärem und Blutkompartiment nehmen Aufnahme oder Abgabe des Inhalationsanästhetikums entsprechend der geringeren Partialdruckdifferenz ab.

Bei niedrigem Frischgasfluß hingegen nimmt das aus dem System abströmende Überschußgasvolumen ab, der größte Teil des ausgeatmeten Gasvolumens bleibt im System und wird, vermischt mit dem geringen Frischgasvolumen, dem Patienten in der Inspiration erneut zugeleitet. Die Zusammensetzung des Narkosegases wird also ganz wesentlich von der Zusammensetzung der Ausatemluft bestimmt. Die Ausatemluft besteht aber zu etwa 85% aus alveolärem Ventilationsvolumen, was bedeutet, daß es bereits in den vorangehenden Beatmungszyklen zu einem Angleichen der Partialdrücke dieses Gases mit denen des Blutkompartiments gekommen ist. Die sich mit jedem Inspirationshub neu einstellende Partialdruckdifferenz zwischen alveolärem und Blutkompartiment ist entsprechend niedrig, die Aufnahme oder Abgabe des Inhalationsanästhetikums gering.

5.4 Regeln für die Narkoseführung

Immer dann, wenn die Konzentration des Anästhetikums im gasführenden Kompartiment rasch erhöht oder erniedrigt wird, wenn also mit kurzen Zeitkonstanten gearbeitet werden muß, muß der Frischgasfluß vergleichsweise hoch sein. Die Frischgaskonzentration des Anästhetikums kann umso mehr dem angestrebten Konzentrationssollwert entsprechen, je höher der Frischgasflow ist.

Immer dann aber, wenn die Anästhesie eine gewünschte Tiefe, und der Uptake einen niedrigen Wert im Steady State der Narkose erreicht hat, kann mit langen Zeitkonstanten, also mit niedrigem Frischgasflow gearbeitet werden. Die Differenz zwischen der inspiratorischen und der Frischgasanästhetikakonzentration ist umso größer, je niedriger der Frischgasflow ist.

Soll aber unter Beibehalt eines niedrigen Frischgasflows die Narkose vertieft oder verflacht werden, so muß die Konzentration im Frischgas deutlich den angestrebten Konzentrationssollwert über- oder unterschreiten. Nur bei erheblicher Steigerung oder Verminderung der mit dem geringen Frischgasvolumen in das System eingespeisten Narkosemittelmenge wird sich die Zusammensetzung der Inspirationsluft deutlich von der der Ausatemluft unterscheiden. Die so erhöhte alveolokapillare Partialdruckdifferenz führt dann zu entsprechend verstärktem Gaswechsel zwischen gas- und blutführendem Kompartiment. Es ist aber zu bedenken, daß durch die Limitierung der Abgabeleistung der in den Frischgasstrom eingeschalteten Verdampfer, dieser Verfahrensweise in Abhängigkeit vom gewählten Frischgasflow deutlichen Grenzen gesetzt sind.

Literatur

1 Baum, J.: Klinische Anwendung der Minimal-Flow-Anästhesie. In Jantzen, J.-P. A. H., P. P. Kleemann: Narkosebeatmung. Low flow, Minimal flow, Geschlossenes System. Schattauer, Stuttgart 1989 (S. 49–66)
2 Bergmann, H.: Das Narkosegerät in Gegenwart und Zukunft aus der Sicht des Klinikers. Anaesthesist 35 (1986) 587–594
3 Conway, C. M.: Closed and low flow systems. Theoretical considerations. Acta anaesthesiol. belg. 34 (1984) 257–263
4 Philip, J. A.: Gas Man. Med Man Simulations, P. O. Box 67–160, Chestnut Hill. MA 02167 (1991)
5 Schwilden, H.: Narkosesimulator. Dtsch. Abbott, Wiesbaden 1986
6 Vanderlei, P., J. Spain, K. Thompson: Gas Uptake Simulation, PB 254 GUS (Vers. PB 3.0). Quincy Street Corporation, 2701 E Camelback Road, Suite 205, Phoenix, AZ 85016, USA (1987)
7 Virtue, R. W.: Minimal flow nitrous oxide anesthesia. Anesthesiology 40 (1974) 196–198
8 White, D. C., L. Lockwood: NARKUP (Vers. 4.03). Northwick Park Hospital and Clinical Research Center, Harrow, Middlesex HAI 3UJ (1989)
9 Zbinden, A. M.: Inhalationsanästhetika: Aufnahme und Verteilung. Dtsch. Abbott, Wiesbaden 1987

6 Vorteile der Rückatmung

6.1 Verminderung des Narkosegasverbrauches

Am Beispiel einer Minimal-Flow-Anästhesie soll die Größenordnung der Verminderung des Narkosegasverbrauches durch adäquate Reduktion des Frischgasflows dargestellt werden. Bei einer Isoflurannarkose an einem 75 kg schweren Patienten wird nach 15minütiger Initialphase mit hohem Fluß von 4,4 l/min das Frischgasvolumen auf 0,5 l/min vermindert. Die Narkosedauer beträgt 2 Stunden, es wird eine exspiratorische Isoflurankonzentration von etwa 1,0 Vol% angestrebt. Wird diese Minimal-Flow-Narkose mit einer Narkose gleicher Dauer und gleicher Anästhetikakonzentration verglichen, bei der der hohe Frischgasfluß von 4,4 l/min beibehalten wird, so wird der Lachgasverbrauch um 294 l, der Sauerstoffverbrauch um 115,5 l und der Verbrauch von Isoflurandampf um 5,62 l reduziert (Abb. **6.1**).

P. Feiss hat im Zeitraum von 1984 bis 1989 an seiner Klinik konsequent vom Gebrauch von Nichtrückatemsystemen auf den Gebrauch von Rückatemsystemen mit niedrigem Frischgasfluß umgestellt. Trotz einer Steigerung der Narkosefrequenz um etwa 25% konnte der jährliche Lachgasverbrauch durch die Umstellung um etwa 40% von 9200 kg auf 5880 kg gesenkt werden. Der Isofluranverbrauch ließ sich bei so drastischem Wechsel der Narkoseführung gar um 90–93% vermindern (17).

6.2 Kostenminderung

6.2.1 Narkosegase

Aus der Verminderung des Narkosegasverbrauches resultiert natürlich auch eine entsprechende Verminderung der Kosten für Narkose-

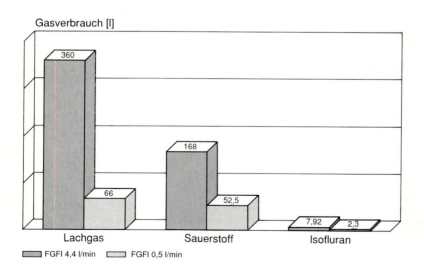

Abb. **6.1** Narkosegasverbrauch über 120 Min.: High-Flow- (FGFI 4,4 l/min) vs. Minimal-Flow-Anästhesie (FGFI 0,5 l/min)

Kostenminderung

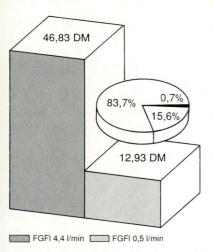

Abb. 6.2 Kosten für Narkosegase bei einer 120 Min. dauernden Narkose: High-Flow- (4,4 l/min) vs. Minimal-Flow-Anästhesie (0,5 l/min). Kreissegmente zeigen anteilige Kosteneinsparung: Isofluran 83,7 %, Lachgas 15,6 %, Sauerstoff 0,7 %

gase. Wird wiederum das anfangs genannte Beispiel einer 2 Stunden dauernden Narkose mit Isofluran zugrunde gelegt, so ergibt sich aus der Verminderung des Frischgasflows von 4,4 auf 0,5 l/min eine Kostenersparnis von 72,4 %, was einer Einsparung von 33,90 DM entspricht. Etwa 84 % der Kosteneinsparung entfallen auf die Verminderung des Isofluranverbrauchs, 15,6 % auf die des Lachgas- und nur 0,7 % auf die Verminderung des Sauerstoffverbrauchs (Abb. 6.2). Mit der Dauer der Narkosen nimmt die Kosteneinsparung in Abhängigkeit vom Maß der Flowreduktion annähernd proportional zu.

Eine Kostenminderung in der Größenordnung von 60 bis 75 % (14) erscheint bei konsequenter Anwendung der Minimal-Flow-Anästhesie durchaus realistisch. Ernst verglich die Kosten, die bei der Narkoseführung mit Nichtrückatemsystemen anfallen, mit denen bei Einsatz geschlossener Rückatemsysteme. Werden jeweils 10000 Narkosen (60 % von 1 Std., 30 % von 2 Std. und 10 % von 3 Std. Dauer) durchgeführt, so ergibt sich rechnerisch durch den Einsatz der Rückatemsysteme bei Verwendung von Halothan eine Kosteneinsparung von 6930 US$, bei Enfluran von 36670 US$ und bei Gebrauch von Isofluran von 63560 US$ (16). Herscher u. Yeakel schätzten für das Jahr 1977 den finanziellen Verlust durch unnütz und ungenützt aus den Narkosesystemen abströmendes Überschußgas in den USA auf etwa 80 Mio. US$ (19). Für einen mittelgroßen Eingriff, eine Cholezystektomie, sind die Kosten für eine NLA mit einem Nichtrückatemsystem, für eine Enflurannarkose über ein halbgeschlossenes Rückatemsystem mit einem Frischgasfluß von etwa 4 l/min und für eine Minimal-Flow-Narkose mit Isofluran in etwa identisch (6).

Die Effektivität der Frischgasausnutzung, und damit der Kosten-Nutzen-Effekt eines Narkoseverfahrens, kann darüber hinaus durch den Quotienten aus Uptake und dem in gleicher Zeit in das System eingespeisten Gasvolumen beschrieben werden:

$$Q = \dot{U} / \dot{V}_{GAS}$$

Q: Effektivitätsquotient, $\dot{U}$: Uptake, $\dot{V}_{GAS}$: Frischgasvolumen.

Dieser Quotient wird für Lachgas, Sauerstoff und das Inhalationsanästhetikum jeweils gesondert berechnet (16). Werden die Zusammensetzung und der Flow des Frischgases konstant gehalten, verändert sich natürlich im zeitlichen Ablauf einer Narkose der Effektivitätsquotient proportional zu den Veränderungen des Uptakes. Die Werte, die sich im Vergleich einer Narkose mit hohem Frischgasflow von 4,4 l/min mit einer Minimal-Flow-Narkose an einem normgewichtigen, erwachsenen Patienten für einen Zeitpunkt 30 Minuten nach Narkoseeinleitung ergeben, zeigt Tab. 6.1.

Tabelle 6.1 Effektivitätsquotienten

	Flow 4,4 l/min 32% O_2, 68% N_2O 1,1 Vol% Iso	Flow 0,5 l/min 60% O_2, 40% N_2O 2,3 Vol% Iso
Isofluran	0,23	0,96
Sauerstoff	0,18	0,85
Lachgas	0,06	0,91

Uptake 30 min nach Einleitung (angestrebte exsp. Isoflurankonz. 0,85 Vol%, Gewicht d. Pat. 75 kg): Isofluran 11,1 ml/min, O_2 254,9 ml/min, N_2O 182,6 ml/min

Die Effektivität der Frischgasausnutzung nimmt mit Verminderung des Frischgasflows erheblich zu. Nur bei der quantitativen Narkose mit geschlossenem System kann dieser Quotient für Sauerstoff, Lachgas und das volatile Anästhetikum den maximalen Wert 1 annehmen.

Die nicht zu bestreitende größere Wirtschaftlichkeit der Narkoseverfahren mit reduziertem Frischgasflow kann natürlich nur dann als Vorteil angesehen werden, wenn diese Art der Narkoseführung in gleicher Weise sicher für den Patienten durchgeführt werden kann wie die Narkoseverfahren mit hohem Frischgasfluß.

6.2.2 Atemkalkverbrauch

In verschiedenen Publikationen wurde vermutet, daß die aus der Flowreduktion resultierende Einsparung bei den Kosten für Anästhesiegase durch den Mehrverbrauch von Absorberkalk aufgehoben werde (11, 15). Nur in wenigen Arbeiten wurde der Mehrverbrauch an Atemkalk rechnerisch in die Kostenkalkulation von Niedrigflußnarkosen auch einbezogen, wobei von der theoretisch zu kalkulierenden CO_2-Produktion ausgegangen wurde. Bei konsequenter Verminderung des Frischgasflows auf 0,5 l/min sollen die Kosten für Atemkalk um den Faktor 3–7 zunehmen (6, 9, 15).

Die wirkliche Belastung des Atemkalks mit CO_2 wird unter den Bedingungen der Klinik jedoch nicht nur vom Frischgasflow, sondern darüber hinaus von zahlreichen anderen, kaum zu kalkulierenden Faktoren beeinflußt. Von der Struktur des Patientenkollektivs (Netto-CO_2-Produktion), von Beatmungs- und Geräteparametern (Frischgasausnutzung) und von der Art, Frequenz und Dauer der operativen Eingriffe.

Von der eigenen Arbeitsgruppe wurde die Absorptionskapazität von Atemkalk unter klinischen Bedingungen bei differenten Frischgasflows von 4,4 und 0,5 l/min an den Narkosegeräten AV 1, Cicero und Sulla 800 V (Drägerwerk, Lübeck) gemessen (4). Die Geräte AV 1 und Sulla 800 V waren mit einem Absorberbehälter von 1 l Volumen, das Gerät Cicero mit einem 1,5 l fassenden Absorber ausgerüstet. Als Atemkalk wurde der pelletierte Kalk der Fa. ICI (ICI-Pharma, Plankstadt) eingesetzt. Es war zu bedenken, daß in Abhängigkeit von der Anästhesiedauer und der Operationsfrequenz bei einem gemischten Patientenkollektiv keinesfalls ausschließlich mit einem Frischgasflow von 0,5 l/min gearbeitet werden kann. Während der Einleitungs- und Ausleitungsphasen wird der Flow erhöht, und bestimmte Verfahren, wie etwa Maskennarkosen, lassen sich nicht mit reduziertem Flow durchführen. Somit war vor Bewertung der Ergebnisse exakt zu analysieren, in welchem prozentualen Anteil der Gesamtbelastungszeit definitiv mit einem Frischgasflow von 0,5 l/min gearbeitet wurde. Der Atemkalk galt dann als erschöpft, wenn die inspiratorische CO_2-Konzentration einen Wert von 1 Vol% erreichte.

Wurde ausschließlich mit hohem Frischgasflow von 4,4 l/min gearbeitet, so betrug die Nutzungsdauer bis zur definitiven Erschöpfung des Atemkalks 99 Std. (Cicero), 62 Std. (AV 1) bzw. 43 Std. (Sulla 800 V). Bei einem aktuellen Preis von 7,25 DM/l Atemkalk liegen die Kosten für den Atemkalkverbrauch unter diesen Bedingungen zwischen 0,11 DM (Cicero) und 0,17 DM (Sulla 800 V) pro Narkosestunde.

Wurde, wann immer möglich, der Frischgasfluß auf 0,5 l/min reduziert, so ergab sich ein prozentualer Zeitanteil des Minimal-Flow-Verfahrens an der Gesamtanästhesiezeit zwischen 45 und 75%. Der Zeitanteil, in welchem definitiv mit niedrigem Frischgasflow gearbeitet werden kann, ist im wesentlichen von der Anästhesiedauer und der Anästhesiefrequenz abhängig. Auch bei einem hohen Anteil langdauernder operativer Eingriffe und konsequenter Reduktion des Frischgasflows wird der Anteil der Minimal-Flow-Phasen an der Gesamtbelastungszeit eines CO_2-Absorbers unter klinischen Bedingungen kaum über 75–85% zu steigern sein. Die Nutzungsdauer des Atemkalks bis zu dessen Erschöpfung nimmt dann auf etwa 20–30% der bei einem Frischgasfluß von 4,4 l/min gemessenen Nutzungsdauer ab (Abb. **6.3**).

Die Kosten für Atemkalk nehmen somit bei weitestgehendem Einsatz der Minimal-Flow-

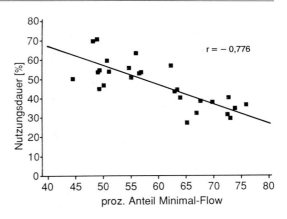

Abb. **6.3** Nutzungsdauer des Atemkalks (in prozentualer Relation zu der Nutzungsdauer, die bei ausschließlicher Narkoseführung mit einem Frischgasflow von 4,4 l/min gemessen wird) in Korrelation zum prozentualen Zeitanteil, in dem definitiv mit einem Frischgasfluß von 0,5 l/min gearbeitet wird.

Anästhesie auf das Vierfache zu. Für das vorab angeführte Beispiel der 2 Stunden dauernden Isoflurannarkose bedeutet dies, daß die Kosten für Atemkalk von etwa 0,30 DM auf etwa 1,20 DM ansteigen. Im Vergleich zur Einsparung an Kosten für Narkosegase in Höhe von 33,90 DM sind die Mehrkosten für Atemkalk in Höhe von 0,90 DM unbedeutend.

6.3 Verminderung der Umweltbelastung

6.3.1 Arbeitsplatzbelastung mit Narkosegasen

Obwohl weder Schädlichkeit noch Unschädlichkeit subanästhetischer Narkosegaskonzentrationen bisher schlüssig belegt werden konnten (29, 33), findet die Arbeitsplatzbelastung mit Narkosegasen bei steigendem Umweltbewußtsein zunehmend Beachtung. In den Vereinigten Staaten werden durch das National Institute of Occupational Safety and Health (NIOSH) folgende maximale Arbeitsplatzkonzentrationen (MAK) angegeben: für Lachgas 25 ppm, für alle volatilen Anästhetika 2 ppm und für alle Inhalationsanästhetika bei gleichzeitigem Gebrauch von Lachgas 0,5 ppm (16, 40). Die TLV-Liste (Table of Threshold Limit Values) legt für Lachgas einen Wert von 50 ppm, für Halothan ebenfalls von 50 ppm und für Enfluran von 75 ppm = 575 mg/m^3 fest. In die MAK-Werte-Liste 1989 der Deutschen Forschungsgemeinschaft wurde nur das Inhalationsanästhetikum Halothan mit einer MAK von 40 mg/m^3 = 5 ppm aufgenommen (13). Das Amt für Arbeitsschutz in Hamburg und das Ministerium für Natur und Umwelt in Schleswig-Holstein planen, in ihrem Zuständigkeitsbereich die MAK für N$_2$O auf 100 ppm und die für Enfluran und Isofluran auf 77 mg/m^3 = 10 ppm festzusetzen (29). Im Merkblatt für den Umgang mit Narkosegasen des Amtes für Arbeitsschutz in Hamburg, Stand August 1990, wird sogar ein Grenzwert für Lachgas von 91 mg/m^3 = 50 ppm festgeschrieben (3).

Virtue (39) konnte belegen, daß alleine durch die Verminderung des Lachgasvolumens auf 0,5 bzw. 0,2 l/min die N$_2$O-Arbeitsplatzkonzentration auf 29 bzw. 15 ppm gesenkt werden kann (Abb. 6.4). Mit diesen Werten werden sogar die strengen Anforderungen des NIOSH erfüllt. Eine Minimierung der Emissionen entsprechend „dem Stand der Technik", wie sie auch in § 19 der deutschen Gefahrstoffverordnung gefordert wird, könnte bei Intubationsnarkosen also schon durch konsequente Nutzung der zur Verfügung stehenden Rückatemsysteme mittels adäquater Verminderung des Frischgasvolumens realisiert werden.

Natürlich wird die Arbeitsplatzbelastung mit Narkosegasen durch den Einsatz von Gasab-

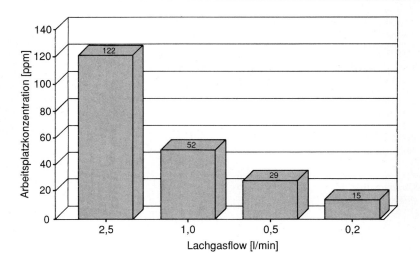

Abb. 6.4 Senkung der Arbeitsplatzbelastung mit Lachgas durch Verminderung des Lachgasflows: Bei einem Flow von 0,2 l/min (Minimal-Flow-Anästhesie) wird der strenge Grenzwert der NIOSH unterschritten (nach Virtue [39])

sauganlagen ganz wesentlich vermindert und das Problem damit relativiert. Es darf dabei aber nicht übersehen werden, daß auf diese Weise überschüssige Narkosegase ungefiltert in die Umgebungsatmosphäre abgeleitet werden.

6.3.2 Verminderung der Emission

6.3.2.1 Lachgas

Die jährliche Konzentrationszunahme von Lachgas in der Troposphäre wird mit 0,25% angegeben. Dieses Gas trägt zum Treibhauseffekt, somit zur kontinuierlichen Erwärmung der Atmosphäre bei (25). Lachgas ist darüber hinaus chemisch sehr stabil. Bei einer Lebensdauer von etwa 150 Jahren können die Gasmoleküle bis in die Stratosphäre aufsteigen, wo sie unter Bildung von Stickstoffoxiden an der Destruktion der Ozonschicht beteiligt sind (Abb. 6.5) (18, 40). Es ist aber zu bedenken, daß Lachgas in sehr großen Mengen beim bakteriellen Nitratabbau im landwirtschaftlich genutzten, gedüngten Boden freigesetzt wird. Nach den zur Verfügung stehenden Schätzungen sollen weniger als 1% der insgesamt emittierten Lachgasmenge aus der medizinischen Nutzung stammen (25, 32).

6.3.2.2 Halogenierte Kohlenwasserstoffe

Die Inhalationsanästhetika Halothan, Enfluran und Isofluran gehören zur Stoffklasse der Fluorchlorkohlenwasserstoffe (FCKW), die wesentlich an der Destruktion der Ozonschicht beteiligt sind (18, 25). Die als Anästhetika verwendeten polyhalogenierten Kohlenwasserstoffe sind jedoch nur teilsubstituiert, das heißt, nicht alle Valenzen des Kohlenstoffgerüstes sind mit Halogen-, sondern anteilig auch mit Wasserstoffatomen besetzt. Entsprechend der Wiener Ozonkonvention von 1985 und dem Montrealer Protokoll 1987 gelten aber teilhalogenierte FCKW als wenig problematisch, da sie nur 0–5% des ozonschädigenden Potentials der vollhalogenierten FCKW haben sollen (20). Des weiteren wird angenommen, daß diese Verbindung eine nur vergleichsweise kurze Lebensdauer von etwa 2 bis 6 Jahren haben, so daß sie weitgehend bereits in der Troposphäre destruiert werden (21, 25, 28). Und letztendlich sollen die Inhalationsanästhetika nicht mehr als 0,1% der jährlich global produzierten Menge von 1 Mill. t vollhalogenierter FCKW ausmachen (20, 25). Es muß an dieser Stelle jedoch kritisch angemerkt werden, daß die Zahlenangaben über die globale Jahresproduktion volatiler Anästhetika – angegeben werden Werte zwischen 100 t (20) bis 6400 t (28) – und die dazu

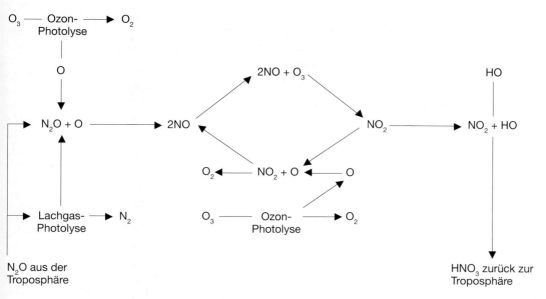

Abb. 6.5 Reaktion von Lachgas mit Ozon (nach Waterson [40])

in Bezug gesetzten Mengen jährlich von der Industrie emittierter oder produzierter FCKW von Publikation zu Publikation ganz erheblich differieren. Es erscheint somit zur Zeit kaum möglich, den Beitrag der Anästhetikaemission zur Ozondestruktion exakt zu quantifizieren (30).

Aber auch wenn die Umweltbelastung mit Narkosegasen quantitativ von nur untergeordneter Bedeutung ist und der Beitrag der Anästhetika zum Treibhauseffekt und zur Destruktion der Ozonschicht gering erscheint, so sollte dennoch eine unnütze Belastung der Atmosphäre mit diesen Gasen vermieden werden (25, 27, 28). Diese Forderung ist um so mehr gerechtfertigt, als eine erhebliche Verminderung der Umweltbelastung mit Inhalationsanästhetika allein durch adäquate Nutzung der bereits zur Verfügung stehenden, technisch ausgereiften Rückatemnarkosesysteme zu realisieren ist (25, 32, 40).

6.4 Verbesserung des Narkosegasklimas

Aus der Verminderung des Anteils an kaltem und trockenem Frischgas und der Zunahme des Anteils an rezirkulierender angefeuchteter und angewärmter Ausatemluft resultiert eine klinisch relevante Verbesserung des Narkosegasklimas (1, 42).

Die Bedeutung der adäquaten Anfeuchtung und Anwärmung von Narkosegasen für den Erhalt der Funktion des Ziliarepithels und somit für den Erhalt der mukoziliaren Clearance ist überzeugend belegt. Bei einer relativen Feuchte der Atemgase von 50% und Raumtemperatur kann schon etwa 10 Minuten nach Beginn der Beatmung ein Sistieren der Ziliarbewegung beobachtet werden. Nach 3stündiger Beatmung mit trockenen Gasen kommt es zu erheblichen morphologischen Schäden am Atemwegsepithel. Zusammen mit der auf unzureichender Anfeuchtung und Anwärmung des Atemgases beruhenden Sekreteintrocknung führt dies zum Sekretverhalt mit anteiliger Obstruktion der Bronchiolen und Begünstigung der Bildung von Mikroatelektasen. Die Verbesserung des tracheobronchialen Klimas führt darüber hinaus zur Verminderung von Feuchtigkeits- und Wärmeverlusten über die Atemwege.

Unter den Bedingungen der Narkosebeatmung soll eine absolute Feuchte der Inspirationsluft zwischen 17 und 30 mg H_2O/l und eine Atemgastemperatur zwischen 28 bis 32 °C (7, 10, 24) angestrebt werden.

Die Klimatisierung der Atemgase wird von der Geometrie des Atemsystems, von der Größe des Absorbers, von der Länge und den Wärmeleiteigenschaften der Patientenschläuche, von der Umgebungstemperatur, von den Beatmungsparametern und vom Frischgasfluß, somit vom Maß der Rückatmung bestimmt. So ist es erklärlich, daß die Vielzahl von Untersuchungen zu diesem Thema unter sehr differenten Ausgangsbedingungen durchgeführt wurden. Da des weiteren zur Bestimmung der Feuchte die verschiedensten Meßverfahren zur Anwendung kamen, fällt ein Vergleich der Untersuchungsergebnisse nicht immer leicht.

6.4.1 Atemgastemperatur

Kleemann (23, 24) konnte nachweisen, daß nach einer 2stündigen Narkose mit einem Frischgasflow von 0,6 l/min die inspiratorische Atemgastemperatur im Mittel auf 31,5 °C ansteigt. Wenn dieser hohe Wert auch erst nach etwa 90 Min. erreicht wird, so nimmt die Gastemperatur doch schon innerhalb von 30 Min. auf etwa 28 °C zu. Die bei der Durchführung von Niedrigflußnarkosen gemessenen Atemgastemperaturen lagen zu jedem Zeitpunkt deutlich höher als die, die bei Gebrauch höherer Frischgasvolumina gemessen wurden (Abb. **6.6**). Buijs weist darauf hin, daß die hohe Atemgastemperatur von 36–40 °C, die bei Niedrigflußnarkosen unmittelbar hinter dem Kohlendioxidabsorber gemessen wird, durch Wärmeverluste im Inspirationsschenkel des Patientenschlauchsystems rasch auf Werte zwischen 20–24 °C abfällt (9). Bengtson hingegen konnte dennoch bei Einsatz eines Kreisrückatemsystems mit einem Frischgasfluß von 0,5 l/min nach etwa 30 Min. Atemgastemperaturen von 28,5 °C messen, die etwa 6,8 °C über der Raumtemperatur lagen. Diese Temperaturen waren darüber hinaus höher als die, die beim Einsatz von Nichtrückatemsystemen gemessen wurden, auch wenn diese additiv mit passiven Wärme- und Feuchtigkeitsaustauschern (künstlichen Nasen) ausgerüstet waren (7). In einer weiteren vergleichenden Untersuchung mit Absorberbehältern von 4,7 und 0,9 l Volumen kommt Bengtson zu dem Schluß, daß die Atemgastemperatur bei niedrigem Frischgasfluß günstig beeinflußt wird, wenn der Absorberbehälter ein kleines Volumen hat (8).

6.4.2 Atemgasfeuchte

Auch die Feuchte der Atemgase liegt bei der Durchführung von Narkosen über ein Rückatemsystem mit niedrigem Frischgasfluß höher als bei Gebrauch hoher Frischgasvolumina. Kleemann konnte nach Narkosen von 120 Min. Dauer mit einem Frischgasflow von 0,6 l/min im Mittel eine inspiratorische Feuchte der Atemgase von 21 mg H_2O/l messen. Die Feuchte der Atemgase steigt aber, ebenso wie die Temperatur der Atemgase, erst nach einer gewissen Latenzzeit an (Abb. **6.7**). Während diese bei den Messungen von Kleemann etwa 60–75 Minuten dauert, beträgt sie nach den Untersuchungen von Bengtson nur knapp 30 Min. Er konnte schon nach 60 Min. bei einem Frischgasflow von 0,5 l/min eine absolute Feuchte der Atemgase von 28 mg H_2O/l messen (7, 24). Die Feuchtewerte, die nach Ablauf der Äquilibrierungszeit im Atemgas gemessen werden, liegen in der Größenordnung der Werte, die auch bei Einsatz passiver Wärme- und Feuchtigkeitsaustauscher gemessen werden.

6.4.3 Körpertemperatur

Die bessere Narkosegasklimatisierung führt zur Verminderung der Wärme- und Feuchtigkeitsverluste, die bei der Anwärmung und Anfeuchtung trockener Einatemluft in den Atemwegen auftreten. Die damit verbundene Verminderung von Energieverlusten soll zu einer

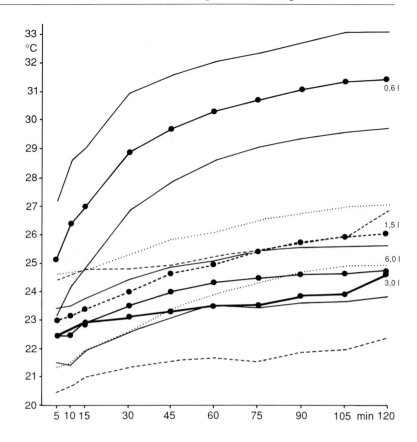

Abb. 6.6 Temperatur der Atemgase im Narkosekreissystem bei differenten Frischgasflows während zweistündiger Narkose (aus Kleemann [23])

Verminderung des intraoperativ zu beobachtenden Abfalls der Körpertemperatur führen (22, 26, 35). Es liegt jedoch nur eine klinische Studie vor, mit der der Erhalt der Körpertemperatur allein durch die Reduktion des Frischgasflows bei Narkoseführung mit geschlossenem System belegt wird (2): Nach initialem Abfall der Temperatur im Mittel um etwa 0,8 °C während der ersten 60 Min. steigt die Körpertemperatur in der folgenden Stunde wieder auf den zu Beginn der Narkose bestimmten Ausgangswert an (Abb. 6.8). Buijs hingegen fand während der Durchführung von Narkosen mit geschlossenem System einen Abfall der Ösophagustemperatur um 1,6°C in 120 Min. (9). Es muß aber bedacht werden, daß die Wärmeverluste über die Atmung mit etwa 15 kcal/h beim unbedeckten narkotisierten Patienten nur rund 10% der Nettogesamtenergieverluste von etwa 150 kcal/h ausmachen. Bei optimalem Schutz des narkotisierten Patienten vor Wärmeverlusten (Abdeckung, Einhüllen in reflektierende Decken) kann zwar der Nettowärmeverlust auf 30 kcal/h gesenkt werden, dennoch bleibt auch dann ein Anteil von 50% der Wärmeverluste unbeeinflußt von der Variation des Frischgasflows.

6.4.4 Implikationen für die Narkosepraxis

Für die klinische Praxis scheinen folgende Aussagen betreffs der Verbesserung der Narkosegasklimatisierung durch Verminderung des Frischgasflows gerechtfertigt:

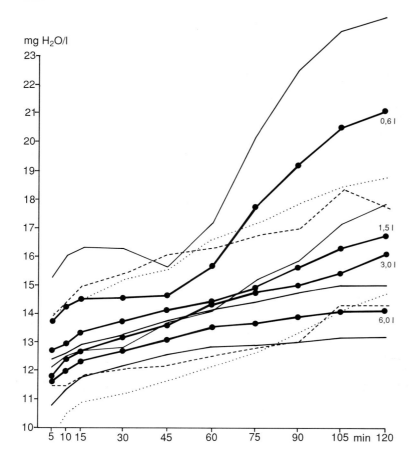

Abb. 6.7 Absolute Feuchte der Atemgase im Narkosekreissystem bei differenten Frischgasflows während zweistündiger Narkose (aus Kleemann [23])

- Bei der Narkose mit Rückatemsystemen nehmen Temperatur und Feuchte der Narkosegase zu, wenn der Frischgasfluß reduziert und somit das Rückatmungsvolumen gesteigert wird.
- Bei Durchführung von Minimal-Flow-Narkosen mit einem Frischgasfluß von 0,5 l/min werden nach einer Äquilibrierungszeit von etwa 60 Min. Atemgastemperaturen und -feuchtewerte erreicht, die den als optimal geltenden Werten zwischen 28–32 °C und 17–30 mg H_2O/l nahekommen. Sie entsprechen in etwa den Werten, die auch bei Einsatz passiver Wärme- und Feuchtigkeitsaustauscher gemessen werden.
- Der aus der besseren Atemgasklimatisierung durch Flowreduktion resultierende Schutz für den Erhalt der zellulär-morphologischen Integrität (24) und der Funktion (9) des tracheobronchialen Flimmerepithels ist an Hand tierexperimenteller und klinischer Untersuchungen eindrucksvoll belegt worden.
- Die Anwärmung und Anfeuchtung der Atemgase wird erheblich verbessert, wenn das Frischgas durch den Absorber geleitet wird, dieser ein nicht zu großes Volumen hat (etwa 1 l) und die Wärmeverluste am Atem- und Patientenschlauchsystem durch entsprechende Dimensionierung und Materialauswahl gering gehalten werden.
- Eine gute Atemgasklimatisierung ist ein Beitrag zum Erhalt der Körpertemperatur beim narkotisierten Patienten (2, 31).
- Die Vorteile der Verbesserung des Narkose-

Erweiterte Möglichkeiten der Patientenüberwachung

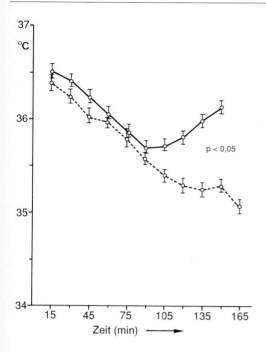

Abb. 6.8 Mittelwerte der ösophageal gemessenen Körpertemperatur: (——) Narkose mit geschlossenem System, (– – –) Narkose mit halbgeschlossenem Rückatemsystem und 5 l/min Frischgasflow (aus Aldrete [2])

gasklimas durch die Narkoseführung mit niedrigem Frischgasflow werden vor allem bei langdauernden Narkosen optimal genutzt.

6.5 Erweiterte Möglichkeiten der Patientenüberwachung und verbesserte Kenntnis der Gerätefunktion

Diese Möglichkeiten der Nutzung von Rückatemsystemen sind nicht in gleicher Weise quantifizierbar, wie die vorab erörterten Vorteile. Vorteilhaft ist schon die für die Narkoseführung mit reduziertem Frischgasfluß erforderliche Beschäftigung mit der Charakteristik und Funktion der Narkosesysteme, den technischen Konzepten der Narkosegeräte, und die Auseinandersetzung mit den Gesetzmäßigkeiten der Aufnahme und Verteilung von Sauerstoff, Lachgas und Inhalationsanästhetika. Die Verminderung des Frischgasflows erfordert des weiteren eine sorgfältige Gerätewartung und -pflege, die der Sicherheit der Patienten zugute kommt. Durch die Beschäftigung mit dem geschlossenen System und der Narkoseführung mit niedrigen Frischgasvolumina eröffnen sich dem Anästhesisten neue Perspektiven des Verständnisses von Patient und Narkosegerät (5, 12, 15).

Wenn aber die zur Verfügung stehende technische Ausrüstung die Durchführung quantitativer Narkosen mit geschlossenem System zuläßt, so ist die exakte Bestimmung und Überwachung des Sauerstoffverbrauchs, der Aufnahme der Inhalationsanästhetika und der CO_2-Produktion realisierbar, was eine umfassende Beurteilung der Stoffwechsel-, Atmungs- und Kreislaufverhältnisse ermöglicht (11, 34, 36, 37, 38, 41).

Literatur

1 Aldrete, J. A., P. Cubillos, D. Sherrill: Humidity and temperature changes during low flow and closed system anaesthesia. Acta anaesthesiol. scand. 25 (1981) 312–314

2 Aldrete, J. A.: Closed circuit anesthesia prevents moderate hypothermia occuring in patients having extremity surgery. The Circular 4 (1987) 3–4

3 Amt für Arbeitsschutz: Merkblatt für den Umgang mit Narkosegasen, Stand August 1990. Freie und Hansestadt Hamburg, Behörde für Arbeit, Gesundheit und Soziales, Hamburg 1990

4 Baum, J., J. Enzenauer, Th. Krause: Die Absorptionskapazität des Atemkalks – immer noch ein Thema? Anaesthesist 40, Suppl. 2 (1991) 151

5 Baum, J.: Quantitative anaesthesia in the low-flow system. In Van Ackern K., H. Frankenberger, E, Konecny, K. Steinbereithner: Quantitative Anaesthesia: Low Flow and Closed Circuit. Anaesthesiology and Intensive Care Medicine, Vol 204. Springer, Berlin 1989 (pp. 44–57)

6 Bengtson, J. P., H. Sonander, O. Stenqvist: Comparison of costs of different anaesthetic techniques. Acta anaesthesiol. scand. 32 (1988) 33–35

7 Bengtson, J. P., H. Sonander, O. Stenqvist: Preservation of humidity and heat of respiratory gases during anaesthesia – a laboratory investigation. Acta anaesthesiol. scand. 31 (1987) 127–131

8 Bengtson, J. P., A. Bengtson, O. Stenqvist: The circle system as a humidifier. Brit. J. Anaesth. 63 (1989) 453–457

9 Buijs, B. H. M. J.: Herwardering van het Gesloten

Ademsysteem in de Anesthesiologie. Diss. Rotterdam 1988
10 Chalon, J., M. Ali, H. Turndorf, G. K. Fischgrund: Humidification of anesthetic gases. Thomas, Springfield 1981
11 Christensen, K. N., A. Thomsen, S. Jørgensen, J. Fabricius: Analysis of costs of anaesthetic breathing systems. Brit. J. Anaesth. 59 (1987) 389–390
12 Cullen, S. C.: Who is watching the patient? Anesthesiology 37 (1972) 361–362
13 Deutsche Forschungsgemeinschaft: Maximale Arbeitsplatzkonzentrationen und biologische Arbeitsstofftoleranzwerte 1989. In: Gefahrstoffe 1990. Universum Verl.anstalt, Wiesbaden 1990 (S. 11–91)
14 Droh, R., G. Rothmann: Das geschlossene Kreissystem. Anaesthesist 26 (1977) 461–466
15 Edsall, D. W.: Economy is not a major benefit of closed system anesthesia. Anesthesiology 54 (1981) 258–259
16 Ernst, E. A., J. A. Spain: Closed-circuit and high-flow systems: examining alternatives. In Brown, B. R.: Future Anesthesia Delivery Systems. Contemporary Anesthesia Practice, Vol. 8. Davies, Philadelphia 1984 (pp. 11–38)
17 Feiss, P., M. H. Demontoux, D. Colin: Anesthetic gas and vapour saving with minimal flow anesthesia. Acta anaesthesiol. belg. 41 (1990) 249–251
18 Graul, E. H., W. Forth: Das „gute" Ozon. Dtsch. Ärztebl. 87 (1990) 2284–2291
19 Herscher, E., A. E. Yeakel: Nitrous oxide – oxigen based anesthesia: the waste and its cost. Anaesth. Rev. 4 (1977) 29
20 Hoechst: Umweltwirkung der Fluor-Chlor-Kohlenwasserstoffe (FCKW) und ihre Bedeutung für die Anästhesie. Stellungnahme der Fa. Hoechst, Frankfurt a. M., vom 4. 9. 1989
21 Hutton, P., J. A. Kerr: Anaesthetic agents and the ozone layer. Lancet (1989) 1011
22 Imrie, M. M., G. M. Hall: Body temperature and anaesthesia. Brit. J. Anaesth. 64 (1990) 346–354
23 Kleemann, P. P.: Klimatisierung anästhetischer Gase durch Reduktion des Frischgasflows. In Jantzen J.-P. A. H., P. P. Kleemann: Narkosebeatmung – Low flow, Minimal flow, Geschlossenes System. Schattauer, Stuttgart 1989 (S. 101–123)
24 Kleemann, P. P.: Tierexperimentelle und klinische Untersuchungen zum Stellenwert der Klimatisierung anästhetischer Gase im Narkosekreissystem bei Langzeiteingriffen. Dtsch. Abbott, Wiesbaden 1989
25 Logan, M., J. G. Farmer: Anaesthesia and the ozone layer: Brit. Anaesth. 53 (1989) 645–646
26 Newton, D. E. F.: The effect of anaesthetic gas humidification on body temperature. Brit. J. Anaesth. 47 (1975) 1026
27 Noerreslet, J., S. Frieberg, T. M. Nielsen, U. Römer: Halothane anaesthetic and the ozone layer. Lancet (1989) 719

28 Pierce, J. M. T., S. P. K. Linter: Anaesthetic agents and the ozone layer. Lancet (1989) 1011–1012
29 Pothmann, W., K. Shimada, M. Goerig, M. Fuhlrott, J. Schulte am Esch: Belastungen des Arbeitsplatzes durch Narkosegase. Anaesthesist 40 (1991) 339–346
30 Radke, J. P. Fabian: Die Ozonschicht und ihre Beeinflussung durch N_2O und Inhalationsanästhetika. Anaesthesist 40 (1991) 429–433
31 Scherer, R., Brendle, B. C., Lawin, P.: Minimal-Flow-Anästhesie und vorgewärmte Infusionslösungen zur Vermeidung von intraoperativer Hypothermie bei Wirbelsäulenoperationen. Anästh. Intensivmed. 28 (1987) 249–252
32 Sherman, S. J., B. F. Cullen: Nitrous oxide and the greenhouse effect. Anesthesiology 68 (1988) 816–817
33 Spence, A. A.: Environmental pollution by inhalation anaesthetics. Brit. J. Anaesth. 59 (1987) 96–103
34 Spieß, W.: Narkose im geschlossenen System mit kontinuierlicher inspiratorischer Sauerstoffmessung. Anaesthesist 26 (1977) 503–513
35 Stone, D. R., J. B. Downs, W. L. Paul, H. M. Perkins: Adult body temperature and heated humidification of anesthetic gases during general anesthesia. Anesth. and Analg. 60 (1981) 736–741
36 Van der Zee, H., A. P. K. Verkaaik: Cardiovascular implementation of respiratory measurements. Acta anaesthesiol. belg. 41 (1990) 167–175
37 Verkkaik, A. P. K., W. Erdmann: Repiratory diagnostic possibilities during closed circuit anesthesia. Actas anaesthesiol. belg. 41 (1990) 177–188
38 Versichelen, L., G. Rolly: Mass-spectrometric evaluation of some recently introduced low flow, closed circuit systems. Acta anaesthesiol. belg. 41 (1990) 225–237
39 Virtue, R. W.: Low flow anesthesia: advantages in its clinical application, cost and ecology. In Aldrete, J. A., H. J. Lowe, R. W. Virtue: Low Flow and Closed System Anesthesia. Grune & Stratton, New York 1979 (pp. 103–108)
40 Waterson, C. K.: Recovery of waste anesthetic gases. In Brown, B. R.: Future Anesthesia Delivery Systems. Contemporary Anesthesia Practice, Vol. VIII. Davies, Philadelphia 1984 (pp. 109–124)
41 Westenskow, D. R., P. J. Loughlin: Quantitative anaesthesia with the help of closed-loop control. In Van Akkern, K., H. Frankenberger, E. Konecny, K. Steinbereithner: Quantitative Anaesthesia: Low Flow and Closed Circuit. Anaesthesiology and Intensive Care Medicine, Vol 204. Springer, Berlin 1989 (pp. 109–119)
42 Wick, C., K. H. Altemeyer, F. W. Ahnefeld, J. Kilian: Vergleichende Feuchtigkeitsmessungen in halbgeschlossenen und halboffenen Systemen unter zusätzlicher Verwendung von künstlichen Nasen. Anaesthesist 36 (1987) 172–176

7 Technische Voraussetzungen für die Narkoseführung mit reduziertem Frischgasflow

7.1 Technische Vorschriften und Normen

Der Gesetzgeber hat im Interesse der Gewährleistung der Patientensicherheit mit dem Gesetz über technische Arbeitsmittel (Gerätesicherheitsgesetz) vom 24. 6. 1968, BGBl I, S. 717, in der Fassung des Änderungsgesetzes vom 13. 8. 1979, BGBl I, S. 1432 und der Medizingeräteverordnung, MedGV (10) vom 19. 1. 1985, BGBl I, S. 93, verbindliche Richtlinien erlassen, deren Nichtbeachtung im Komplikationsfall medikolegale Konsequenzen hat.

Für alle Geräte der Geräteklasse 1, das sind energetisch betriebene Geräte mit erhöhtem Gefährdungspotential und lebenserhaltender Bedeutung, die in der Anlage zur MedGV enumerativ aufgelistet sind, ist eine Bauartzulassung vorgeschrieben. Die seit dem 1. Juni 1984 gültige DIN 13 252 für Inhalationsnarkosegeräte (11) definiert die technischen Anforderungen, denen nach § 3 der MedGV die Bauart eines Narkosegerätes entsprechen muß. In der MedGV sind des weiteren die verbindlichen Vorschriften für das Errichten und Betreiben von medizinisch-technischen Anlagen und Geräten zusammengefaßt.

Die DIN 13 252 enthält ihrerseits die sicherheitstechnischen Festlegungen im Sinne des Gesetzes über technische Arbeitsmittel. In Abs. 6.1 wird gefordert, daß mit dem Narkosegerät eine Betriebsanleitung nach DIN 8418 in deutscher Sprache mitgeliefert wird, in welcher, Abs. 6.2, der bestimmungsgerechte Einsatzbereich definiert werden muß.

Bei den folgenden Ausführungen wird also neben den rein technischen Erörterungen jeweils die Frage zu diskutieren sein, ob die Nutzung des Narkosegerätes mit reduziertem Frischgasflow auch im definierten Einsatzbereich liegt.

7.2 Anforderungen an die technisch-apparative Ausrüstung im Bezug zu den verschiedenen Graden der Flowreduktion

7.2.1 Gasversorgung

Besondere technische Anforderungen an das Gasversorgungssystem bestehen bei allen drei Varianten der Narkoseführung mit reduziertem Frischgasflow nicht. Eine Lachgassperre und ein akustisches Sauerstoffmangelsignal gehören zu der in der DIN 13 252 verbindlich für alle Inhalationsnarkosegeräte vorgeschriebenen sicherheitstechnischen Ausstattung.

7.2.2 Gasdosiereinrichtung

Lachgas und Sauerstoff werden entweder einzeln oder aber nach Passage eines Mischersystems zusammen als Mischgas dosiert. In der Mehrzahl der Geräte erfolgt die Messung des an den Feinnadelventilen eingestellten Gasflows mit konventionellen Rotameterflowmeßröhren, alternativ wird der Gasfluß elektronisch gemessen und digital oder analog angezeigt. Die technischen Anforderungen an die Ventilfunktion und die Kalibrierung und Graduierung der Gasflußmessung nehmen mit dem Maß der Flowreduktion zu (5, 13).

Die Low-Flow-Anästhesie läßt sich mit den Gasdosiereinrichtungen aller gebräuchlichen Narkosegeräte durchführen. Auch bei älteren Geräten kann an den Flowmeßröhren ein Lachgas- und Sauerstoffflow von jeweils 500 ml/min exakt eingestellt werden.

Die Durchführung der Minimal-Flow-Anästhesie erfordert genauer kalibrierte Durchflußmeßröhren, die, mit einem Gasfluß von

50–100 ml/min beginnend, in Schritten von jeweils 50, zumindest aber 100 ml/min graduiert sein müssen. Dieser Anforderung entspricht die neuere Generation von Narkosegeräten, die in der Mehrzahl mit zusätzlichen Niedrigflußmeßröhren ausgestattet sind.

Die Anzeigegenauigkeit der Gasflußmessung wird von den verschiedenen Herstellern im Niedrigflußbereich mit 10% (bis max. 20% vom angezeigten Wert am Skalenminimum) angegeben (12, 19). Dieser Fehler ist bei Durchführung der Minimal-Flow-Anästhesie, die ja kein quantitatives Verfahren darstellt, für den klinischen Routinebetrieb akzeptabel. Eine Toleranz von 10% Abweichung des Gasflusses gegenüber dem Anzeigewert soll auch als internationaler technischer Standard festgeschrieben werden (37).

Allerdings muß in diesem Zusammenhang auf folgende Beobachtung bei Einsatz eines Neugerätes vom Typ Sulla 808 V (Drägerwerk, Lübeck) hingewiesen werden: Es fiel auf, daß die freie Beweglichkeit der Meßröhrenschwimmer nach etwa 15minütiger Narkose verlorenging. Die Rotationsbewegung des Schwebekörpers setzte aus, nach Eintreten des Stillstandes sank dieser im unveränderten Gasstrom ab, teilweise war er erkennbar verkantet in der Meßröhre festgeklemmt. Nach Überprüfung der Meßröhren wurde festgestellt, daß in diesem fehlerhaften Funktionszustand etwa 100–150 ml/min mehr Sauerstoff über das Dosiersystem abgegeben, als von dem Schwebekörper angezeigt wurde. Ungenauigkeiten der Kalibrierung bis zu maximal 50% beschreibt auch Saunders (30). Fehler dieser Größenordnung waren jedoch bei der Arbeit mit den älteren Geräten des Typs Sulla 800 nie aufgetreten, ähnlich positiv beurteilt auch Rügheimer die Präzision der Flowmeßröhren (29). Um so erstaunlicher war die Feststellung, daß nicht nur dieses einzelne, sondern alle in der Folge überprüften Geräte des neuen Typs Sulla 808 den Fehler in gleicher Weise aufwiesen. Nach einer Stellungnahme der Fa. Dräger handelte es sich um einen Fertigungsfehler, der im Verschulden der Zulieferfirma lag.

Mit dieser Fehlerdarstellung soll auf ein grundsätzliches Problem hingewiesen werden: Durch die Gewöhnung an den Gebrauch hoher Überschußgasvolumina wird bei der routinemäßigen technischen Wartung oft nicht überprüft, ob die Dosierungseinrichtungen auch im niedrigen Flowbereich der definierten Toleranz entsprechen. Vor der geplanten Durchführung von Niedrigflußnarkosen in der klinischen Routine sollte also auf der Überprüfung der exakten Funktion der Dosiersysteme gerade in diesem Flowbereich bestanden werden.

Die Narkose mit geschlossenem System kann nur dann realisiert werden, wenn das Narkosegerät mit einer Gasflußmessung ausgestattet ist, die, bei 50 ml/min beginnend, im Niedrigflußmeßbereich in Einzelschritten von 10 ml graduiert ist. Nur dann können Gasvolumina, die der Größenordnung der Sauerstoff- und Lachgasaufnahme des Patienten entsprechen, am Gerät auch eingestellt werden. Niedrigflußmeßröhren solch genauer Graduierung stehen etwa für das Narkosegerät Cicero optional zur Verfügung (Abb. **7.1**).

Bei solch niedrigen Gasflüssen ist allerdings das grobe Spiel der Feinnadelventile ein Problem (19). Der Anästhesist muß viel Zeit und Aufmerksamkeit auf die wiederholte Korrektur der Einstellung des Sauerstoff- und Lachgasflows verwenden.

Spezielle Probleme ergeben sich des weiteren bei der Dosierung des Frischgases über einen Gasdruckmischer wie etwa beim Narkosegerät AV 1. Nach Zusammenmischung von Sauerstoff und Lachgas in gewünschtem Verhältnis wird der Fluß des Mischgases an einer für ein definiertes Mischgas (40% O_2, 60% N_2O) geeichten Meßröhre eingestellt. Bei zunehmendem Sauerstoffanteil nimmt jedoch die Dichte und damit die Viskosität des Mischgases ab, so daß resultierend der tatsächliche Gasfluß größer ist als der, der durch den Schwebekörper der Meßröhre angezeigt wird. Ist der Fehler bei der Durchführung der Low-Flow- und der Minimal-Flow-Anästhesie auch noch zu tolerieren, so entspricht die Anzeigegenauigkeit der Mischgasdurchflußmeßröhre nicht mehr den Anforderungen der Narkose mit geschlossenem System. Auch die Kalibrierung der Meßröhre beim AV 1, die mit einem minimalen Flow von 400 ml/min beginnt, schließt eine An-

Anforderungen an die technisch-apparative Ausrüstung

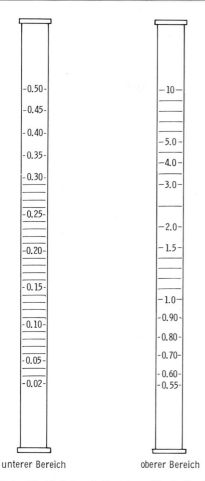

Abb. **7.1** Niedrigflußmeßröhrensatz für die Dosierung von Lachgas oder Sauerstoff: Die Graduierung im Niedrigflußbereich macht eine Flowreduktion bis hin zur Narkose mit geschlossenem System möglich (aus Frankenberger [15])

wendung des Gerätes für Narkosen mit einem Frischgasflow niedriger als 500 ml/min aus. Gleiches gilt auch für das Siemens Anästhesiesystem, da am Servoventilator der Frischgasflow nach Passage des Mischers bei Werten kleiner als 500 ml/min nicht mehr exakt eingestellt werden kann.

Die Präzision der Gasmischung, die für den Dräger-Gasdruckmischer bei beliebiger Lachgas-Sauerstoff-Mischung mit ± 4 Vol%, für den Siemens-Elema-Mischer mit ± 5 Vol% O_2 angegeben wird, ist für die Durchführung von Low-Flow- und Minimal-Flow-Narkosen im klinischen Routinebetrieb ausreichend.

7.2.3 Verdampfer

7.2.3.1 Präzision

Überwiegend werden heute die volatilen Anästhetika dem Frischgas zugemischt, die Verdampfer also in den Frischgasstrom eingeschaltet. Zur Narkoseführung mit reduziertem Frischgasflow sollten Präzisionsverdampfer zur Anwendung kommen, die neben Druck- und Temperaturkompensation auch bei niedrigem Gasflow die eingestellte Narkosemittelkonzentration zuverlässig abgeben. Dies wird bei konventionellen Plenumverdampfern durch eine Laminar-flow-Charakteristik gewährleistet (14). Die hohe Flowkonstanz der Verdampfer der Firma Dräger (Abb. **7.2**) wird von Züchner (43) und von Gilly (18) selbst für extrem niedrige Gasflüsse bis 20 ml/min bestätigt. Die Flowkonstanz der Vaporen und der TEC-4/5-Verdampfer mit ca. ± 5% der gewählten Konzentration ist, ebenso wie die der Penlon-Verdampfer, hinreichend für die Durchführung von Niedrigflußnarkosen.

Die Präzision der Konzentrationsabgabe ist des weiteren von der Frischgaszusammensetzung abhängig, wobei diese Abhängigkeit mit Verminderung des Flows und Erhöhung der eingestellten Konzentration abnimmt.

Die Beeinflussung der vom Verdampfer abgegebenen Konzentration durch den Druckwechsel unter Narkosebeatmung, der sog. „Pumping-Effekt", kann dadurch minimiert werden, daß bei niedrigem Flow und niedriger Konzentrationseinstellung am Verdampfer auf einen guten Befüllungszustand der Verdampferkammer geachtet wird (14).

Gilly (18) weist zusammenfassend darauf hin, daß die Konzentrationsabgabe auch bei Plenumverdampfern moderner Bauart in Abhängigkeit von Flow und Trägergaszusammensetzung erheblich variieren kann. Nominelle und tatsächlich gelieferte Konzentration differieren bei gleichzeitiger Variation mehrerer Parameter um mindestens 20%. Dennoch sind diese Verdampfer für den Einsatz bei Niedrigfluß-

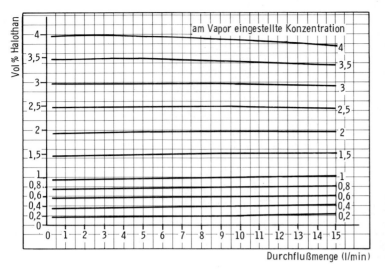

Abb. **7.2** Flowkonstanz des Verdampfers Vapor 19 (Dräger): präzise Abgabe der eingestellten Halothankonzentration in einem Flowbereich von 0,4 – 15 l/min (aus 12)

narkosen geeignet. Durch das im Verhältnis zum Frischgasvolumen große Gasvolumen der Atemsysteme werden Differenzen zwischen der am Verdampfer eingestellten und der tatsächlich gelieferten Anästhetikakonzentration abgepuffert. Darüber hinaus laufen Veränderungen der Narkosegaszusammensetzung bei Niedrigflußnarkosen wegen der langen Zeitkonstanten nur verzögert und langsam ab. Wird die Anforderung an die Präzision der Verdampfer isoliert unter dem Aspekt der Patientensicherheit beurteilt, so ist die Feststellung gerechtfertigt, daß mit zunehmender Verminderung des Frischgasvolumens diese eher geringer werden kann.

Quantitative Narkosen mit geschlossenem System lassen sich jedoch mit den konventionellen Plenumverdampfern nicht durchführen. Bei der unzureichenden Präzision ist weder die genaue Dosierung definierter Anästhetikamengen, noch eine exakte Bestimmung des Narkosemitteluptakes möglich.

Die Abhängigkeit der Präzision der Verdampfer von Gaszusammensetzung und -flow kann mittels eines alternativen technischen Konzeptes vermindert werden, bei dem das Anästhetikum in definierter Menge in den Frischgasstrom eingebracht wird. Diesem Prinzip entsprechen die Verdampfer von Siemens-Elema und Gambro-Engström (17, 28, 32). Beim Narkosegerät Elsa (Gambro-Engström) wird das flüssige Narkosemittel unter Druck in eine geheizte Verdunsterkammer injiziert und das dampfförmige Anästhetikum über ein Dosierventil, dessen Öffnungsfrequenz vom Frischgasflow gesteuert wird, in einzelnen Quanta dem Frischgas beigemischt. Gilly merkt jedoch kritisch zu diesem Thema an, daß mit den verbesserten Verdunstern zwar die Menge des abgegebenen Anästhetikums präziser dosiert werden kann, die Genauigkeit der erzielten Konzentration aber durch die Präzision der Gasdosiereinrichtung limitiert bleibt (18).

7.2.3.2 Limitierung der Abgabeleistung

Die Narkoseführung mit niedrigen Frischgasvolumina wird durch die Limitierung der Abgabeleistung der Verdampfer entsprechend der DIN 13252 erschwert. Dies gilt für alle Situationen, in denen bei niedrigem Frischgasflow eine vergleichsweise große Menge Narkosemitteldampf in das System eingespeist werden muß: etwa während der Einleitungsphase mit ihren Einwaschprozessen und dem initial hohen Uptake oder im Ablauf einer Narkose, wenn diese in kurzer Zeit vertieft werden soll. Ist der Bedarf an Narkosemitteldampf hoch, so ist gegebenenfalls das vom Verdampfer abgegebene Volumen, das proportional mit der Reduktion des Frischgasflows abnimmt, unzureichend. Auch bei maximaler Öffnung eines Verdampfers auf 5 Vol% werden bei einem Flow von 0,5 l/min nicht mehr als 25 ml dampfförmiges Anästhetikum in das System eingespeist. Folgende Verfahrensweisen und technische Alternativen würden im Bedarfsfall eine schnelle Erhöhung der Anästhetikakonzentration unter Beibehalt des niedrigen Frischgasflows ermöglichen:

- die bedarfsangepaßte Zufuhr von Narkosemitteln durch direkte Injektion des flüssigen Anästhetikums in das Atemsystem,
- der Einsatz von frischgasflowunabhängigen Präzisionsinjektionssystemen (15),
- der Gebrauch von Verdampfern, die in das Atemsystem eingeschaltet sind und somit das Anästhetikum unabhängig vom Frischgasflow abgeben
- oder die Steigerung der Abgabeleistung von solchen Verdampfern, die in den Frischgasstrom eingeschaltet sind.

Die intermittierende manuelle Injektion des flüssigen Anästhetikums in das System ist, wie bereits ausgeführt, nicht zu empfehlen, da sie zumindest in der Initialphase sehr aufwendig ist und klinisch relevante, schnell wechselnde Konzentrationsschwankungen im Atemsystem auftreten können. Die Positionierung des Verdampfers im System ist, zumal bei maschineller Beatmung, im Interesse der Patientensicherheit abzulehnen, da in kurzer Zeit gefährlich hohe Anästhetikakonzentrationen erreicht werden können. Mit präzise arbeitenden Injektionsdosierungssystemen sind zur Zeit nur die Geräte Elsa (Gambro-Engström) und PhysioFlex (Physio) ausgerüstet. Nach den Untersuchungen von Versichelen und Rolly arbeiten diese Dosierungssysteme im klinischen Einsatz exakt und zuverlässig (36). Der Einsatz von Verdampfern mit erhöhter Abgabeleistung wäre eine einfache und praktikable Alternative, zumal Narkosegaskonzentrationsänderungen im Atemsystem bei reduziertem Frischgasflow auch bei drastischer Veränderung der Frischgasanästhetikakonzentration so langsam ablaufen, daß der Gebrauch solcher Verdampfer kein erhöhtes Risiko für den Patienten darstellen würde. Zusätzliche Sicherheit vor Überdosierung bei hohem Frischgasflow könnte mit einer mechanischen Sperre bei Überschreiten einer Verdampferkonzentration von 5 Vol% erreicht werden. Konventionelle Plenumverdampfer mit erhöhter Abgabeleistung stehen aber für den Gebrauch in der Humanmedizin nicht zur Verfügung, nur beim Gerät Elsa ist die Abgabeleistung des Injektionsverdampfers auf 8 Vol% erhöht.

Deshalb wird vorerst beim Einsatz konventioneller Verdampfer immer dann mit hohem Frischgasfluß gearbeitet werden müssen, wenn in kurzer Zeit ein großes Volumen an Narkosemitteldampf in das System eingespeist werden muß.

7.2.3.3 Definierter Einsatzbereich

Für den Anwender ist gegebenenfalls eine vom Hersteller mit der Haftungsproblematik begründete, sachlich aber nicht gerechtfertigte Einschränkung des definierten Einsatzbereiches sehr hinderlich. So ist, entsprechend den Angaben in der Betriebsanleitung (12), der Vapor 19.1 für den Einsatz im Frischgasstrom bei Narkosen über Rückatem- und Nichtrückatemsysteme zugelassen, der Durchflußbereich wird mit 0,3 bis 15 l/min angegeben. Unverständlich ist die in der Gebrauchsanweisung für den Vapor 19.n (Version April 1986) formulierte Einschränkung des Anwendungsbereiches. Der Verdampfer ist für den Einsatz bei halbgeschlossenen und halboffenen Systemen zugelassen, soll aber nicht bei geschlossenem oder – was nicht weiter ausgeführt wird – sehr wenig geöffnetem Atemsystem verwandt werden. Die willkürliche Festlegung der unteren Begrenzung des Durchflußbereiches auf 0,5 l/min erscheint sachlich nicht begründet, zumal wenn diese Verdampfer an Geräten eingesetzt werden, die mit den optional zur Verfügung stehenden Niedrigstflowmeßröhren ausgerüstet sind. Dieser Tatsache wird in der neuesten Auflage der Gebrauchsanweisung von März 1991 Rechnung getragen, in der die untere Grenze des Einsatzbereiches des Verdampfers wiederum mit 250 ml/min angegeben und eine Nutzung mit noch geringeren Flows nicht ausgeschlossen wird.

7.2.4 Narkosesysteme

Prinzipiell können bei Narkosen mit Rückatmung sowohl Pendel- als auch Kreissysteme zur Anwendung kommen. Pendelsysteme werden heute nicht mehr eingesetzt, da das Arbeiten mit dem patientennah in das System eingesetzten Absorber umständlich und die Kohlendioxidabsorption mit zunehmender Narkosedauer unzureichend ist. Kreissysteme können bei allen drei Varianten der Narkoseführung mit reduziertem Frischgasflow eingesetzt werden. Die apparativen Anforderungen an die Charakteristika des Systems nehmen wiederum mit abnehmendem Frischgasflow zu.

7.2.4.1 Dichtigkeit

Für die Low-Flow-Anästhesie mit einem Frischgasflow von 1 l/min sollten bei adäquater Gerätepflege nahezu alle Narkosegeräte geeignet sein. Unabdingbar ist allerdings, daß die Dichtigkeit der Narkosesysteme entsprechend den Herstellerangaben überprüft und die vorgegebenen Leckagetoleranzen nicht überschritten werden. Unter diesen Voraussetzungen läßt sich die Low-Flow-Anästhesie ohne weiteren technischen Aufwand realisieren.

Die Ansprüche an die Dichtigkeit der Systeme nehmen bei Durchführung der Minimal-Flow-Anästhesie zu. Der Gasverlust über Leckagen sollte bei einem Systembinnendruck von 20 mbar nicht größer als 100 ml/min sein. Die geforderte Dichtigkeit kann durch sorgfältiges Reinigen und gegebenenfalls Auswechseln spröder Dichtungen sowie durch gewissenhaftes, aber nicht zu festes Anziehen der Schraubverbindungen am Kreissystem erreicht werden. Kunststoffteile müssen auf das Vorhandensein von Bruchlinien und Rissen untersucht und gegebenenfalls ausgetauscht werden. Des weiteren ist auf den guten Sitz der sorgfältig gesäuberten Metall-auf-Metall-Verbindungen zu achten (Abb. **7.3**).

Von den Herstellern werden folgende Leckagetoleranzen als Voraussetzung für Niedrigflußnarkosen angegeben: Die Leckagerate am Narkosekreissystem 8 ISO soll nicht über

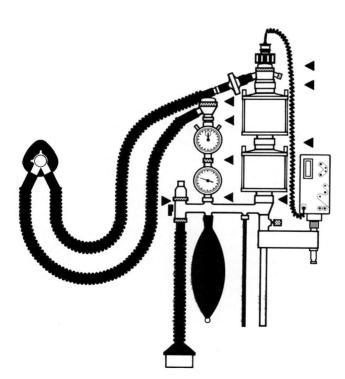

Abb. **7.3** Prädilektionsstellen für Lekkagen am Beispiel eines konventionellen Kreissystems 8 ISO (Dräger): alle Schraub- oder Steckverbindungen sowie Ventil- und Absorberdichtungen

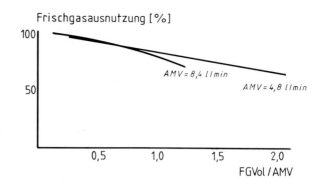

Abb. **7.4** Frischgasausnutzung des Kreissystems 8 ISO (Dräger), dargestellt in Abhängigkeit vom Quotienten aus Frischgasvolumen (FGVol) und Atemminutenvolumen (AMV) (nach v. D. Hagen [37])

200 ml/min bei einem Systembinnendruck von 40 mbar liegen (12), für die Megamed-Kreisteile Typ 048 und 219 wird geräteseitig eine Lekkagerate < 50 ml/min bei 30 mbar angegeben (23), der automatische Lecktest des Narkosegerätes Cicero bei 30 mbar (12) ergibt nach eigener Erfahrung Werte im Mittel um 20–40 ml/min. Auch das Narkosegerät Elsa führt einen automatischen Lecktest bei einem Systembinnendruck von 30 mbar durch (17). Bei dem Servo Anästhesiekreissystem 985 (Siemens-Elema) ist die Dichtigkeitsüberprüfung des Atemsystems und die Identifizierung von Leckagen problematisch, da die Dichtigkeit nicht unter statischen Bedingungen, sondern nur bei arbeitendem Ventilator überprüft werden kann. Im Merkblatt für den Umgang mit Narkosegasen schreibt das Amt für Arbeitsschutz der Stadt Hamburg vor, daß das Niederdrucksystem (Narkosesystem) mehrfach täglich zu überprüfen ist, wobei Leckagen größer als 100 ml/min nicht toleriert werden sollten (1). Alle Atemsysteme, die solch geringe Leckageverluste aufweisen, erfüllen bezüglich ihrer Dichtigkeit die technischen Anforderungen zur Durchführung von Minimal-Flow-Narkosen.

Zur Realisierung der Narkoseführung mit geschlossenem System ist ein weitestgehend dichtes Kreissystem zu fordern. Die Verbindungen der Kreisteileinzelteile – auch hier wiederum vor allem der Metall-auf-Metall-Verbindungen – müssen exakt aufeinander angepaßt und mit einer Abdichtpaste (Oxigenoex S4, Dräger, Lübeck) abgedichtet werden. Die Zahl der Konnektionen sollte auf ein Minimum beschränkt sein. Es hat sich bewährt, die Einzelteile eines dichten Kreisteiles zu kennzeichnen und bei erneuter Montage nur die zueinander passenden Einzelteile zum gleichen Kreissystem zusammenzusetzen (35). Die gekapselten Narkosesysteme der neuen Gerätegeneration (Cicero, Elsa, Megamed 700) sind in der Regel so dicht, daß sie bei adäquater Wartung und Gerätepflege den Anforderungen der Narkose mit geschlossenem System entsprechen (7, 36).

7.2.4.2 Frischgasausnutzung

Am Beispiel des Narkosekreissystems 8 ISO (Dräger) soll auf die Frischgasausnutzung eingegangen werden. Der Grad der Frischgasausnutzung nimmt mit der Verminderung des Frischgasflows zu und erreicht im Minimal-Flow-Bereich etwa 100%, während dieser Wert bei höherem Frischgasflow nur etwa 70% beträgt (Abb. **7.4**). Die Frischgasausnutzung wird des weiteren von der Systemgeometrie beeinflußt, d. h. von der Position der Frischgaseinleitung zum Überschußgasabströmventil sowie von strömungsmechanischen Charakteristika (25, 42) (Abb. **7.5**). Beim Narkosegerät AV 1 wird die Frischgasausnutzung durch einen Rückatemgasaustauscher (Abb. **7.12b**), beim Gerät Cicero durch optimale Positionierung der Frischgaszuleitung und aktive Steuerung der Öffnungsphase des Überschußgasabströmventils optimiert (12). Auch das Gerät Megamed 700 (Megamed, Cham) erreicht bei einem Frischgasflow von etwa 1,5 l/min eine recht hohe Frischgasausnutzung (23).

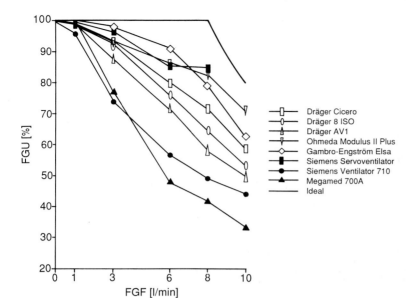

Abb. 7.5 Frischgasausnutzung (FGU) verschiedener Narkosesysteme in Abhängigkeit vom Frischgasflow (aus Zbinden [42])

Je niedriger die Frischgasausnutzung ist, desto langsamer laufen Äquilibrierungsprozesse ab, was den Ablauf der Low-Flow- und Minimal-Flow-Anästhesie mit den ohnehin schon langen Zeitkonstanten störend beeinflussen kann. Auf die Narkoseführung mit geschlossenem Atemsystem hat die Systemgeometrie keinen Einfluß, weil kein Überschußgas abströmt und die Frischgasausnutzung 100% beträgt.

Es gilt weiterhin zu bedenken, daß bei niedriger Frischgasausnutzung der zur Gewährleistung der angestrebten inspiratorischen Sauerstoffkonzentration erforderliche Sauerstoffanteil des Frischgases erhöht werden muß.

7.2.4.3 Definierter Einsatzbereich

Entsprechend der Betriebsanleitung (12) kann das klassische Kreissystem 8 ISO (Dräger) sowohl halbgeschlossen als auch geschlossen genutzt werden. Gleiches gilt auch für die gekapselten Narkosesysteme der neueren Gerätegeneration. Die Narkoseführung mit geschlossenem oder nahezu geschlossenem System wird expressis verbis in den definierten Einsatzbereich der Narkosegeräte Cicero (Dräger), Elsa (Gambro-Engström) und Megamed 700 (Megamed) einbezogen (12, 17, 23). Einzig für das Narkosegerät AV 1, das sich in der klinischen Praxis bei der Durchführung von Minimal-Flow-Narkosen überaus bewährt hat, wird eine Ausnahme gemacht. Das Gesamtgerät wird, ohne definitive Einschränkung, „für den Betrieb im halbgeschlossenen System mit CO_2-Absorbern" zugelassen. Für die automatische Beatmung bei halbgeschlossenem System wird aber ein Frischgasflow größer als 1 l/min angegeben. Diese Einschränkung des Einsatzbereiches ist sachlich nicht gerechtfertigt, da, solange der als Gasreservoir genutzte Handbeatmungsbeutel gefüllt ist, die Beatmung von der Wahl des Frischgasflows nicht beeinflußt wird.

7.2.5 CO_2-Absorber

Der bei halbgeschlossener Nutzung von Rückatemsystemen heute übliche Gebrauch eines Doppelabsorbersystems von zwei hintereinandergeschalteten Absorbern mit jeweils einem Liter Füllungsvolumen (3) genügt den Anforderungen aller Niedrigflußverfahren. Bei Verwendung des als sehr effektiv beurteilten pelletierten Atemkalks (16, 26) ist eine ausreichende Absorptionskapazität gewährleistet. Diese wird von den Herstellern Dräger und ICI für 1 l Atemkalk mit mindestens 120 l CO_2 angegeben

(41). Wenn die gesamte Ausatemluft bei geschlossenem System über den Absorber geleitet wird, ergibt sich bei einem Atemminutenvolumen von 10 l/min und einer exspiratorischen CO_2-Konzentration von 4 Vol% rechnerisch und im Laborversuch eine Gebrauchdauer von etwa 5 Stunden für 1 l Atemkalk.

7.2.5.1 Nutzungsdauer

Übereinstimmend wird dementsprechend in den deutschsprachigen Lehrbüchern eine Nutzungsdauer von etwa 5 Stunden für die Atemkalkfüllung eines 1-l-Absorbers angegeben. Aus diesem Grunde wird an vielen Anästhesieabteilungen bei Gebrauch von Doppelabsorbern die Füllung des exspirationsventilnahen Absorbers nach jedem Arbeitstag verworfen und ein frisch befüllter Absorber neu in das System eingesetzt.

Die unter klinischer Belastung erzielten Nutzungsdauern sind aber erheblich länger (8). Sie liegen entsprechend einer Untersuchung an der eigenen Abteilung bei ausschließlicher Narkoseführung mit einem Frischgasflow von 4,4 l/min zwischen 40 und 60 Stunden. Wird aber, wann immer möglich, der Flow auf 0,5 l/min reduziert, so nimmt bei einem Niedrigflußzeitanteil von 70–80% an der Gesamtbelastung der Absorber die Nutzungsdauer auf 10 bis 15 Stunden ab (s. auch Kap. 6.2.2, S. 50). Dies ist dadurch zu erklären, daß in Abhängigkeit vom Frischgasflow und von der Frischgasausnutzung bei halbgeschlossenen Rückatemsystemen nur ein Teil der Ausatemluft über den Absorber zum Patienten zurückgeleitet wird (Abb. **7.6**). Darüber hinaus wird unter klinischen Bedingungen der Atemkalk nicht kontinuierlich, sondern intermittierend belastet. Während der Belastungspausen diffundiert das absorbierte CO_2 zum Kern der Atemkalkgranula, wobei die Außenschichten zum Hydroxid regeneriert werden und so wieder zur CO_2-Absorption zur Verfügung stehen (41). Ein weiterer Faktor, der die Absorptionskapazität gerade bei Durchführung von Niedrigflußnarkosen günstig beeinflußt, ist der Erhalt der Feuchte des Atemkalks.

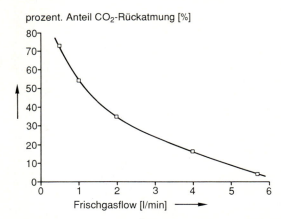

Abb. **7.6** Prozentualer Anteil des in der Ausatemluft enthaltenen Kohlendioxids, der in Abhängigkeit vom Flow nach Zumischung des Frischgases und Abstrom des Überschußgases definitiv zum Absorber gelangt. Messungen am Kreissystem 8 ISO (Dräger), Pat. R. S.: 72 kg, 182 cm, AMV 5,7 l/min

7.2.5.2 Implikationen für die Narkosepraxis

Die in der klinischen Praxis gemessene Nutzungsdauer von Absorbern, die mit pelletiertem Atemkalk befüllt sind, ist – in Abhängigkeit vom Frischgasflow – erheblich größer als in der Literatur angegeben. Das routinemäßige Verwerfen der Absorberfüllung, etwa nach jedem Arbeitstag, ist unter ökonomischem und ökologischem Aspekt abzulehnen. Bei kontinuierlicher Messung der in- und exspiratorischen CO_2-Konzentration kann mit Einzelabsorbern gearbeitet und die Absorptionskapazität der Absorber ohne Beeinträchtigung der Patientensicherheit voll genutzt werden. Steht jedoch keine CO_2-Messung zur Verfügung, so sollte weiterhin mit einem Doppelabsorbersystem gearbeitet, die Füllung des exspirationsseitigen Absorbers aber erst dann verworfen werden, wenn der inspirationsseitige, zweite Absorber einen Farbumschlag des Indikators im ersten Drittel aufweist (41). Da intensives UV-Licht jedoch den Indikator Ethylviolett desaktivieren kann, ist der die Erschöpfung des Atemkalks signalisierende Farbumschlag so unzuverlässig, daß man sich nicht alleine auf dieses Erschöpfungszeichen verlassen sollte (24). Es hat sich in der klinischen Praxis bewährt, zur zusätzlichen Kontrolle das Befüllungsdatum des Absorbers auf einem am Absorbergehäuse befestigten Pflasterstreifen zu vermerken.

7.2.6 Narkosebeatmung

Die maschinelle Beatmung während einer Narkose mit niedrigem Frischgasfluß oder geschlossenem System wirft weitere wesentliche apparative Probleme auf, die der umfassenden Darstellung bedürfen.

7.2.6.1 Narkosegeräte ohne Gasreservoir

Die Mehrzahl konventioneller Narkosegeräte ist mit einem exspiratorisch dosierenden Balgsystem zur Narkosebeatmung ausgerüstet (Abb. **7.7a** u. **b**). Der Faltenbalg (Sekundärsystem) befindet sich in einer druckfesten Kammer (Primärsystem). Überdruck im Primärsystem führt zu inspiratorischer Kompression des Faltenbalgs, so daß das durch den Rauminhalt des Balgs vorgegebene, in der Exspirationsphase asservierte Gasvolumen in das Narkosesystem ausgepreßt wird. Während der Exspiration des Patienten füllt sich der Faltenbalg mit einem Gemisch aus Frischgas und Ausatemluft. Die exspiratorische Entfaltung und Füllung des Sekundärsystems wird bei hängendem Faltenbalg durch ein am Boden des Balges befindliches Tellergewicht oder bei stehendem Faltenbalg durch einen Unterdruck im Primärsystem aktiv unterstützt (Pulmomat, Spiromat oder Ventilog, alle Drägerwerk). Wenn der Beatmungsbalg die voreingestellte Arretierung erreicht, ist der Füllungsvorgang abgeschlossen. Ausatemluft und Frischgas, die während der weiteren Dauer der Exspirationsphase noch in das System einströmen, fließen über das Überschußgasabströmventil ab (21).

7.2.6.1.1 Beatmungsdruck und -charakteristik bei Frischgasflowreduktion

Wird bei Einsatz solcher Geräte der Frischgasflow reduziert, so steht zur exspiratorischen Füllung des Faltenbalgs neben der Ausatemluft des Patienten additiv nur noch ein vergleichsweise geringes Frischgasvolumen zur Verfügung. Bis der Balg unter exspiratorischer Entfaltung die Arretierung erreicht, herrscht im

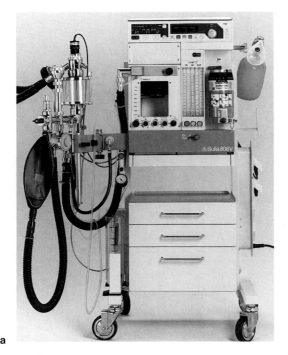

Abb. **7.7a** Konventionelles Narkosegerät SULLA 808 V (Drägerwerk, Lübeck). **b** Funktionsschema des Narkosegerätes SULLA 808 V

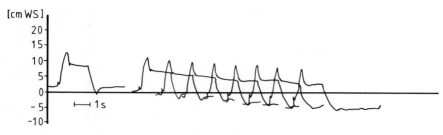

Abb. 7.8 Verhalten des Kreisteilbinnendruckes bei einem Frischgasflow von 0,5 l/min und definierter Leckage von 150 ml/min: Abnahme des inspiratorischen Spitzen- und Plateaudruckes und Übergang zur Wechseldruckbeatmung. Messungen am Spiromat 650 (Dräger) (aus Baum [4])

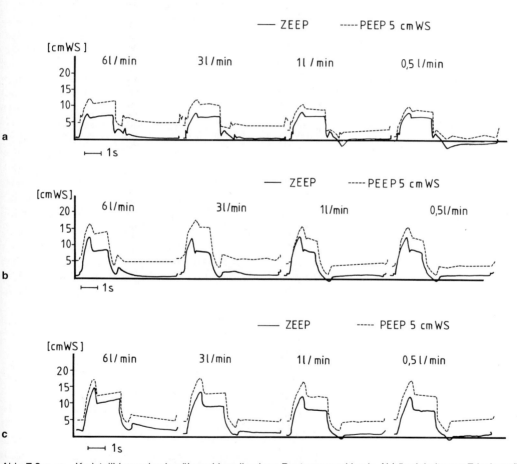

Abb. 7.9 a–c Kreisteilbinnendruck während jeweils eines Beatmungszyklus in Abhängigkeit vom Frischgasfluß (FGFl) bei maschineller Beatmung. a Pulmomat 19.1: Mit abnehmendem FGFl Übergang zur Wechseldruckbeatmung, ein angesteuerter positiv endexspiratorischer Druck kann nicht aufgebaut werden. b Spiromat 650: Mit abnehmendem FGFl Abnahme des inspiratorischen Spitzen- und Plateaudruckes, ein angesteuerter positiv endexspiratorischer Druck kann nicht in der eingestellten Höhe aufgebaut werden. c Ventilog: Mit abnehmendem FGFl nur geringfügige Abnahme des inspiratorischen Spitzen- und Plateaudruckes, der angesteuerte positiv endexspiratorische Druck wird in voller Höhe aufgebaut (aus Baum [4])

Atemsystem ein Unterdruck. Der auch bei hohem Frischgasfluß zu beobachtende initial-exspiratorische Unterdruck kann also bei unzureichendem Rückstrom der Ausatemluft, vor allem bei Patienten mit chronisch obstruktiver Atemwegserkrankung, durch die Flowreduktion akzentuiert werden (20). Ist aber während der Inspirationsphase der Gasverlust über Lekkagen und Uptake größer als das während der Exspiration in das System eingespeiste Frischgasvolumen, so reicht das vom Patienten zurückströmende Ausatemvolumen nicht zur vollständigen Füllung des Beatmungsbalgs aus. Es wird ein Übergang zur Wechseldruckbeatmung bei gleichzeitiger Verminderung der Beatmungsdrücke und des Beatmungsvolumens beobachtet (Abb. **7.8**). Diese Tendenz zur Veränderung der Beatmungscharakteristik bei Flowreduktion nimmt mit zunehmender Dichtigkeit der Narkosebeatmungsgeräte in der Rangfolge Pulmomat, Spiromat, Ventilog ab. Auch ein gewünschter positiv endexspiratorischer Druck kann bei diesen Geräten unter der Bedingung der Flowreduktion nur dann aufgebaut werden, wenn bei ausreichender Dichtigkeit ein gewisses Überschußgasvolumen im System erhalten bleibt (Abb. **7.9a−c**).

Der erhöhten Anforderung an die Dichtigkeit der Narkosebeatmungsgeräte kann durch das Ansteuern des PEEP-Ventils, wie von Spieß (34) vorgeschlagen, Rechnung getragen werden. Hierdurch wird der bei der Durchführung von Niedrigflußnarkosen unerwünschte exspiratorische Abstrom von Narkosegas über das sich bei 2 mbar öffnende Überschußgasabströmventil vermindert. Nur bei ausreichendem Gasvolumen vermögen diese Geräte wirklich einen positiv endexspiratorischen Druck aufzubauen, was gegebenenfalls ein Zurückregeln der PEEP-Ventilansteuerung, die ja nur der Erhöhung der Dichtigkeit der Beatmungsgeräte dienen soll, erforderlich macht.

7.2.6.1.2 Beatmungsvolumen bei Frischgasflowreduktion

Bei den konventionellen Narkosegeräten mit kontinuierlichem Einstrom des Frischgases in das Narkosesystem ist das Beatmungsvolumen vom Frischgasflow abhängig. Bei jedem Beatmungshub wird zusätzlich zu dem von der Maschine gelieferten Hubvolumen das während der Inspirationsphase in das System einströmende Frischgasvolumen dem Patienten zugeleitet. Dies sei am Beispiel des Narkosebeatmungsgerätes Ventilog (Dräger) verdeutlicht. Die am Gerät angebrachte Skalierung ist auf einen Frischgasflow von 4 l/min ausgelegt. Bei einem Beatmungsminutenvolumen von 7000 ml, einer Beatmungsfrequenz von 10 min^{-1} und einem Atemzeitverhältnis von I : E = 1 : 2 ergeben dann 567 ml geräteseitiges Hubvolumen zusammen mit dem inspiratorischen Frischgasvolumen von 133 ml das Beatmungsvolumen von 700 ml. Wird nun der Frischgasflow auf 0,5 l/min reduziert, so vermindert sich das während der Inspirationsphase in das System eingeleitete Volumen auf 17 ml, zusammen mit dem geräteseitigen Hubvolumen beträgt das Beatmungsvolumen nur noch 584 ml. Das Atemminutenvolumen nimmt somit bei einer Flowreduktion von 4,0 auf 0,5 l/min rein rechnerisch um 1160 ml ab (Abb. **7.10**). Auf dieses Phänomen wird sowohl in der Beilage „Möglichkeit zur Dosierung kleiner Frischgasmengen" zur Betriebsanleitung des Gerätes Sulla 808 als auch in mehreren entsprechenden Publikationen hingewiesen (2, 6, 9, 12).

Die Koppelung des Atemminutenvolumens mit dem Frischgasflow kann dadurch korrigiert werden, daß zum Zeitpunkt der Flowreduktion das am Gerät eingestellte Hubvolumen entsprechend erhöht wird.

7.2.6.2 Narkosegeräte mit Gasreservoir

7.2.6.2.1 *Beatmungsgeräte mit stehendem Beatmungsbalg*

Eine technische Alternative zu den Ventilatoren mit hängendem Beatmungsbalg sind Geräte vom Typ des Air-Shields-Ventilators (Abb. **7.11**). Dieses Gerät hat einen stehend in der Druckkammer angebrachten Beatmungsbalg sehr hoher Compliance, dessen exspiratorische Entfaltung ausschließlich durch den Einstrom von Frisch- und Ausatemgas bewirkt wird. Während der Inspirationsphase strömt entsprechend der gewählten Beatmungspara-

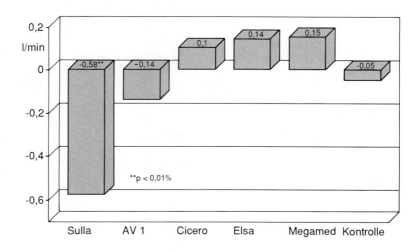

Abb. **7.10** Veränderung des Atemminutenvolumens bei Frischgasflowreduktion: Mittelwerte der Differenz der unmittelbar vor und 15 Min. nach Reduktion des Frischgasflows von 4,4 auf 0,5 l/min gemessenen Atemminutenvolumina; Kontrollgruppe: Differenz der nach 15 und 30 Min. gemessenen Werte bei Beibehalt eines unveränderten hohen Frischgasflows von 4,4 l/min. Nur beim Einsatz des konventionellen Narkosegerätes (Sulla 800 V, Dräger) nimmt das AMV bei Flowreduktion signifikant ab

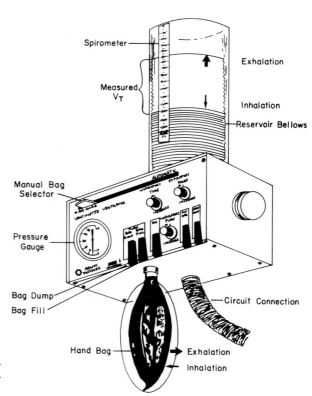

Abb. **7.11** Air-Shields-Ventilator mit stehendem Beatmungsbalg, der gleichzeitig als Narkosegasreservoir dient (aus Lowe [22])

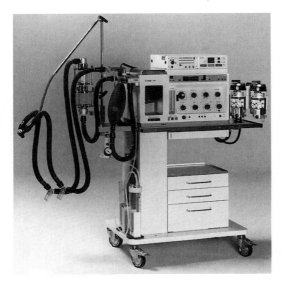

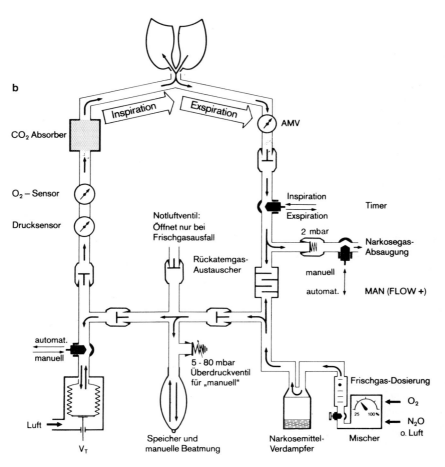

Abb. **7.12a** Narkosegerät AV 1 (Drägerwerke, Lübeck). **b** Funktionsschema des Narkosegerätes AV 1 (Dräger). Konstruktive Besonderheit: Diskontinuierlicher Einstrom des Frischgases in das System. Während der Inspiration wird das Frischgas im Handbeatmungsbeutel, der auch als Narkosegasreservoir dient, zwischengespeichert und erst in der Exspirationsphase in das System eingespeist

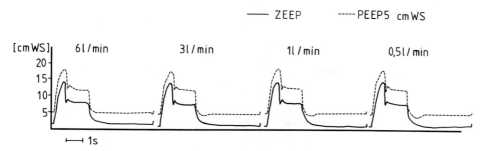

Abb. 7.13   AV 1. Kreisteilbinnendruck während jeweils eines Beatmungszyklus in Abhängigkeit vom Frischgasflow unter maschineller Beatmung. Der Beatmungsdruck bleibt völlig unverändert, ein angesteuerter positiv endexspiratorischer Druck wird unabhängig vom Flow aufgebaut (aus Baum [4])

meter Antriebsgas in die Druckkammer und komprimiert den Beatmungsbalg. Dieser wird jedoch bei adäquater Füllung nicht völlig zusammengedrückt, sondern pendelt im Ablauf der Beatmungszyklen um eine Füllungsmittellage. Durch mehr oder minder starke inspiratorische Entleerung dieses Gasreservoirs werden Imbalancen zwischen dem Frischgaseinstrom und Volumenverlusten über einen gewissen Zeitraum, in welchem situationsgerechte Korrekturen vorgenommen werden können, kompensiert (22). Das Beatmungsvolumen ist an der Bewegungsamplitude des Beatmungsbalgs abzulesen. Bei kontinuierlichem Einstrom des Frischgases in das Atemsystem ergibt sich unverändert die vorab beschriebene Abhängigkeit des Beatmungs- vom Frischgasvolumen (2). Der Air-Shields-Ventilator selbst hat keine Bauartzulassung gemäß MedGV, der Ohmeda 7800 Ventilator (Ohmeda) und die Ventilatoren am Narkosegerät Cirrus (Hoyer) oder am Servo Anesthesia System (Siemens-Elema) entsprechen aber diesem Gerätetyp.

7.2.6.2.2 Narkosegeräte mit Gasreservoir und diskontinuierlicher Frischgaszufuhr

Mit dem alternativen technischen Konzept der Narkosegeräte AV 1, Cicero (Dräger) und Megamed 700 (Megamed) wird eine Entkopplung des Beatmungs- vom Frischgasvolumen erreicht. Es handelt sich bei allen drei Geräten um exspiratorisch dosierende Narkosebeatmungsgeräte: AV 1 und Megamed 700 arbeiten mit einem konventionellen System mit hängendem Beatmungsbalg, bei Cicero ist der Ventilator eine Kolbenpumpe mit „Rolling-Seal"-Dichtung. Das Frischgas wird während der Inspirationsphase in einem Narkosegasreservoir – dem Handbeatmungsbeutel – zwischengespeichert und – diskontinuierlich – nur in der Exspirationsphase in das System eingeleitet (Abb. **7.12b**). Während der Exspirationsphase wird das Ventilatorvolumen aus diesem Gasreservoir und der ins System einströmenden Ausatemluft gefüllt. Solange das Reservoir selbst ausreichend gefüllt ist, bleibt das Beatmungsvolumen (Abb. **7.10**) und das Beatmungsmuster (Abb. **7.13**) von der Wahl des Frischgasflusses unbeeinflußt. Ein angesteuerter positiv-endexspiratorischer Druck wird auch bei niedrigstem Frischgasflow zuverlässig aufgebaut und aufrechterhalten. Wenn aber der Handbeatmungsbeutel während der Exspirationsphase völlig kollabiert, dann wird das Beatmungssystem nicht mehr ausreichend gefüllt und Beatmungsvolumen und -druck nehmen ab. Bei korrekt eingestelltem Grenzwert der kontinuierlichen Überwachung des Atemminutenvolumens wird diese Störung ohne wesentliche zeitliche Verzögerung gemeldet. Am Narkosegerät Cicero wird ein Frischgasmangel unmittelbar bei dessen Auftreten mit der Störungsmeldung „Frischgasmangel" angezeigt.

7.2.6.2.3 Gerätespezifische Besonderheiten

Folgende spezielle Besonderheiten fielen beim klinischen Einsatz der Geräte auf:

74 Technische Voraussetzungen für die Narkoseführung

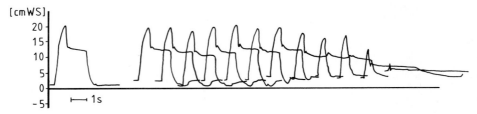

Abb. 7.14 AV 1. Verhalten des Kreisteilbinnendruckes bei einem Frischgasflow von 0,5 l/min und definierter Leckage von 150 ml/min: Abnahme des inspiratorischen Spitzen- und Plateaudruckes bei gleichzeitigem Anstieg des endexspiratorischen Druckes (aus Baum [4])

AV 1 (Abb. **7.12a** u. **b**). Bei einer Leckage von 150 ml/min – simuliert durch kontinuierliches Absaugen dieses Gasvolumens aus dem System – baut sich trotz des konsekutiven Gasvolumenmangels ein Überdruck im System auf (Abb. **7.14**). Da der Balg des Beatmungsgerätes exspiratorisch durch das an ihm befestigte Tellergewicht entfaltet wird, müßte bei Volumenmangel jedoch so lange ein exspiratorischer Unterdruck herrschen, bis der Balg die Arretierung erreicht hat. Durch den Sog des sich entfaltenden Balges wird aber konstruktionsbedingt am Exspirationsventil eine schließende Kraft wirksam, die das Patientensystem gegen das Beatmungssystem abschließt und den Aufbau eines positiv endexspiratorischen Drucks im Patientensystem bewirkt. Aus der unzureichenden Füllung des Beatmungsbalgs resultiert eine Verminderung des Atemhubvolumens mit entsprechendem Abfall des Beatmungsspitzendrucks. Mit gewisser zeitlicher Verzögerung tritt dann aber auch bei diesem Gerät ein Übergang zur Wechseldruckbeatmung auf.

Cicero (Abb. **7.15a** u. **b**). Das Narkosegerät Cicero zeichnet sich durch sehr hohe Dichtigkeit aus, die mittels automatisch ablaufender Selbsttestsequenzen nach dem Einschalten des Gerätes überprüft wird. Der Ventilator ermöglicht die Beatmung auch mit kleinsten Atemhubvolumina bis 20 ml. Die Frischgasausnutzung ist durch die zeitliche Taktung des Ventilspiels in der Exspirationsphase optimiert. Zu Beginn des Rücklaufes des Ventilatorkolbens wird zuerst das Ventil zum Frischgasreservoir geöffnet. So enthält die Gasfüllung des Ventilators einen größtmöglichen Anteil an Frischgas, wohingegen bei Öffnung des Überschußgasabströmventils vorzüglich Ausatemluft als Überschußgas abströmt. Die Dichtigkeit des Systems wird dadurch gesteigert, daß das Überschußgasabströmventil sich nicht – wie bei kon-

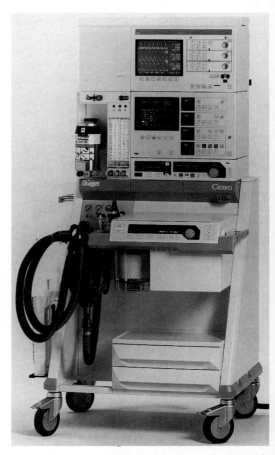

Abb. **7.15a** Narkosearbeitsplatz Cicero (Drägerwerk, Lübeck).

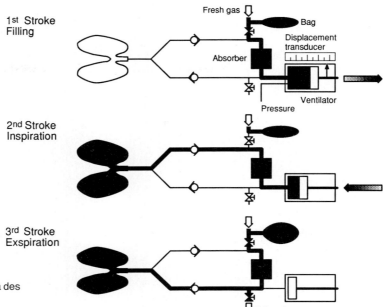

Abb. 7.15b Funktionsschema des Narkosegerätes Cicero

ventionellen Systemen – passiv öffnet, sondern die Öffnung dieses Ventils bei einem endexspiratorischen Systembinnendruck von mehr als 1 mbar durch aktive Ansteuerung des Ventils freigegeben wird. Das Überschußgasabströmventil wird wieder geschlossen, wenn der Druck unter 0,5 mbar absinkt. So ist gewährleistet, daß Überschußgas nur bei adäquater Füllung des gasführenden Systems aus diesem abströmen kann und der Öffnungsgrad des Systems sich automatisch dem Frischgasflow anpaßt. Frischgasmangel führt nicht zu Unterdruck im Atemsystem, da der Rücklauf des Ventilatorkolbens bei gleichzeitiger Meldung der Störung unterbrochen wird.

Megamed 700 (Abb. **7.16a–c**). Beim Narkosegerät Megamed wird das Überschußgas während der Exspirationsphase nicht über ein sich automatisch öffnendes Ventil aus dem Atemsystem abgeleitet. Die Öffnung des „Überschußventils" muß bei diesem Gerät manuell dem gewählten Frischgasflow angepaßt und so eingestellt werden, daß ein mittlerer Füllungsstand des Reservoirbeutels gewährleistet ist. Wenn das Ventil zu weit geöffnet ist, kollabiert der Reservoirbeutel, der Balg des Beatmungsgerätes wird nicht mehr ausreichend gefüllt und das Atemhubvolumen nimmt ab. Ist das Überschußventil aber zu weit geschlossen, so füllt sich der Reservoirbeutel prall und im Atemsystem baut sich ein Überdruck auf. Vor allem beim Wechsel des Frischgasflows muß der korrekten manuellen Einstellung dieses Ventils erhöhte Aufmerksamkeit gewidmet werden. Die korrekte Einstellung des Sicherheitsventils auf einen Wert 10 mbar über dem Spitzendruck (23) bewahrt vor einem akzidentellen Barotrauma. Am Atemsystem Typ 048NR kann zwischen einem Rückatmungs- und einem Nichtrückatmungsmodus umgeschaltet werden. Wird der Nichtrückatmungsmodus gewählt, so strömt die gesamte Ausatemluft aus dem System ab. Das Frischgasvolumen muß dann zumindest dem Atemminutenvolumen entsprechen. Unter diesem Funktionsmodus laufen Konzentrationsänderungen im Atemsystem in kürzester Zeit ab, was die An- und Abflutungsprozesse erheblich beschleunigt.

Servo Anesthesia System (Abb. **7.17a u. b**). Der mit dem Servoanästhesiekreissystem 985 ausgerüstete Servoventilator C/D (Siemens-Elema) muß den Geräten mit Gasreservoir und

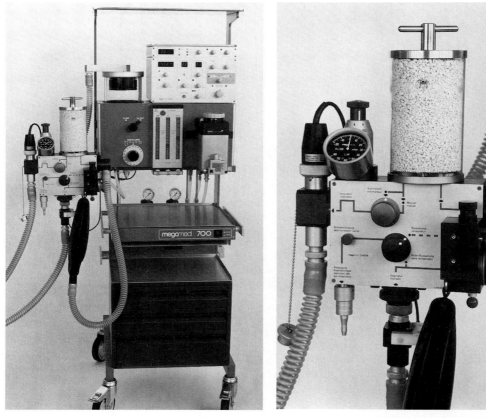

Abb. **7.16 a** Narkosegerät Megamed 700 (Megamed, Cham, Schweiz). **b** Gekapseltes Atemsystem des Narkosegerätes Megamed 700. Konstruktive Besonderheit: das manuell zu bedienende Überlaufventil.

diskontinuierlicher Frischgaseinleitung in das System zugeordnet werden. Das Frischgas wird von einem Mischer bereitet und nach Passage des Siemens-Verdampfers, der nach technischem Konzept ein Düsenvergaser ist (28), in definierten Quanta nur während der Inspirationsphase in das System eingespeist und der nach CO_2-Absorption rezirkulierenden Ausatemluft zugemischt. Das Beatmungsgerät mit stehendem Beatmungsbalg entspricht im Typ dem Air-Shields-Ventilator, der Faltenbalg dient auch hier als Gasreservoir. Der Flowwandler für die Messung des Ausatemvolumens war überaus störanfällig, was auf häufig zu beobachtender Verschmutzung des Sensors beruhte. Diese Verschmutzung trat besonders akzentuiert auf, wenn durch wiederholte Betätigung der „Gaswechseltaste" Leckageverluste auszugleichen waren.

7.2.6.2.4 Der Bag-in-bottle-Ventilator

Das Narkosegerät Elsa (Gambro-Engström) arbeitet mit einem Bag-in-bottle-Ventilator (Abb. **7.18a** u. **b**). Der in eine Druckkammer eingesetzte, 4 l fassende Reservoirbeutel wird während der Exspirationsphase mit Frischgas und Ausatemluft gefüllt. In der Inspirationsphase strömt entsprechend den eingestellten Beatmungsparametern Antriebsgas in die Druckkammer, wodurch der Reservoirbeutel

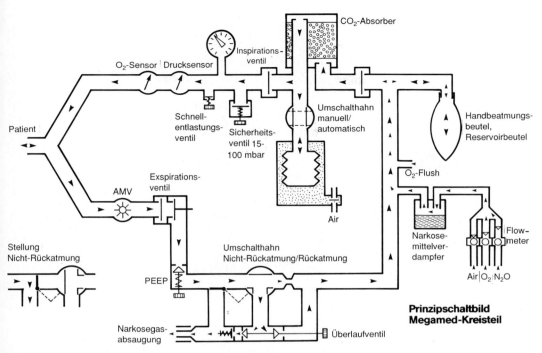

Abb. **7.16c** Funktionsschema des Narkosegerätes Megamed 700. Der Handbeatmungsbeutel dient als Narkosegasreservoir, die Frischgaszufuhr in das System erfolgt diskontinuierlich nur in der Exspirationsphase. Konstruktive Besonderheit des Atemsystems: Umschaltung von Rückatem- auf Nicht- Rückatemmodus möglich

komprimiert und ein Teil seines Gasvolumens dem Patienten zugeleitet wird. Obwohl bei diesem Gerät das Frischgas kontinuierlich in das System einströmt, wird das Beatmungsvolumen dennoch nicht von der Wahl des Frischgasflows beeinflußt. Der Inspirationsflow wird elektronisch gemessen und die Inspirationsphase bei Erreichen des eingestellten Beatmungshubvolumens beendet. Der Zeittakt der Ventilatorsteuerung verändert sich somit in Abhängigkeit vom gewählten Frischgasflow. Durch mehr oder minder starke Entleerung des Reservoirbeutels werden etwaige Imbalancen zwischen dem Frischgasvolumen und dem Gasverlust über Uptake und Leckagen kompensiert. Wenn dieses Gasreservoir nicht ausreichend gefüllt ist, nimmt das Beatmungsvolumen ab. Auch bei diesem Gerät löst ein etwaiger Frischgasmangel eine entsprechende Meldung „Reservoirbeutel leer" am Alarmdisplay aus.

7.2.7 Gerätevolumina

Das Volumen des gesamten gasführenden Systems bestimmt bei konstantem Uptake und Frischgasflow die Zeitkonstante (s. auch Kap. 5.2.3, S. 44). Es wird aus der Summe von apparativem Gasvolumen und funktioneller Residualkapazität errechnet. Bei großem geräteseitigen Gasvolumen ist die Zeitkonstante groß, bei kleinem Gerätevolumen klein.

In der Tabelle **7.1** werden die Volumina der neueren Gerätegeneration zusammengestellt. Bei dieser Aufstellung wird von folgenden Voraussetzungen ausgegangen: Das Patientensystem besteht aus zwei 1 m langen Faltenschläuchen, es wird jeweils nur ein Absorber in das Atemsystem eingesetzt und die Narkosegasreservoirs – der 4 l fassende Reservoirbeutel des Gerätes Elsa und der 2,3 l fassende Handbeatmungsbeutel der Geräte AV 1, Cicero und Megamed – sind nur zu etwa 75% gefüllt. Unter

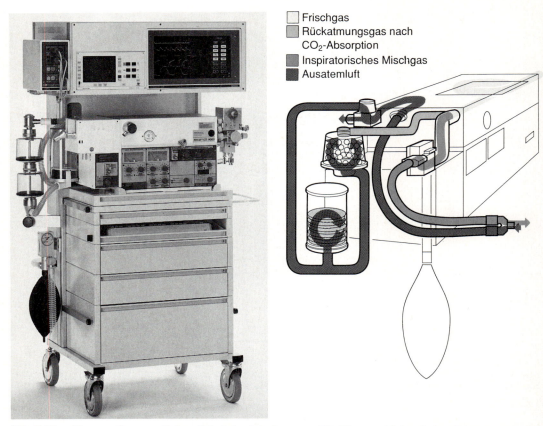

Abb. **7.17a** Siemens-Servoventilator mit Anästhesiekreissystem 985 (Siemens-Elema, Solna, Schweden).
b Funktionsschema des Siemens Servoventilators mit Anästhesiekreissystem 985. Konstruktive Besonderheiten: inspiratorisch dosierendes Behältersystem, Narkosebeatmungsgerät mit stehendem Beatmungsbalg

Tabelle **7.1** Gerätevolumina

	AV 1	Cicero	Elsa	Megamed	Sulla
Patientenschlauchsystem	0,9	0,9	0,9	0,9	0,9
Narkosesystem	1,2	0,6	0,4	0,5	0,6
Absorber	1,0	2,0	1,0	1,0	1,0
Narkosegasreservoir	1,5	1,5	3,0	1,5	–
Schlauchverbindungen	0,8	0,5	0,4	0,4	0,5
Beatmungsvolumen	0,7	0,7	–	0,7	0,7
Gesamtvolumen:	6,1	6,2	5,7	5,0	3,7

diesen Voraussetzungen muß das apparative Gasvolumen im Mittel mit 5,3 l angenommen werden. Zusammen mit einer funktionellen Residualkapazität von 2,5 l errechnet sich ein Volumen des gesamten gasführenden Systems von 7,5 l.
Bei einem Erwachsenen von 75 kg kann 30 Minuten nach Narkosebeginn ein Uptake von etwa 0,4 l/min angenommen werden. Dann beträgt die Zeitkonstante bei einem Frischgasflow von 4,4 l/min 1,9 Minuten, bei einem Flow von 0,5 l/min 75 Minuten. Die Gerätevolumina der Narkosegeräte neuerer Generation sind, auch bei kleinster Dimensionierung der gekapselten Narkosesysteme, so groß, daß die Zeitkonstante bei einer Flowreduktion von 4,4 auf 0,5 l/min etwa um den Faktor 40 zunimmt.

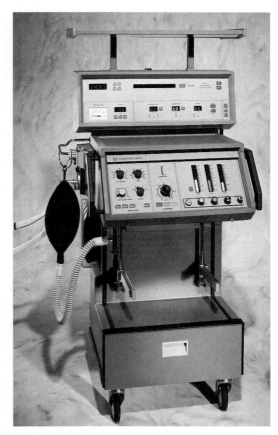

Abb. **7.18 a** Narkosegerät Elsa (Gambro-Engström, Bromma, Schweden). **b** Funktionsschema des Narkosegerätes Elsa. Konstruktive Besonderheiten: elektronisches, volumetrisches Dosiersystem für volatile Anästhetika, Bag-in-bottle-Ventilator

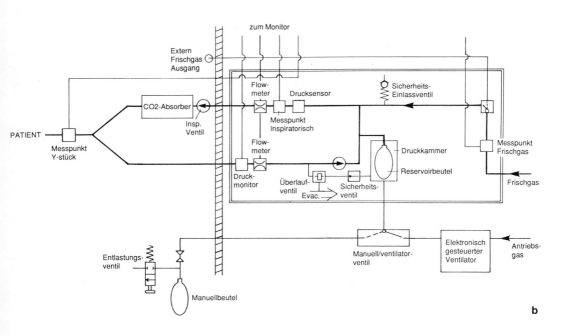

7.3 Narkosegeräte mit geschlossenem Atemsystem

Definitionsgemäß wird bei der Narkoseführung mit geschlossenem System nur das Frischgasvolumen in das System eingespeist, das den durch Uptake und Leckagen bedingten Verlust an Volumen ersetzt. Ein grundlegendes Problem dieses Verfahrens ist die kontinuierliche Anpassung der Frischgaszusammensetzung und des Frischgasvolumens an den sich im Zeitablauf der Narkose verändernden Uptake (s. Kap. 4.3, S. 31 f.). Da auch bei sehr gewissenhafter und häufiger Korrektur der Einstellung der Gasdosiereinrichtung eine exakte Anpassung an den jeweiligen Uptake unmöglich ist, kann dieses Verfahren mit Narkosegeräten ohne Gasreservoir nicht durchgeführt werden. Wenn das Frischgasvolumen niedriger als der jeweilige Gasverlust ist, kommt es zu unmittelbarer Veränderung der Beatmungsparameter.

Bei Narkosegeräten mit Gasreservoir können etwaige Imbalancen zwischen dem eingestellten Frischgasvolumen und den Gasverlusten durch die Veränderung der Reservoirfüllung zwar kompensiert werden, eine kontinuierliche manuelle Korrektur der Einstellungen am Narkosegerät ist aber in der Klinikroutine nicht praktikabel.

Die Alternative zur konventionellen Gasdosierung ist die Kontrolle der Substitution des verbrauchten Gasvolumens über eine elektronische Feedbackregelung (31, 33, 39, 40). Obwohl die Konzepte für solche Narkosegeräte schon sehr ausgereift und Prototypen dieser Geräte bereits im klinischen Einsatz sind (40), wird bislang erst ein Narkosegerät dieser Art angeboten.

7.3.1 Das Narkosegerät PhysioFlex

Das Narkosegerät PhysioFlex (Physio Medical Sytsems BV, Hoofddorp, Niederlande) wurde von einer Arbeitsgruppe der Universität Rotterdam unter der Leitung von W. Erdmann entwickelt (Abb. **7.19a** u. **b**).

Es handelt sich um ein völlig neues technisches Konzept: Der Ventilator besteht aus vier parallel geschalteten Membrankammern von jeweils 625 ml Fassungsvolumen. Je nach Wahl des Beatmungsvolumens werden eine oder mehrere Kammern gleichzeitig in das System eingeschaltet. Das Atemsystem hat keine Ventile. Das Narkosegas zirkuliert, von einem Gebläse angetrieben, kontinuierlich mit einem Flow von 70 l/min im System. Wird Druckluft in die Primärseite der aktivierten Membrankammern eingeleitet, so werden die Membrane auf die Sekundärseite der Kammer gedrückt, was zu einer Drucksteigerung im System und zur Beatmung des Patienten führt. Die Bewegung der metallenen Membranen wird kapazitiv gemessen und so das Beatmungsvolumen kontrolliert. Kontinuierlich wird die Konzentration von Sauerstoff paramagnetisch, die des Inhalationsanästhetikums, des Lachgases und des Kohlendioxids mittels Infrarotabsorption gemessen. Sauerstoff und Lachgas werden über elektronisch gesteuerte Dosiersysteme in das System eingespeist, Sauerstoff in solcher Menge, daß die vorgegebene Sauerstoffkonzentration konstant gehalten wird. Lachgas wird in der Menge in das System eingeleitet, daß das Volumen im Atemsystem konstant bleibt, was am kapazitiv gemessenen exspiratorischen Füllungszustand der Membrankammern kontrolliert wird. Das gewählte Inhalationsanästhetikum wird in flüssiger Form mittels einer von einem Steppermotor angetriebenen Spritze in solcher Menge in das System injiziert, daß eine angestrebte exspiratorische Konzentration rasch erreicht und konstant gehalten wird. Durch die kontinuierliche Zirkulation des Narkosegases im System wird das Anästhetikum in kurzer Zeit verdampft und die Gaskonzentration im gesamten System schnell homogenisiert. Eine rasche Verminderung der Anästhetikakonzentration wird durch Einschalten eines Aktivkohlefilters (Abb. **7.19b**: v. A. Ads.) erreicht. Wenn die Fremdgaskonzentration im System einen Wert von 10 Vol% übersteigt, wird am Bildschirm eine 2 Minuten dauernde Spülphase mit hohem Frischgasflow angefordert.

Narkosegeräte mit geschlossenem Atemsystem 81

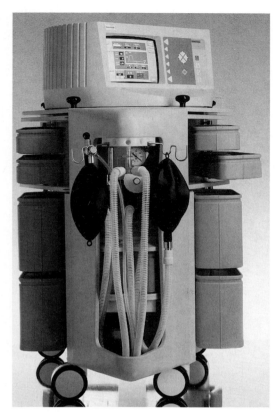

Abb. **7.19 a** Narkosegerät PhysioFlex (Physio, Hofdoorpp, Niederlande). **b** Funktionsschema des Narkosegerätes PhysioFlex. Narkosegerät mit geschlossenem System und elektronischer Closed-loop-feedback-Steuerung der Narkosegasdosierung

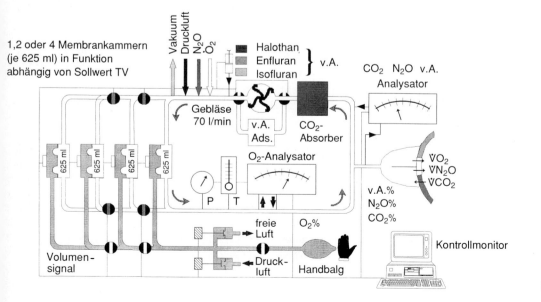

Durch die zitierten technischen Details ist die Zeitkonstante dieses Systems minimal. Alle Daten und Meßwerte, einschließlich der in das System eingespeisten Gasvolumina, werden auf einem Bildschirm dargestellt und können mittels eines Kommunikationsprogramms über die serielle Schnittstelle von einem Personalcomputer abgerufen und weiterverarbeitet werden. Rolly konnte an Hand massenspektrometrischer Untersuchungen bei klinischem Einsatz dieses Narkosegerätes zeigen, daß vorgegebene Narkosegaszusammensetzungen durch die elektronisch gesteuerte Dosierung mit geschlossenem Regelkreis zuverlässig erreicht und aufrechterhalten werden (36). Das Gerät hat 1992 die Bauartzulassung gemäß MedGV erhalten.

7.4 Implikationen für die Narkosepraxis

7.4.1 Die Narkose mit geschlossenem System

Die quantitative Narkose mit geschlossenem System bedarf der elektronisch gesteuerten Gas- und Anästhetikadosierung mittels Closed-loop-feedback-Regelung. Dieses Dosierungsprinzip wird bislang nur am Narkosegerät PhysioFlex (Physio, Hoofddorp) realisiert. Nichtquantitative Narkosen mit geschlossenem System lassen sich mit allen Geräten durchführen, die folgenden Anforderungen genügen: Die Atemsysteme müssen hinreichend dicht sein, die Dosierungssysteme die Einstellung auch niedrigster Gasflüsse zulassen, die Verdampfer auch im Niedrigflußbereich hinreichend genau arbeiten und das geräteseitige Monitoring eine umfassende Überwachung der Narkosegaszusammensetzung gewährleisten. Etwaige kurzfristige Imbalancen zwischen dem Frischgas- und dem über Uptake und Leckagen verlorenen Gasvolumen können nur dann ausgeglichen werden, wenn das System des weiteren mit einem Gasreservoir ausgestattet ist. Diesen Forderungen genügen die Narkosegeräte Cicero (Dräger, Lübeck) und Megamed 700 (Megamed, Cham).

7.4.2 Die Minimal-Flow-Narkose

Bei Durchführung der Minimal-Flow-Narkose wird trotz weitestgehender Verminderung des Frischgasflows auf ein gewisses Überschußgasvolumen und die Einstellung standardisierter Frischgaszusammensetzungen nicht verzichtet. Dieses Verfahren ist im klinischen Routinebetrieb problemlos durchzuführen, wenn die Geräte folgenden Ansprüchen genügen: Sauerstoff und Lachgas müssen, bei einem Gasfluß von 100 ml/min beginnend, in Schritten von 50 ml, das Frischgasgemisch mit einem Flow von mindestens 500 ml/min einstellbar sein, die Verdampfer bei einem Flow von 500 ml/min exakt arbeiten und die Atemsysteme wiederum hinreichend dicht sein. Die Durchführung auch dieses Niedrigflußverfahrens wird durch das Vorhandensein eines Gasreservoirs und durch eine diskontinuierliche Frischgaszufuhr wesentlich erleichtert, weil Volumenimbalancen ausgeglichen und die Beatmung vom Frischgasflow entkoppelt wird. Den genannten Anforderungen genügen die bereits genannten Geräte Cicero und Megamed sowie die Geräte AV 1 (Dräger, Lübeck) und Elsa (Gambro-Engström, Bromma), die sich in der klinischen Realisierung dieses Verfahrens überaus bewährt haben. Die Einschränkung des Einsatzbereiches des AV-1-Ventilators auf einen Flow von 1 l/min durch den Hersteller ist gerade bei diesem Gerät sachlich nicht begründet. Auch der Siemens-Servoventilator mit Rückatemsystem (Siemens-Elma, Solna) entspricht in seinem technischen Design diesen Forderungen.

Bei guter Gerätepflege kann das Verfahren aber auch mit den konventionellen Narkosegeräten Sulla 800 und 808 V (Dräger, Lübeck) durchgeführt werden. Die Koppelung der Beatmung mit dem Frischgasflow durch den kontinuierlichen Einstrom von Frischgas in das System und das Fehlen eines Gasreservoirs erfordern aber erhöhte Aufmerksamkeit sowie ein ausreichendes Verständnis der grundlegenden Uptakemechanismen und der apparativen Funktion. Die erhöhten Anforderungen an die Dichtigkeit sind auch bei diesen Geräten in der Praxis zu erfüllen.

Die Minimal-Flow-Anästhesie ist das Niedrigflußverfahren, das bei weitestgehender Flowreduktion mit den Narkosegeräten der neueren Generation auch im klinischen Routinebetrieb gut praktikabel ist. Die folgenden Ausführungen zur Praxis der Niedrigflußverfahren werden deshalb vorrangig diesem Verfahren gewidmet sein.

7.4.3 Die Low-Flow-Narkose

Die Low-Flow-Anästhesie, ein Niedrigflußverfahren, bei dem ebenfalls mit halbgeschlossenem System, aber mit einem größeren Überschußgasvolumen gearbeitet wird, sollte bei guter Gerätepflege auch mit älteren Narkosegeräten konventionellen Aufbaus zu realisieren sein. Dieser Frischgasflow entspricht für die Mehrzahl der Geräte dem von den Herstellern angegebenen Einsatzbereich. Den Anforderungen an die Dichtigkeit genügen die definierten Toleranzen bei der technischen Inspektion. Die mit der geltenden DIN 13252 verbindlich vorgeschriebene sicherheitstechnische Ausstattung der Inhalationsnarkosegeräte, einschließlich der Überwachungsgeräte für die inspiratorische Sauerstoffkonzentration, den Beatmungsdruck und das -volumen, entspricht den Minimalanforderungen an das zur Gewährleistung der Patientensicherheit erforderliche Monitoring bei Durchführung von Narkosen mit reduziertem Frischgasvolumen.

Literatur

1 Amt für Arbeitsschutz: Merkblatt für den Umgang mit Narkosegasen. Hamburg, August 1990 (S. 8)
2 Aldrete, J. A., A. J. Adolph, L. M. Hanna, H. A. Farag, M. Ghaemmaghami: Fresh gas flow rate and I : E ration affect tidal volume in anaesthesia ventilators. In van Ackern, K., H. Frankenberger, E. Konecny, K. Steinbereithner: Quantitative Anaesthesia. Anaesthesiology and Intensive Care Medicine, Vol. 204. Springer, Berlin 1989 (pp. 72–80)
3 Barth, J., M. Meyer: CO_2-Absorption. In: Moderne Narkose. Fischer, Stuttgart 1965 (S. 194–209)
4 Baum, J., U. Schneider: Die Brauchbarkeit verschiedener Narkosebeatmungsgeräte für die Minimal-flow-Anästhesie. Anästhesiologie und Intensivmedizin 24 (1983) 263–269
5 Baum, J.: Technische Voraussetzungen für die Narkoseführung mit reduziertem Frischgasfluß. In Lawin, P., H. van Aken, U. Schneider: Alternative Methoden der Anästhesie. INA Bd. 50. Thieme, Stuttgart 1985 (S. 43–48)
6 Baum, J., G. Sachs: Frischgasflow und Narkosebeatmung – Technische Voraussetzungen für die adäquate Nutzung von Rückatemsystemen. Anästhesie, Intensivtherapie, Notfallmedizin 25 (1990) 72–78
7 Baum, J.: Clinical applications of low flow and closed circuit anaesthesia. Acta anaesthesiol. belg. 41 (1990) 239–247
8 Baum, J., J. Enzenauer, Th. Krausse: Die Absorptionskapazität des Atemkalks – immer noch ein Thema? Abstrakt vom Zentraleuropäischen Anästhesiekongreß 1991, Interlaken
9 Bund, M., E. Kirchner: Respiratorbedingte Veränderungen der Beatmungsparameter bei Reduktion des Frischgasflusses. Anästhesiologie und Intensivmedizin 32 (1991) 179–183
10 Bundesgesetzblatt: Verordnung über die Sicherheit medizinisch-technischer Geräte (Medizingeräteverordnung – MedGV), Nr. 2. Tag der Ausgabe: Bonn, 19. Januar 1985 (S. 93–99)
11 Deutsches Institut für Normung: Deutsche Norm Inhalationsnarkosegeräte. DIN 13252. Beuth, Berlin 1984
12 Drägerwerk AG: Betriebsanleitungen.
 – Anästhesie-Ventilator AV 1. GA 5162, Mai 1989.
 – Cicero, Integrierter Narkosearbeitsplatz. GA 5131.001, Juli 1991.
 – Kreissystem 8 ISO. GA 5371, September 1989.
 – Ergänzung „Geschlossenes System" zur Gebrauchsanweisung 5371 Kreissystem 8 ISO, Oktober 1989.
 – Narkosemittelverdampfer Vapor 19. GA 5327.0, Januar 1983.
 – Narkosemittelverdampfer Vapor 19.n GA 5327.0, April 1986.
 – Narkosemittelverdampfer Vapor 19.n. GA 5327.0, März 1991.
 – Narkosespiromat 650. GA 5161, Oktober 1972.
 – Narkosespiromat 656. GA 5161.1, Juni 1985.
 – Pulmomat 19 (19.1, 19.3). GA 5323, Juni 1977
 – Sulla 808 M/V/MV, Inhalationsnarkosegerät. GA 5191, 3, Oktober 1989.
 – Möglichkeit zur Dosierung kleiner Frischgasmengen. Beilage zu den Gebrauchsanweisungen Sulla 808 V (GA 5191.3) und Sulla 808 V-D (GA 5191.31), Mai 1988.
 – Ventilog und Ventilog 2, Narkosebeatmungsgeräte. GA 5324.0, März 1990.
 Drägerwerk AG, Lübeck.
13 Droh, R.: Practical application of the closed-circuit system. In Droh, R., R. Spintge: Closed-Circuit System and Other Innovations in Anaesthesia. Springer, Berlin 1986 (S. 8–12)
14 Frankenberger, H., P. Seidel, J. Eichler: Optimierung eines Narkosemittelverdunsters für die Inhalationsnarkose. Jahrestagung der DGAW, Lübeck-Travemünde, 7.–8. Oktober 1976. Drägerwerk AG, Lübeck 1976
15 Frankenberger, H., C. F. Wallroth: Technische Konzeptionen für ein geschlossenes Narkosesystem. In: Geschlossenes System für Inhalationsnarkosen. Intern. Symposium, Düsseldorf, 7.–8. 5. 1982
16 Gootjes, P., E. Lagerweij: Quality comparison of different CO_2 absorbents. Anaesthesist 30 (1981) 261–264
17 Gambro Engström AB: Engström Elsa, Bedienungsanleitung, Ausgabe Mai 1988. Gambro Engström, Bromma.
18 Gilly, H.: Zur Brauchbarkeit herkömmlicher Verdampfer bei Minimal flow. In Jantzen, J.-P. A. H., P. P. Kleemann: Narkosebeatmung: Low flow, Minimal flow, Geschlossenes System. Schattauer, Stuttgart 1989 (S. 67–76)

19 Götz, H., A. Obermayer: Wie zuverlässig ist die Narkosegasmessung bei niedrigem Frischgasflow? In Jantzen, J.-P. A. H., P. P. Kleemann: Narkosebeatmung: Low flow, Minimal flow, Geschlossenes System. Schattauer, Stuttgart 1989 (S. 77–87)
20 Klement, W., K. Stühmeier: Gefahren bei Beatmungsgeräten ohne Reservoir schon bei mittlerem Frischgasflow? Anaesthesist 38, Suppl. 1 (1989) 126
21 Lotz, P., E. Siegel, D. Spilker: Grundbegriffe der Beatmung. Giebeler, Darmstadt 1984
22 Lowe, H. J., E. A. Ernst: The Quantitative Practice of Anaesthesia. Williams & Wilkins, Baltimore 1981
23 Megamed AG: Gebrauchsanweisung Megamed 700. Version AH007, 02/89. Megamed, Cham 1989
24 Oehmig, H.: Atemkalk '85/'86, Anästhesiologie und Intensivmedizin 27 (1986) 397–399
25 Oeking, R., K. H. Weis: Zur Sauerstoffkonzentration im Narkosekreissystem. II. Mitteilung: Abhängigkeit vom Typ des Kreissystems. Anaesthesist 22 (1973) 202–206
26 Paravicini, D., K. Henning, G. Vietor: Vergleichende Untersuchungen von verschiedenen Atemkalksorten. Anästhesie, Intensivtherapie, Notfallmedizin 17 (1982) 98–101
27 Physio B. V.: PhysioFlex, gesloten Anaesthesie Ventilator, Physio Medical System, Hoofdorp 1990
28 Rathgeber, J.: Praxis der maschinellen Beatmung. MCN-Verl., Nürnberg 1990
29 Rügheimer, E.: Low-flow und Closed-circuit anaesthesia. In Dick, W.: Kombinationsanästhesie. Springer, Berlin 1985 (S. 116–135)
30 Saunders, R. J., J. M. Calkins, T. G. Goodin: Accuracy of rotameters and linear flowmeters. Anesthesiology 55, Suppl. (1981) A116
31 Schepp, R. M., W. Erdmann, B. Westerkamp, N. S. Faithful: Automatic ventilation during closed circuit anaesthesia. In Droh, R., W. Erdmann, R. Spintge: Anaesthesia – Innovations in Management. Springer, Berlin 1985 (pp. 48–53)
32 Siemens-Elema AG: Servo Anesthesia System (Servo Anesthesia Circle 985). Siemens-Elema, Solna May 1987
33 Spain, J. A., T.C. Jannett, E. A. Ernst: The Alabama automated closed-circuit anesthesia project. In Brown, B. R., J. L. Calkins, R. J. Saunders: Future Anesthesia Delivery Systems. Davies, Philadelphia 1984 (pp. 177–183)
34 Spieß, W.: Narkose im geschlossenen System mit kontinuierlicher inspiratorischer Sauerstoffmessung. Anaesthesist 26 (1977) 503–513
35 Spintge, R., R. Droh: The absolutely tight circuit system and the problem of excess humidity. In Droh, R., W. Erdmann, R. Spintge: Anaesthesia – Innovations in Management. Springer, Berlin 1985 (pp. 44–45)
36 Versichelen, L., G. Rolly: Mass-spectrometric evaluation of some recently introduced low flow, closed circuit systems. Acta anaesthesiol. belg. 41 (1990) 225–237
37 von dem Hagen, T., L. Kleinschmidt: Principles of low flow measurement for closed-circuit systems. In Droh, R., W. Erdmann, R. Spintge: Anaesthesia – Innovations in Management. Springer, Berlin 1985 (pp. 10–15)
38 Wallroth, C. F., R. Jaklitsch, H. A. Wied: Technical realisation of quantitative metering and ventilation. In van Ackern, K., H. Frankenberger, E. Konecny, K. Steinbereithner: Quantitative Anaesthesia. Anaesthesiology and Intensive Care Medicine, Vol. 204. Springer, Berlin 1989 (pp. 94–108)
39 Westenskow, D. R., W. S. Jordan, D. S. Gehmlich: Electronic feedback control and measurement of oxygen consumption during closed circuit anaesthesia. In Aldrete, J. A., H. J. Lowe, R. W. Virtue: Low Flow and Closed System Anesthesia. Grune & Stratton, New York 1979 (pp. 135–146)
40 Westenskow, D. R., C. F. Wallroth. Closed-loop control for anesthesia breathing systems. J. clin. Monit. 6 (1990) 249–256
41 Wulf, R., E. Siegel, H. Wezurek: Drägersorb 800: der Indikator-Atemkalk in Pillenform. Medizintechnik aktuell 1 (1991) 10–14
42 Zbinden, A. M., P. Feigenwinter, M. Hutmacher: Fresh gas utilisation of eight circle systems. Brit. J. Anaesth. 67 (1991) 492–499
43 Züchner, K., E. M. Raffauf, H. Sonntag: Genauigkeit von Halothanverdampfern unter praxisnahen Betriebsbedingungen. Anaesthesist 32, Suppl. (1983) 174

8 Monitoring

8.1 Technische Vorschriften, sicherheitstechnische Ausrüstung von Inhalationsnarkosegeräten

Die Ausführungen zum Monitoring sollen vornehmlich der Überwachung der Gaszusammensetzung im Narkosesystem gewidmet sein: Hier, an der Schnittstelle zwischen Patient und Narkosegerät (13), treten die Veränderungen auf, die im wesentlichen von der Frischgaseinstellung und dem Uptake des Patienten bestimmt werden. Während sich bei hohem Flow die Gaszusammensetzung im Narkosesystem aus der Zusammensetzung des Frischgases abschätzen läßt, ist dies bei sehr niedrigem Frischgasflow unmöglich (26). Somit stellt sich die Frage, ob zur Gewährleistung der Patientensicherheit bei der Durchführung von Minimal-Flow-Narkosen zusätzliche Überwachungssysteme erforderlich sind.

Die Routineüberwachung der Patienten ist, völlig unabhängig vom gewählten Frischgasflow, durch verbindliche technische Verordnungen, Empfehlungen der Standesorganisationen und die geltende Lehrmeinung vorgegeben (1, 10, 12, 27, 28, 37, 38). Sie umfaßt u. a. die ständige klinische Beobachtung des Patienten durch den Anästhesisten, die kontinuierliche Ableitung des Elektrokardiogramms, regelmäßige Kreislaufkontrollen, die Messung des Atemwegdrucks und des Exspirationsvolumens (Tab. **8.1**).

Bezüglich der Überwachung der Narkosezusammensetzung gelten folgende Vorschriften: Entsprechend der DIN 13252, Abs. 4.16 ist die kontinuierliche Überwachung der inspiratorischen Sauerstoffkonzentration obligatorisch (12). Darüber hinaus schreibt die Medizingeräteverordnung (MedGV) in § 3, Abs. 2, vor, daß alle nach dem 1. 1. 1988 hergestellten oder in Betrieb genommenen medizinisch-technischen Geräte zur dosierten Anwendung von Energie oder Arzneimitteln mit einer Warneinrichtung für den Fall der gerätebedingten Fehldosierung ausgerüstet sein müssen (10).

Dieser Forderung des Gesetzgebers wird nunmehr im Entwurf der Neufassung der Deutschen Norm für Inhalationsnarkosegeräte (DIN 13252 A1 vom 1. 1. 1991) entsprochen, in dem ein Gerät zur Messung der Dampfkonzentration des Anästhesiemittels mit Monitorfunktionen gefordert wird. Des weiteren soll nach diesem Entwurf auch ein Gerät zur Messung

Tabelle **8.1** Sicherheitstechnische Ausstattung von Inhalationsnarkosegeräten

Sicherheitstechnische Ausrüstung	A	B	C	D	E
Sauerstoffmangelsignal	A	B		D	
Lachgassperre	A	B		D	
Oxigen-ratio-controller		B			
Geräteseitiges Monitoring					
Atemwegsdruck mit Diskonnektions- u. Stenosealarm	A	B		D	E
exsp. Gasvolumen	A	B	C	D	E
insp. O_2-Konzentration	A	B	C	D	E
Konzentr. volatiler Anästhetika	A	B	C	D	E
CO_2-Konzentration		B	C	(D)	
Patientenmonitoring					
Stethoskop		B	C	(D)	
EKG		B	C	D	
Blutdruckmessung		B	C	D	
Temperaturmessung		B	C	D	
Pulsoxymetrie			C	(D)	

Basisausstattung – A: entspr. DIN 13252 und MedGV; B: DIN 13252 (Neufassung) einschl. Monitorausstattung eines Narkosearbeitsplatzes (Abs. 4.26).
Monitoringstandards – C: Empfehlungen zum Standardmonitoring von Whitcher u. Mitarb. (37); D: Richtlinien von DGAI und BDA (1); E: spezielle Empfehlungen zum Monitoring bei Durchführung von Narkosen mit einem Frischgasflow ≤ 1 l/min (3, 6, 14, 18, 36).

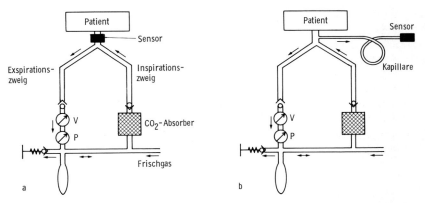

Abb. 8.1a u. b Plazierung der Sensoren zur Gaskonzentrationsmessung. **a** Messung im Atemstrom = Hauptstrommessung. **b** Messung absaugend = Nebenstrommessung (aus Pockrand [29])

der Kohlendioxidkonzentration im in- und exspiratorischen Atemgas Bestandteil der verbindlich vorgeschriebenen sicherheitstechnischen Ausrüstung von Inhalationsnarkosegeräten werden (25).

8.2 Hauptstrom- und Nebenstrommeßverfahren

Das Verfahren zur Gaskonzentrationsmessung, bei dem der Meßfühler direkt in den Gasstrom des Narkosesystems eingeschaltet wird, wird Hauptstrommessung genannt (Abb. **8.1a u. b**). Die Vorteile dieser Technik sind darin zu sehen, daß bei entsprechend geringer Trägheit des Meßverfahrens Gaskonzentrationen ohne wesentliche zeitliche Verzögerung gemessen und überwacht werden können. Wenn der Meßfühler jedoch direkt auf den Tubuskonnektor aufgesetzt werden muß, so ist die Handhabung dieser Technik im klinischen Routinebetrieb eher umständlich, da atemgasführende Teile des Sensors aus hygienischen Gründen bei jedem Patienten gewechselt werden müssen. Weiterhin kann das Gewicht des Sensors gegebenenfalls zu Lageveränderungen des Tubus führen, die die freie Passage der Atemluft gefährden.

Bei der Nebenstrommessung hingegen wird das Probengas aus dem Narkosesystem abgesaugt und über eine Schlauchleitung dem separat stehenden Meßgerät zugeleitet. Die Probe wird zumeist an einem Adapter abgenommen, der zwischen Tubuskonnektor und Patientenschlauchsystem eingesetzt wird. Entsprechend einfach ist die Handhabung dieser Technik in der Klinikroutine für den Anästhesisten.

Jedoch ist zu bedenken, daß es in Abhängigkeit von der Größe des Probengasflows und der Dimensionierung des Probengasschlauches zu einer zeitlichen Verzögerung zwischen einer Änderung der Gaskonzentration im System und der Anzeige eines entsprechenden Meßwertes kommt. Darüber hinaus können die Amplitude und die zeitliche Verlaufscharakteristik des Meßsignals durch die Passage des Probengases durch den Probengasschlauch erheblich verändert werden (16, 29).

8.2.1 Rückführung des Probengases

Wird bei der Durchführung von Niedrigflußnarkosen ein Nebenstrommeßgerät eingesetzt, so muß das Probengas nach dem Meßvorgang wieder in den Exspirationsschenkel des Atemsystems zurückgeleitet werden. Anderenfalls führt der Verlust des Probengases zu Volumenmangel im System, zumal bei einem Probengasflow > 100 ml/min und gleichzeitigem Frischgasflow von ≈ 500 ml/min. Dies kann zum Beispiel beim Einsatz konventioneller Dräger-

Atemsysteme in einfacher Weise über ein konfektioniertes Kupplungsstück mit einem passenden Stecker erfolgen (Druckmeßgasanschluß, Dräger, Lübeck). In die Gasrückführung sollte ein 30-μ-Bakterienfilter eingeschaltet sein, um eine Kontamination auszuschließen. Der am Probengasauslaß bei maschineller Beatmung wirksam werdende Druckwechsel hat im Bereich normaler Atemwegsdrücke einen nur sehr geringen Einfluß auf die Messung. Trotzdem haben einige Gasanalysatoren eine Druckkompensation, wie etwa die Datex-Monitore oder der PM 8020 (Dräger, Lübeck).

Bei der Rückführung des Probengases in das System ist aber Weiteres zu bedenken: Wenn Meßverfahren zum Einsatz kommen, bei denen das Probengas während der Messung stofflich verändert wird, etwa bei Einsatz der Ultraviolettabsorption oder der Massenspektrometrie, so darf das Probengas selbstverständlich nicht in das Atemsystem zurückgeleitet werden.

Die paramagnetische Messung der Sauerstoffkonzentration bedarf einer gleichzeitigen Referenzmessung mit einem Gas mit bekanntem Sauerstoffgehalt. So werden bei dem Multigasanalysator Capnomac (Datex, Helsinki) neben dem Probengas, das mit einem Probengasflow von 200 ml/min aus dem System abgesaugt wird, etwa 30 ml/min Außenluft als Referenzgas angesaugt. Proben- und Referenzgas werden nach Passage des Meßsystems gemeinsam aus dem Gerät abgeleitet und bei Rückführung zusammen ins Atemsystem eingespeist. Bei sehr niedrigen Frischgasvolumina kommt es durch die additive Einspeisung von Raumluft in das System zu einer langsam ablaufenden Stickstoffakkumulation.

Eine Stickstoffakkumulation im System bei Niedrigflußnarkosen kann auch dann beobachtet werden, wenn das Meßsystem intermittierend mit Raumluft kalibriert wird. Bei dem Dräger-Monitor 8020 (Dräger, Lübeck) etwa wird in den ersten 15 Minuten das System alle 5 Minuten, danach in 30minütigen Abständen mit jeweils 150 ml Raumluft kalibriert (Abb. **8.2**).

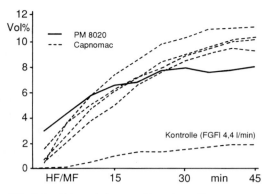

Abb. **8.2** Akkumulation von Fremdgas (Stickstoff und Wasserdampf) während der Durchführung von Minimal-Flow-Narkosen bei Rückführung des Probengases. HF/MF: Zeitpunkt der Flowreduktion. Messungen mit Capnomac (Datex, Helsinki) an verschiedenen Patientenkollektiven mit den Narkosegeräten AV 1, Elsa, Megamed 700 und Sulla 800V, Messung mit dem PM 8020 (Dräger, Lübeck) am Cicero-Narkosearbeitsplatz. Kontrollmessung bei unverändert beibehaltenem hohem Frischgasflow

8.3 Messung der Sauerstoffkonzentration

Bei der Durchführung von Niedrigflußnarkosen nimmt die Differenz zwischen der Sauerstoffkonzentration im Frischgas und der im Narkosesystem um so mehr zu, je niedriger der Frischgasflow ist (s. S. 17f). Des weiteren wird mit der Zunahme des Rückatmungsvolumens die inspiratorische Sauerstoffkonzentration in erheblich ausgeprägterem Maße vom individuellen Sauerstoffverbrauch bestimmt als bei Narkosen mit hohem Frischgasfluß. Aus diesen Gründen ist die kontinuierliche Überwachung der Sauerstoffkonzentration im System bei Durchführung von Niedrigflußnarkosen zur Gewährleistung der Patientensicherheit unverzichtbar (31).

Alle differenten Verfahren der Sauerstoffkonzentrationsmessung können gleichermaßen angewandt werden. Zwar sind die elektrochemischen Meßverfahren mit einer Ansprechzeit zwischen 5 und 20 sec. träger als die paramagnetische, magnetoakustische oder die massenspektrometrische Messung mit einer Ansprech-

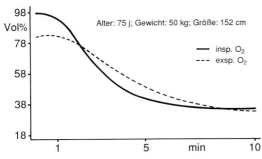

Abb. 8.3 In- und exspiratorische O_2-Konzentrationsdifferenz bei Applikation eines Lachgas-Sauerstoff-Gemisches (32% O_2, 68% N_2O) nach suffizienter Präoxygenierung. Wegen der initial hohen Lachgasaufnahme ist in den ersten 10 Min. die exspiratorische höher als die inspiratorische Sauerstoffkonzentration.

zeit zwischen 100 und 450 msec. Dennoch führen lange Ansprechzeiten nicht zu einer Einbuße an Sicherheit, da Konzentrationsänderungen im Atemsystem bei Niedrigflußnarkosen nur mit erheblicher zeitlicher Latenz ablaufen. Die elektrochemischen Verfahren der Sauerstoffkonzentrationsmessung können durch Feuchtigkeit beeinflußt werden, das Problem kann aber etwa durch den Einsatz von Feuchtigkeitskondensoren gelöst werden. Die Meßgenauigkeit von 1-2 Vol%, die gleichermaßen für die verschiedenen Meßverfahren angegeben wird, genügt den klinischen Anforderungen vollauf.

Die auf der paramagnetischen Eigenschaft der Sauerstoffmoleküle basierenden Meßverfahren arbeiten mit so geringer Trägheit, daß eine Auflösung des Meßsignals in einen in- und exspiratorischen Meßwert möglich wird. Mittels der Messung der exspiratorischen Sauerstoffkonzentration kann während der Präoxygenierung die Effizienz der Stickstoffauswaschung beurteilt und während der Ausleitungsphase frühzeitig die Entwicklung einer Hypoventilationshypoxie erkannt werden. Ein verläßlicher Parameter zur Beurteilung des Sauerstoffverbrauches ist die exspiratorische O_2-Konzentration dennoch nicht, da sie in erheblichem Maße von der Lachgasaufnahme bestimmt wird. So führt die Zumischung von Lachgas nach suffizienter Denitrogenisierung mit reinem Sauerstoff zu folgendem Phänomen: Wegen der initial hohen Lachgasaufnahme ist die exspiratorische O_2-Konzentration höher als die inspiratorische. Erst nach einem Zeitraum von etwa 30 Minuten stellt sich unter Normoventilation die physiologische Differenz von etwa 4,5 Vol% ein (Abb. 8.3). Unter dem Aspekt der Patientensicherheit ist die kontinuierliche Überwachung der inspiratorischen Sauerstoffkonzentration als hinreichend anzusehen, zumal gerade bei Niedrigflußnarkosen ein aktueller Abfall der exspiratorischen Sauerstoffkonzentration auch an der deutlichen, gleichsinnigen Abnahme der inspiratorischen O_2-Konzentration erkannt werden kann (s. Kap. 3, S. 19f).

Festzustellen bleibt, daß die für eine sichere Durchführung von Narkosen mit reduziertem Frischgasfluß unabdingbare kontinuierliche Überwachung der Sauerstoffkonzentration im System mit der DIN 13252, aber auch durch die technischen Normen anderer europäischer Länder als sicherheitstechnische Ausrüstung der Inhalationsnarkosegeräte verbindlich vorgeschrieben ist.

8.4 Messung der Anästhetikakonzentration

Die Konzentration der Inhalationsanästhetika kann mittels Massenspektrometrie, Kristalloszillometrie, Infrarotabsorption, photoakustischer und Raman-Spektrometrie gemessen werden (9, 16, 18). Alle diese differenten Verfahren werden im klinischen Einsatz genutzt, die photoakustische und die Messung mittels Infrarotabsorption haben sich jedoch als die klinischen Standardverfahren durchgesetzt. Die Störbeeinflussung durch Lachgas, Kohlendioxid und Wasserdampf läßt sich weitestgehend kompensieren, die Meßgenauigkeit von ± 0,15 Vol%, wie sie für die Mehrzahl der Meßgeräte angegeben wird, ist klinisch akzeptabel (14). Die Kristalloszillometrie im Hauptstrom (EMMA, Engström, Schweden) hat sich hingegen wegen der hohen Feuchteempfindlichkeit der Messung nicht bewährt (17, 23). Bei dem Servo Gas Monitor 120 (Siemens), einem Nebenstromgasanalysator, der mit dem gleichen Meßprinzip arbeitet, konnte die Querempfindlichkeit für Wasserdampf wesentlich vermindert werden. Auch dieses Gerät entspricht bezüglich der Drift und der Meßgenauigkeit den Anforderungen der klinischen Routineüberwachung.

Die Differenz zwischen der Anästhetikakonzentration im Frischgas und der im Narkosegas nimmt mit der Verminderung des Frischgasflows zu (s. Kap. 3, S. 25). Bei sehr niedrigen Frischgasvolumina, mehrfachem Wechsel der Anästhetikakonzentration im Frischgas und wiederholter Variation des Flows ist es auch für den mit den Niedrigflußverfahren vertrauten Anästhesisten nahezu unmöglich, die Narkosemittelkonzentration im Atemsystem abzuschätzen. Zum anderen aber bewirken – wegen der langen Zeitkonstante – bei niedrigem Frischgasflow auch drastische Veränderungen der Anästhetikakonzentration im Frischgas nur sehr träge ablaufende Veränderungen der Narkosegaszusammensetzung. Die Gefahr einer akzidentellen Über- oder Unterdosierung der Inhalationsanästhetika ist somit bei Niedrigflußnarkosen deutlich geringer als bei Narkosen mit hohem Frischgasflow. Gerade bei diesem Narkoseverfahren bleibt ausreichend Zeit, die Narkosetiefe dem klinischen Zustandsbild des Patienten anzupassen. Die kontinuierliche Messung und Überwachung der Anästhetikakonzentration scheint unter diesem Aspekt zur Gewährleistung der Patientensicherheit bei Narkosen mit niedrigem Frischgasflow eher verzichtbar.

Ein offensichtliches Sicherheitsproblem stellt vielmehr der Wechsel von niedrigem zu hohem Frischgasfluß dar: Bei niedrigem Frischgasflow wird mit weitaus höheren Frischgaskonzentrationen volatiler Anästhetika gearbeitet als bei hohem Frischgasfluß. Wird nun bei einem Wechsel von niedrigem zu hohem Flow die Frischgaskonzentration des volatilen Anästhetikums nicht reduziert und damit dem Flowwechsel angepaßt, so nimmt die Konzentration des Narkosemittels im System in kürzester Zeit drastisch zu. Andererseits besteht die Gefahr der Unterdosierung, wenn bei der Verminderung des Frischgasflows die Konzentration des Inhalationsanästhetikums nicht adäquat erhöht wird. Akzidentelle Fehldosierungen bei Variation des Frischgasflows können frühzeitig nur bei kontinuierlicher Messung und Überwachung der Narkosemittelkonzentration im Atemsystem erkannt werden (6, 36).

8.4.1 Messung im Frischgas oder im Narkosesystem?

Für die Überwachung der Narkosemittelkonzentration stehen alternativ Geräte zur Messung der Narkosegas- oder der Frischgaskonzentration zur Verfügung. Einen umfassenden Schutz vor geräte- und handhabungsbedingten Fehldosierungen bietet jedoch ausschließlich die Überwachung der Anästhetikakonzentration im Atemsystem (6). Die Messung im Frischgas ist von erheblich geringerer Sicherheitsrelevanz, da nur die Verdampferfunktion und -einstellung, nicht aber die definitive Dosierung des Inhalationsanästhetikums überwacht wird. Denn das apparative Element, mit dem die Inhalationsanästhetika dosiert werden, ist das Atemsystem. Hier stellt sich in Abhängigkeit vom technischen Design und Funktionszustand des Systems, vom Frischgasfluß und vom Uptake in einem komplexen Prozeß die Narkosemittelkonzentration ein, die dem Patienten zugeleitet wird.

Die daraus resultierende Sicherheitsproblematik soll an einem Beispiel verdeutlicht werden. Bei einem normgewichtigen Patienten von 75 kg wird eine Inhalationsnarkose mit Isofluran über ein Rückatemsystem durchgeführt, wobei die Isoflurankonzentration simultan kontinuierlich sowohl im Frischgas als auch im Inspirationsschenkel des Narkosesystems gemessen und überwacht wird. Zu Beginn der Narkose wird bei beiden Meßsystemen die obere Alarmgrenze auf 2 Vol% gesetzt (Abb. **8.4**).

Initial wird bei einem Frischgasflow von 4,4 l pro min eine Isoflurankonzentration von 1,5 Vol% eingestellt. Nach 15 Minuten wird der Flow auf 0,5 l/min vermindert, gleichzeitig die Anästhetikakonzentration auf 2,5 Vol% erhöht (A). Nach 30 Minuten erfordert die klinische Situation eine Vertiefung der Narkose, so daß bei unverändert belassenem Flow die Iso-

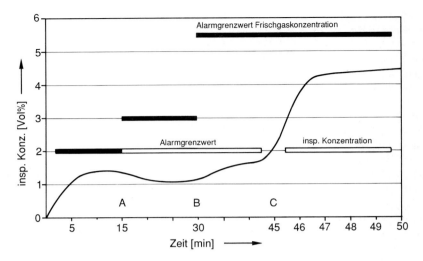

Abb. **8.4** Simultane Überwachung der Konzentration volatiler Anästhetika im Frisch- und im Narkosegas. Nur bei der Konzentrationsmessung im Atemsystem kann die Alarmgrenze unabhängig vom Frischgasflow eingestellt und eine akzidentelle Überdosierung sicher erkannt werden (Kurve: insp. Isoflurankonzentration) (aus Baum [6])

flurankonzentration auf 5,0 Vol% gesteigert wird (B). Bei der langen Zeitkonstante des Systems sind die Veränderungen der inspiratorischen Isoflurankonzentration träge und moderat. Während die Alarmgrenze der Konzentrationsüberwachung im Narkosesystem unabhängig vom gewählten Frischgasfluß, somit unabhängig vom Konzept der Narkoseführung, bei 2,0 Vol% beibehalten werden kann, muß die des Frischgasmonitoring den Erfordernissen der Flowreduktion angepaßt und zuerst auf 3,0 Vol% (A), im folgenden auf 5,5 Vol% (B) erhöht werden.

45 Minuten nach Narkosebeginn wird mit der Ausleitung der Narkose begonnen und der Frischgasfluß auf 4,0 l/min erhöht (C). Versehentlich wird dabei vergessen, die Zumischung von Isofluran zum Frischgas zu beenden. Der nun folgende rasche Anstieg der inspiratorischen Anästhetikakonzentration auf nahezu 5,0 Vol% wird in diesem Falle nur durch die kontinuierliche Überwachung der inspiratorischen Grenzkonzentration, nicht aber durch die Überwachung der Frischgaskonzentration erfaßt und mittels Alarm gemeldet. Dieses Beispiel zeigt, daß nur bei Überwachung der Anästhetikakonzentration im Narkosesystem (im Atemgas) die Alarmgrenzwerte unabhängig vom Frischgasfluß eingestellt werden können. Nur so ist eine Überwachung der Dosierung volatiler Anästhetika unabhängig vom gewählten Narkoseverfahren sicher zu gewährleisten. Da die Mehrzahl aller Narkosezwischenfälle aber auf menschlichem Fehlverhalten und Fehlentscheidungen und nicht auf definitiven Gerätefehlfunktionen beruhen (11, 24), sollten gerade Fehldosierungen, die auf Handhabungsfehlern beruhen, lückenlos erfaßt werden. Mit dem Monitoring der Anästhetikakonzentration im Atemgas wird darüber hinaus eine adäquate und für die Patienten sichere Nutzung moderner Rückatemsysteme erheblich vereinfacht (36).

8.5 Messung der Lachgaskonzentration

Noch kontrovers wird die Frage diskutiert, ob entsprechend der Forderung der MedGV auch die Konzentration des Inhalationsanästhetikums Lachgas kontinuierlich zu überwachen sei. Es wird argumentiert, daß durch die kontinuierliche Überwachung der inspiratorischen Sauerstoffkonzentration eine Überdosierung von Lachgas ausgeschlossen werde und somit eine gesonderte Messung der Lachgaskonzentration nicht erforderlich sei. Der Wortlaut der MedGV verlangt jedoch eine „Warneinrichtung für den Fall gerätebedingter Fehldosierung", was auch eine Überwachung für den Fall gerätebedingter Lachgasunterdosierung einschließen würde. Diese kann nicht in jedem Fall sicher mit der Sauerstoffkonzentrationsmessung erkannt werden: Bei dem Narkosegerät Vivolec (Hoyer, Bremen) wird bei Gasvolumenmangel und konsekutivem Auftreten eines Unterdrucks im Atemsystem über ein Sicherheitsventil der Einstrom von Raumluft ermöglicht. So soll eine adäquate Beatmung des Patienten auch bei unzureichender Frischgaszufuhr sicher gewährleistet werden. Die durch den Einstrom von Raumluft bedingte drastische Abnahme der Lachgaskonzentration kann in dem dargestellten Fall einer unzureichenden Anpassung des „Überlaufventils" (Überschußgasabströmventil) an den Frischgasflow nur bei kontinuierlicher N_2O-Konzentrationsmessung erkannt werden (Abb. **8.5**).

Des weiteren läßt sich die bei Niedrigflußnarkosen zu beobachtende Fremdgasakkumulation (Abb. **8.2**) nur einschätzen, wenn die Lachgaskonzentration gemessen wird (18, 36). Der Fremdgasanteil läßt sich aus der Differenz der Summe gemessener inspiratorischer Gaskonzentrationen (O_2, N_2O, Inhalationsanästhetikum) zu 100 Vol% berechnen. Dabei bleibt der Wasserdampfanteil der Inspirationsluft unberücksichtigt, der, je nach inspiratorischer Gastemperatur, zwischen 2,3 und 4 Vol% beträgt (16). Der Fremdgasanteil kann während der Durchführung von langen Narkosen mit sehr niedrigem Frischgasflow und Rückführung von Probengas (s. Kap. 8.2.1, S. 86f) auf Werte größer als 15 Vol% ansteigen. Sinkt durch diese Fremdgasbeimischung die gemessene Lachgaskonzentration zu stark ab, so kann in einer 2minütigen Spülphase mit hohem Frischgasflow das Fremdgas aus dem System ausgewaschen und die Lachgaskonzentration wieder auf den angestrebten Wert eingestellt werden.

8.6 Messung der Kohlendioxidkonzentration

In der Klinik werden zur Messung der Kohlendioxidkonzentration überwiegend Geräte eingesetzt, die mit dem Meßverfahren der Infrarotabsorption arbeiten. Auch für diese Messung werden Haupt- und Nebenstromanalysatoren angeboten. Die Kapnometrie und die Kapnographie tragen mit der Fülle der mit diesem Meßsignal vermittelten Informationen über den Patienten und das Narkosegerät ganz wesentlich zur Verbesserung der Patientensicherheit bei (5). Jedoch bedürfen Veränderungen des Meßsignals der sorgfältigen Analyse der zugrundeliegenden Störung (19). Dies setzt natürlich auch die Kenntnis flowspezifischer Artefakte voraus.

8.6.1 Flowspezifische Veränderungen des Meßsignals

Wird Probengas analysiert, das unmittelbar am Y-Stück des Patientenschlauchsystems abgenommen wird, so kann es bei Verminderung des Frischgasflows zur Kontamination der Exspirations- mit Inspirationsluft kommen. Dieses Phänomen wird unter maschineller Beatmung bei Einsatz konventioneller Narkosegeräte mit kontinuierlichem Einstrom des Frischgases in das System und hängendem Beatmungsbalg beobachtet (4, 5). Sowohl bei der Haupt- als auch bei der Nebenstrommessung zeigen die Kapnographiekurven nicht den ge-

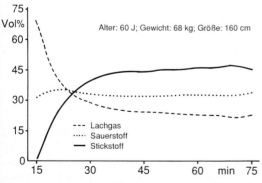

Abb. **8.5** Einstrom von Außenluft über ein Raumluftventil in das Atemsystem während einer Niedrigflußnarkose. Fehlerhafte Einstellung des Überlaufventils (Narkosegerät Vivolec, Hoyer). Diese handhabungsbedingte, geräteseitige Fehldosierung von Lachgas kann nur an Hand der N_2O-Konzentrationsmessung erkannt werden.

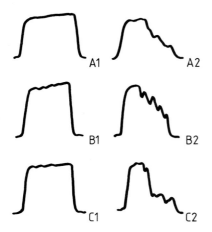

Abb. 8.6 Konfigurationsänderung der Kapnographiekurven bei Verminderung des Frischgasvolumens. Bei hohem Frischgasfluß typischer Verlauf der Kurve mit aszendierendem Plateau (A1, B1, C1). Nach Flowreduktion auf 0,5 l/min Abfall der Kurve während der Ausatmung ohne Ausbildung eines Plateaus (A2, B2, C1). Messung an einem konventionellen Narkosegerät mit kontinuierlichem Frischgaszustrom und hängendem Beatmungsbalg.

wohnten typischen Verlauf mit einem während der Exspiration leicht aszendierenden Plateau, sondern sie fallen, ohne daß ein eindeutiges Plateau ausgebildet wird, im Verlauf der Ausatmung, überlagert von kardiogenen Oszillationen, ab (Abb. **8.6**). Diese artefiziellen Veränderungen des Kapnogramms beruhen darauf, daß die Reduktion des Frischgasflows zu einer Zunahme des initialexspiratorischen Unterdrucks mit entsprechenden Veränderungen des Gasflusses am Y-Stück führt. Sie werden bei der Nebenstrommessung durch einen hohen Probengasflow akzentuiert.

Entsprechend nimmt die arterioendexspiratorische Kohlendioxidpartialdruckdifferenz (aeDCO$_2$), das ist die Differenz zwischen blutgasanalytisch gemessenem arteriellen CO$_2$-Partialdruck (PaCO$_2$) und dem aus der Kohlendioxidkonzentration berechneten endexspiratorischen CO$_2$-Partialdruck (PeCO$_2$), sowohl bei der Haupt-, als auch bei der Nebenstrommessung ebenfalls artefiziell zu, bei Patienten ohne vorbestehende Lungenerkrankung um etwa 3 mmHg (Abb. **8.7**). Die aeDCO$_2$ ist ein Maß für die alveoläre Totraumventilation, sie beträgt unter normalphysiologischen Bedingungen etwa 4 mmHg (20). Bei einer Vielzahl von Erkrankungen, die zu einer Störung der Ventilations-Perfusions-Verhältnisse in der Lunge führen (20, 22), aber auch bei Zumischung von kohlendioxidfreiem Gas zur Exspirationsluft ist dieser Wert erhöht (2, 21), bei forcierter Ventilation hingegen erniedrigt (20). Soll während der Durchführung von Niedrigflußnarkosen die korrekte Einstellung eines definierten arteriellen Kohlendioxidpartialdrucks mittels der Kapnometrie angestrebt werden, so sollte erst nach Flowreduktion der PaCO$_2$ blutgasanalytisch bestimmt, zu gleicher Zeit der PeCO$_2$ gemessen und aus diesen beiden Werten dann die für den niedrigen Frischgasflow spezifische aeDCO$_2$ berechnet werden. Nur dann kann in der Folge der PaCO$_2$ nach der Formel

$$PaCO_2 = PeCO_2 + aeDCO_2$$

korrekt kalkuliert werden.

Die beschriebenen verfahrensspezifischen Veränderungen bei der CO$_2$-Messung sind für die Narkosepraxis deshalb von Relevanz, da nur bei deren Kenntnis Fehlinterpretationen der Meßwerte und der Kapnogrammkonfiguration vermieden werden können (5). Werden Niedrigflußnarkosen hingegen mit Narkosegeräten der neueren Generation (s. Kap. 7, S. 70f) mit Gasreservoir und diskontinuierlicher Frischgaseinleitung in das System durchgeführt, so werden die beschriebenen Veränderungen des Meßsignals und die daraus resultierende Zunahme der aeDCO$_2$ nicht beobachtet.

8.6.2. Nullpunktkalibrierung

Haupt- und Nebenstrommeßgeräte können sich erheblich bezüglich der Nullpunktkalibrierung unterscheiden. Während bei den Nebenstromanalysatoren die Nullpunktkalibrierung mit einer Referenzmessung an kohlendioxidfreiem Gas erfolgt, wird diese bei der Mehrzahl der Hauptstrommeßgeräte während der Inspirationsphase durchgeführt. Dieses Verfahren der Kalibrierung kann nur dann korrekt sein, wenn die Inspirationsluft sicher kohlendioxid-

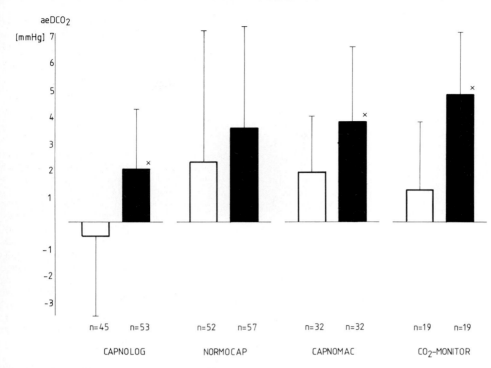

Abb. 8.7 Zunahme der arterioendexspiratorischen CO_2- Partialdruckdifferenz (aeDCO_2) beim Wechsel von hohem zu niedrigem Frischgasflow. Gleichsinnige Veränderungen der Meßwerte sowohl bei der Haupt- (Capnolog), als auch bei der Nebenstrommessung (Normocap, Capnomac, CO_2-Monitor). Weiße Balken: aeDCO_2 bei hohem Frischgasflow (4,2–4,4 l/min); schwarze Balken: aeDCO_2 bei niedrigem Frischgasflow (0,5 l/min). ˣ Statistische Signifikanz der Differenz (Student-T-Test): $p < 0,001$

frei ist. Der Ausfall der CO_2-Absorption bei Erschöpfung des Atemkalkes, der bei hohem Frischgasflow und entsprechend hohem Überschußgasvolumen wegen des geringen Rückatemanteils und des hohen Auswascheffektes unproblematisch ist (32), führt bei Narkosen mit reduziertem Frischgasflow zu exzessivem Anstieg der Kohlendioxidkonzentration im Inspirationsschenkel des Atemsystems. Diese gerade bei Niedrigflußnarkosen problematische Störung, die nicht verläßlich durch den Umschlag des Farbindikators angezeigt wird (s. Kap. 7.2.5, S. 67), ist bei der Messung mit solchen Hauptstromanalysatoren nicht zu erkennen, da diese Geräte im Fall der Absorbererschöpfung paradox niedrige Meßwerte anzeigen (Abb. **8.8**). Mit Nebenstromanalysatoren, bei denen die Nullpunktkalibrierung hingegen an CO_2-freiem Referenzgas erfolgt, können sowohl die ex- als auch die inspiratorische Kohlendioxidkonzentration verläßlich gemessen werden. Nur mit dieser Meßtechnik läßt sich die gerade bei Niedrigflußnarkosen problematische Erschöpfung des Atemkalkes sicher erkennen.

Wenn allerdings die CO_2-Absorption durch Gebrauch von Doppelabsorbersystemen sichergestellt wird und darüber hinaus der Atemkalk routinemäßig nach jedem Arbeitstag gewechselt wird, so ist die kontinuierliche Messung der CO_2-Konzentration zur Überwachung der Absorberfunktion bei Niedrigflußnarkosen nicht unabdingbar (7, 8, 26).

94 Monitoring

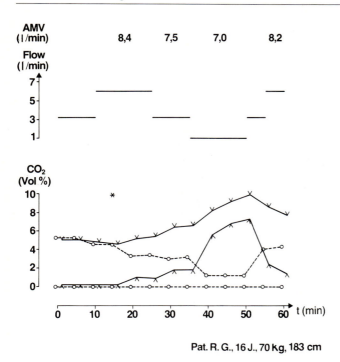

Abb. **8.8** Simulation der Erschöpfung des Atemkalkes: bei * Entfernung des Absorbers aus dem Narkosesystem. —— Messung mit dem Normocap (Nebenstrommessung), – – – – Messung mit dem Capnolog D (Hauptstrommessung). Die in- und exspiratorische CO_2-Konzentration nimmt bei Reduktion des Frischgasflows exzessiv zu, bei Steigerung des Flows wiederum ab. Die vom Capnolog D angezeigten Meßwerte sind um so niedriger, je höher die inspiratorische CO_2-Konzentration ist: Nullpunktkalibrierung bei jedem Atemzug mit Inspirationsluft

8.6.3 Implikationen für die Narkosepraxis

Mit der Kapnometrie und der Kapnographie stehen dem Anästhesisten zwei Überwachungsparameter zur Verfügung, die mit jedem Atemzug – unabhängig vom gewählten Frischgasflow – wesentliche Informationen über den klinischen Zustand des Patienten und die Funktion des Narkosegerätes vermitteln (5). Dieses Monitoring, das erheblich zur Sicherheit des Patienten unter der Narkose beiträgt (38, 33), sollte nach Ansicht des Autors an jedem Arbeitstag – unabhängig vom gewählten Anästhesieverfahren – zur Verfügung stehen. Es ist vorgesehen, mit der Neufassung der DIN 13252 ein Meßgerät zur kontinuierlichen Überwachung der CO_2-Konzentration im Atemgas dem Standard der sicherheitstechnischen Ausstattung von Inhalationsnarkosegeräten hinzuzufügen (25).

Aus den vorab aufgeführten Gründen sollten jedoch bei Niedrigflußnarkosen nur solche Meßgeräte zum Einsatz kommen, mit denen die CO_2-Konzentration verläßlich gemessen werden kann. Hauptstrommeßgeräte, deren Nullpunkt am Inspirationsgas kalibriert wird, sind für dieses Narkoseverfahren untauglich. Wenn die kontinuierliche Überwachung der in- und exspiratorischen CO_2-Konzentration aber zur Verfügung steht, dann sollte der Atemkalk unter ökonomischem und ökologischem Aspekt nicht routinemäßig verworfen, sondern bis zu seiner definitiven Erschöpfung genutzt werden (7, 8).

8.7 Mehrfachgasanalysatoren

Eine komplexe Analyse der Gaszusammensetzung im Narkosesystem wird durch den Einsatz eines Massenspektrometers oder eines Mehrfachgasanalysators ermöglicht. Der Einsatz der Massenspektrometrie im Narkoseroutinebetrieb bleibt bis zum Tage auf wenige Zentren beschränkt (15, 20, 35).

Mehrfachgasanalysatoren

	Diskonnektion	Hypoventilation	Fehlintubation	hypoxisches Gasgemisch	Anästhetikaüberdosierung	Hypovolämie	Pneumothorax	Luftembolie	Hyperthermie	Aspiration	Arrhythmie	Säure-Basen-Dysbilanz	Überdosierung iv-Medikament
Pulsoxymetrie	•	•	•	•			•	•	■	■	■		•
Kapnometrie	▲	•	▲				■	■		▲	■	•	■
Spirometrie	▲	▲	■					■		■			■
Blutdruckmessung						•	▲	■		•			•
Konz. volatiler Anästhetika	■				▲								
insp. O$_2$-Konzentration				▲									
EKG								■			▲		
Temperaturmessung									•				
Auskultation	•	■	•	■			■	■			■	•	■

▲ max. Wertigkeit
• mittlere Wertigkeit
■ geringe Wertigkeit

Abb. 8.9 Wertigkeit verschiedener Überwachungsparameter für die frühzeitige Erkennung von Komplikationen (nach Whitcher [39])

Hingegen stehen zahlreiche Mehrfachgasanalysatoren für den klinischen Einsatz zur Verfügung. Die Geräte arbeiten entweder mit der Infrarotabsorption (Datex, Dräger, Hellige, Nellcor), der photoakustischen Spektrometrie (Brüel & Kjær, Hewlett Packard), oder der Raman-Spektrometrie (Ohmeda). Alle diese Meßverfahren ermöglichen die simultane Konzentrationsmessung von CO$_2$, N$_2$O und der Inhalationsanästhetika. Die Sauerstoffkonzentration wird bei der Mehrzahl der Geräte mittels des paramagnetischen Meßverfahrens bestimmt, das die atemsynchrone Messung der in- und exspiratorischen Konzentration ermöglicht. Alle diese Geräte sind Nebenstrommeßgeräte mit entsprechend einfacher Handhabung, die sich als recht verläßlich und störunanfällig erwiesen haben, so daß dem Anästhesisten die komplexe Analyse der Gaszusammensetzung im System und deren Änderung im Ablauf der Narkose auch während der Klinikroutine möglich ist. Durch die genannten Meßverfahren werden die Gasmoleküle nicht verändert, so daß das Probengas nach Passage der Meßeinrichtung wieder in das Atemsystem zurückgeleitet werden kann (29). Da zusammen mit dem Probengas auch Gas für die Referenzmessung und Kalibrierroutinen in das System eingeleitet wird, ist mit einer Akkumulation von Fremdgas zu rechnen. Diese läuft in der Regel langsam ab und kann bei gleichzeitiger Messung von Sauerstoff und Lachgas sicher erkannt und gegebenenfalls durch eine kurzdauernde Spülung des Systems mit hohem Frischgasvolumen korrigiert werden.

Von großem Vorteil für die Konzentrationsmessung volatiler Anästhetika wäre die automatische Gasartenerkennung, da bei nicht substanzselektiver Messung durch Einstellungsfehler, je nach genutzter IR-Wellenlänge, Werte mit erheblicher, klinisch relevanter Fehlerabweichung angezeigt werden (14, 34). Zur Zeit wird nur der Monitor Nellcor N 2500 (Dräger, Lübeck) mit automatischer Gasartenerkennung angeboten.

Unbestreitbar aber wird durch den Einsatz von Mehrfachgasanalysatoren die Hemmschwelle, die der routinemäßigen adäquaten Verminderung des Frischgasflows entgegensteht, erheblich gesenkt und damit der Beginn der Beschäftigung mit diesem Verfahren wesentlich erleichtert (3, 6, 9, 14, 16, 18, 36). Des weiteren bleibt festzuhalten, daß das für die sichere Durchführung von Niedrigflußnarkosen geforderte Monitoring zur kontinuierlichen Überwachung der Gaszusammensetzung im Atemsystem entsprechend der DIN 13252 und der MedGV bereits jetzt zum Standard der sicherheitstechnischen Ausrüstung von Inhalationsnarkosegeräten gehört. Zusammen mit der Kapnometrie ermöglicht die kontinuierliche Messung der Narkosegaszusammensetzung eine umfassende Überwachung des klinischen Zustandsbildes des Patienten und der Funktion des Narkosegerätes, mit der eine Vielzahl von Komplikationen erfaßt werden können (Abb. **8.9**).

Literatur

1 Qualitätssicherung in der Anästhesiologie. Richtlinien der Deutschen Gesellschaft für Anästhesiologie und Intensivmedizin und des Berufsverbandes Deutscher Anästhesisten. Anästhesiologie und Intensivmedizin 30 (1989) 307–314
2 Badgwell, J.M., J.E. Heavner, W.S. May, J.F. Goldthorn, J. Lerman: End-tidal PCO_2 monitoring in infants and children ventilated with either a partial rebreathing or a non-rebreathing circuit. Anesthesiology 66 (1987) 405–410
3 Baum, J.: Technische Voraussetzungen für die Narkoseführung mit reduziertem Frischgasfluß. In Lawin, P., H. van Aken, U. Schneider: Alternative Methoden der Anästhesie. INA Bd. 50. Thieme, Stuttgart 1985 (S. 43–48)
4 Baum, J., G. Sachs: Frischgasflow und Narkosebeatmung – technische Voraussetzungen für die adäquate Nutzung von Rückatemsystemen. Anästhesie, Intensivtherapie, Notfallmedizin; 26 (1990) 72–78
5 Baum, J.: Kapnometrie und Kapnographie als Sicherheitsfaktoren in der Anästhesie. Anaesthesiol. Reanimat. 16 (1991) 12–22
6 Baum, J.: Die Messung der Anästhesiemittelkonzentration. Anästhesiologie und Intensivmedizin 32 (1991) 284–286
7 Baum, J., J. Enzenauer, Th. Krausse: Die Absorptionskapazität des Atemkalks – immer noch ein Thema? Anaesthesist 40, Suppl. 2 (1991) 151
8 Baum, J.: Calce sodata nell'anestesia a bassi flussi. Studio di: tempi di utilizzazione, consumo, costi. In Giunta, F.: Anestesia a bassi flussi e a circuito chiuso. Piccin Nuova Libraria, Padova 1992 (pp. 87–95)
9 Block jr., F.E.: Monitoring the end-tidal concentration of inhalation agents. In Torri, G., G. Damia: Update on modern inhalation anaesthetics. Worldwide Medical Communications, New York 1989 (pp. 125–129)
10 Bundesgesetzblatt: Verordnung über die Sicherheit medizinisch-technischer Geräte (Medizingeräteverordnung – MedGV). Nr. 2, Tag der Ausgabe: Bonn, 19. Januar 1985, S. 93–99
11 Cooper, J.B., R.S. Newborner, R.J. Kitz: An analysis of major errors and equipment failures in anesthesia management: considerations for prevention and detection. Anesthesiology 60 (1984) 34–42
12 Deutsches Institut für Normung: Deutsche Norm Inhalationsnarkosegeräte. DIN 13252. Beuth, Berlin 1984
13 Frankenberger, H.: Monitoring während Narkosen mit reduziertem Frischgasfluß. In Lawin, P., H. van Aken, U. Schneider: Alternative Methoden der Anästhesie. INA Bd. 50. Thieme, Stuttgart 1985 (S. 19–32)
14 Gilly, H.: Muß die Konzentration volatiler Anästhetika überwacht werden? Anaesthesist 40, Suppl. 2 (1991) 128
15 Gravenstein, J.S., D.A. Paulus: Praxis der Patientenüberwachung. Fischer, Stuttgart 1985
16 Gravenstein, J.S.: Gas Monitoring and Pulse Oximetry. Butterworth-Heinemann, Boston 1990
17 Hayes, J.K., D.R. Westenskow, W.S. Jordan: Continuous monitoring of inspiratory and end-tidal anesthetic vapor using a piezoelectric detector. Anesthesiology 57 (1982) A180
18 Jantzen, J.-P.A.H.: Monitoring der Narkosebeatmung. In Jantzen, J.-P.A.H., P.P. Klemann: Narkosebeatmung: Low flow, Minimal flow, Geschlossenes System. Schattauer, Stuttgart 1989 (S. 25–47)
19 Kalenda, Z.: Mastering Infrared Capnography. Kerkebosch BV, Zeist 1989
20 Lenz, G., Th. Klöss, R. Schorer: Grundlagen und Anwendung der Kapnometrie. Anästhesiologie und Intensivmedizin 26 (1985) 133–141
21 Lenz, G., W. Heipertz, E. Leidig, S. Madee: Intraoperatives Monitoring der Beatmung bei Früh- und Neugeborenen. Anästhesie, Intensivtherapie, Notfallmedizin 21 (1986) 122–126
22 Lindahl, S.G.E., A.P. Yates, D.J. Hatch: Relationship between invasive and noninvasive measurements of gas exchange in anesthetized infants and children. Anesthesiology 66 (1987) 168–175
23 Linstromberg, J.W., J.J. Muir: Cross-sensitivity in water vapor in the Engström EMMA. Anesth. and Analg. 63 (1987) 75–78
24 Lotz, P.: Sicherheitstechnische Aspekte bei der Anwendung medizinisch-technischer Geräte im Krankenhaus. mt-Medizintechnik 104 (1984) 133–137
25 Normenausschuß Rettungsdienst und Krankenhaus im DIN: Deutsche-Norm-Inhalationsnarkosegeräte, DIN 13252 A1, Änderung 1, Entwurf Januar 1991
26 Nunn, J.F.: Monitoring of totally closed systems. In Aldrete, J.A., H.J. Lowe, R.W. Virtue: Low Flow and Closed System Anesthesia. Grune & Stratton, New York 1979 (pp. 199–209)
27 Pasch, T.: Die Überwachung des Patienten in der Narkose. Anaesthesist 35 (1986) 708–720
28 Pasch, T.: Basismonitoring: Empfehlungen und Standards. Anaesthesist 40, Suppl. 2 (1991) 126
29 Pockrand, I.: Optische Gasanalyse in der Medizin. Techn. Messen 52 (1985) 247–252
30 Sodal, I.E., G.D. Swanson: Mass spectrometry: current technology and implications for anesthesia. In Aldrete, J.A., H.J. Lowe, R.W. Virtue: Low Flow and Closed System Anesthesia. Grune & Stratton, New York 1979 (pp. 167–182)
31 Spieß, W.: Narkose im geschlossenen System mit kontinuierlicher inspiratorischer Sauerstoffmessung. Anaesthesist 26 (1977) 503–513
32 Spoerel, W.E.: Ist Atemkalk überflüssig? Anaesthesist 26 (1977) 518–524

33 Tinker, J.H., D.L. Dull, R.A. Caplan, R.J. Ward, F.W. Cheney: Role of monitoring devices in prevention of anesthetic mishaps: a closed claims analysis. Anesthesiology 71 (1989) 541–546
34 Walder, B., R. Lauber, A.M. Zbinden: Genauigkeit und Kreuzempfindlichkeit von volatilen Anästhetika-Analysatoren. Anaesthesist 40 Suppl. 2 (1991) 151
35 Weingarten, M.: Synopsis of the application of the mass spectrometer to the practice of anesthesia. In Aldrete, J.A., H.J. Lowe, R.W. Virtue: Low Flow and Closed System Anesthesia. Grune & Stratton, New York 1979 (pp. 183–191)
36 Whitcher, C.: Monitoring of anesthetic halocarbons: self-contained ('stand-alone') equipment. Semin. in Anesthesia 5 (1986) 213–223
37 Whitcher, C., A.K. Ream, D. Parsons, D. Rubsamen, J. Scott, M. Champeau, W. Sterman, L. Siegel: Anesthetic mishaps and the cost of monitoring:; a proposed standard for monitoring equipment. J. clin. Monit. 4 (1988) 5–15
38 Winter, A., A.A. Spence: An international consensus on monitoring? Brit. J. Anaesth. 64 (1990) 263–266

9 Niedrigflußnarkosen unter dem Aspekt der Patientensicherheit

Im folgenden soll auf die in vielen Diskussionen immer wieder geäußerten Vorbehalte gegenüber der Niedrigflußnarkose eingegangen werden, die einer adäquaten Nutzung moderner, technisch ausgereifter Rückatemsysteme entgegenstehen. Zur Problemdarstellung wird vorzüglich die Minimal-Flow-Anästhesie herangezogen, die bei weitestgehender Reduktion des Frischgasflows auf 0,5 l/min die in der klinischen Routine praktikable Extremvariante der Narkoseführung mit halbgeschlossenem Rückatemsystem darstellt.

9.1 Spezifische Risiken der Niedrigflußnarkose

9.1.1 Risiken, die auf unzureichende technische Voraussetzungen zurückzuführen sind

Die Anforderungen an die technische Ausrüstung wurden bereits umfassend erörtert (s. Kap. 7, S. 59 f, u. Kap. 8, S. 85 f). Es soll nochmals betont werden, daß der Umfang der sicherheitstechnischen Ausrüstung für Inhalationsnarkosegeräte mit der DIN 13252 und der MedGV verbindlich festgelegt ist. Im folgenden werden deshalb nur solche potentiellen Gefährdungsmomente erörtert, die unmittelbar aus der Verminderung des Frischgas- und der Zunahme des Rückatmungsvolumens resultieren.

9.1.1.1 Hypoxie

Unbestritten sind die Voraussetzungen beim Einsatz älterer konventioneller Narkosegeräte nicht optimal, zumal wenn die Gasdosiereinrichtung nicht die von der Herstellerfirma angegebene Spezifikation erreicht (s. Kap. 7.2.2, S. 59 f). Für die Narkoseführung mit reduziertem Frischgasflow bietet die Firma Dräger für ihre Geräte an, den geräteseitigen gegen einen speziellen Niedrigflußmeßröhrensatz (Abb. 7.1) auszutauschen. Darüber hinaus kann auch eine nicht ausreichend präzise Einstellung an der Gasdosiereinrichtung zu langsamem Anstieg oder zu langsamem Absinken der inspiratorischen Sauerstoffkonzentration führen. Auch höhere Gasverluste über Leckagen, wie sie bei älteren Geräten zu finden sind, sowie eine schlechte Frischgasausnutzung des Atemsystems im Niedrigflußbereich können zu unerwartetem Absinken der inspiratorischen O_2-Konzentration führen. Diese ist aber entsprechend der Vorschrift der DIN 13252 während jeder Inhalationsnarkose kontinuierlich mit einem Sauerstoffmeßgerät zu überwachen, so daß bei korrekter Einstellung der unteren Alarmgrenze keine verfahrensspezifische Gefährdung des Patienten gegeben ist. Gegebenenfalls müssen das Frischgasvolumen und die Frischgaszusammensetzung der klinischen Situation angepaßt und verändert werden.

9.1.1.2 Hypoventilation und Veränderung des Beatmungsmusters

Nennenswerte Leckageverluste führen durch konsekutiven Volumenmangel im System zur Verminderung des Beatmungsvolumens und gegebenenfalls verändertem Beatmungsmuster. Deshalb sollte vor Einführung der Minimal-Flow-Anästhesie an einer Abteilung der technische Kundendienst hinzugezogen und alle Narkosegeräte, -systeme und -beatmungsgeräte auf ihre Dichtigkeit hin überprüft werden. Es kann verlangt werden, daß zumindest die in den Prüfkarten angegebene Leckagetoleranz nicht überschritten wird.
Eine wesentliche Unzulänglichkeit konventioneller Narkosegeräte ist die vorab bereits be-

schriebene Kopplung des Beatmungs- mit dem Frischgasvolumen (s. Kap. 7.2.6, S. 68f): Wird dieses vermindert, so vermindert sich auch das Beatmungsvolumen, da das während der Inspirationsphase ins System eingespeiste und damit das Beatmungsvolumen ergänzende Gasvolumen reduziert wird. Im klinischen Routinebetrieb führt die Frischgasvolumenreduktion von 4,4 auf 0,5 l/min bei erwachsenen normalgewichtigen Patienten im Mittel zu einer Abnahme des Atemminutenvolumens um 0,5−0,6 l. Daraus resultiert im klinischen Alltag bei der Mehrzahl der Patienten jedoch nur eine Normalisierung der Ventilation, da die übliche Routineeinstellung der Beatmung zu einer mehr oder minder ausgeprägten Hyperventilation führt. Die Verminderung des Beatmungsvolumens kann darüber hinaus mittels der vorgeschriebenen kontinuierlichen Messung des Exspirationsvolumens sofort erkannt und durch Erhöhung des Atemhubvolumens korrigiert werden.

Zusätzliche Leckageverluste führen bei Gebrauch niedriger Frischgasvolumina zu einer weiteren Abnahme des im Kreissystem zirkulierenden Gasvolumens und somit zur Hypoventilation und gegebenenfalls zu einer Wechseldruckbeatmung. Diese wiederum läßt sich frühzeitig mittels der verbindlich vorgeschriebenen kontinuierlichen Überwachung des Beatmungsdrucks erkennen, da sie den ebenfalls vorgeschriebenen Diskonnektionalarm auslöst, wenn dieser korrekt wenig unterhalb des Spitzendrucks eingestellt wurde.

Prinzipiell besteht also bei zu hohen Leckageverlusten die Gefahr einer Veränderung des Beatmungsmusters mit konsekutiver Hypoventilation, diese kann aber mit dem verbindlich vorgeschriebenen Monitoring rasch erkannt und damit korrigiert werden. Bei Einsatz der für die Verminderung des Frischgasvolumens weitaus besser geeigneten Narkosegeräte mit Gasreservoir treten diese Probleme bei adäquater Gerätepflege nicht auf.

9.1.1.3 Anreicherung von Kohlendioxid im Narkosesystem

Eine suffiziente CO_2-Elimination ist bei Durchführung von Minimal-Flow-Narkosen besonders wichtig, da erst bei Verminderung des Frischgasvolumens, anders als bei der Narkoseführung mit hohem Frischgasflow, die Kohlendioxidkonzentration im Narkosesystem bei Ausfall der Absorber erheblich ansteigen kann (Abb. **8.8**).

Nach eigenen Untersuchungen ist die Nutzungsdauer der Absorber bei Füllung mit pelletiertem Atemkalk erheblich höher als bisher in den Lehrbüchern angegeben (s. Kap. 7.2.5.1, S. 67). Steht ein geeignetes CO_2-Meßgerät (s. Kap. 8.6.2, S. 92f) zur Verfügung, so kann der Atemkalk bis zu seiner definitiven Erschöpfung genutzt und von routinemäßigem Verwerfen der Atemkalkfüllung abgesehen werden. Wird aber mit einem Narkosegerät ohne die Möglichkeit der kontinuierlichen CO_2-Messung gearbeitet, so sollte ein Doppelabsorbersystem verwendet und der Atemkalk des exspirationsventilnahen Absorbers verworfen werden, wenn der Umschlag des Farbindikators die Erschöpfung des Atemkalks anzeigt. Wird so verfahren, so kann eine Gefährdung des Patienten durch Kohlendioxidrückatmung ausgeschlossen werden.

9.1.1.4 Akzidentelle Erhöhung des Systembinnendrucks

Zur Verbesserung der Dichtigkeit der Narkosebeatmungsgeräte Ventilog und Spiromat 650 und 655 wird empfohlen, zum Zeitpunkt der Flowreduktion das PEEP-Ventil anzusteuern (s. Kap. 7.2.6.1.1, S. 68f). Bei nur geringfügigen Leckageverlusten wird ein reeller positivendexspiratorischer Druck aufgebaut, der ein Zurückregeln der Ansteuerung erforderlich macht. Wird dieses aus Unachtsamkeit versäumt, so steigt der Druck im Narkosesystem wegen der resultierenden Volumenüberladung an. Eine Gefährdung der Patienten durch den Anstieg des Kreisteilbinnendrucks ist dennoch nicht gegeben, da dieser durch die verbindlich vorgeschriebene kontinuierliche Messung des Beatmungsdrucks frühzeitig erkannt werden kann und darüber hinaus durch den korrekt eingestellten Stenosealarm gemeldet wird. Letztendlich ist auch die Druckentwicklung durch die geräteseitige Limitierung des PEEP-Niveaus auf 15 mbar begrenzt.

Bei einem Narkosegerät der neueren Generation, dem Megamed 700, wird das Überschußgas nicht über ein automatisch öffnendes Abströmventil, sondern über ein manuell zu betätigendes Überlaufventil abgeleitet. Wird die Einstellung dieses Ventils nicht korrekt dem Frischgasflow und dem Volumenverlust über Leckagen und Uptake angepaßt, so kann sich ebenfalls ein kontinuierlicher Überdruck im Atemsystem aufbauen. Aber auch dieser Handhabungsfehler kann bei korrekt eingestelltem Stenosealarm erkannt werden. Zusätzlichen Schutz gegen ein akzidentelles Barotrauma gewährleistet bei richtiger Einstellung des weiteren ein Patientensicherheitsventil, das sich bei Überdruck im Atemsystem automatisch öffnet.

9.1.1.5 Akzidentelle Überdosierung der Inhalationsnarkotika

Wegen der Kopplung der Dosierung volatiler Anästhetika an das Frischgasvolumen ist gerade bei Minimal-Flow-Narkosen und bei der in der DIN 13252 verbindlich vorgeschriebenen Limitierung der Abgabeleistung der Verdampfer eine rasch wirksam werdende Überdosierung auch bei gravierender fehlerhafter Einstellung des Verdampfers nahezu unmöglich. Die dieses Verfahren kennzeichnenden Konzentrationsänderungen laufen wegen der langen Zeitkonstanten des Systems so langsam ab, daß solche Veränderungen bei gewissenhafter klinischer Beobachtung immer zu sehr früher Zeit erkannt werden. Eine Gefahr der Überdosierung von Inhalationsnarkotika durch die Zunahme der Rückatmung ist also nicht gegeben.

Das Verfahren ist im Gegenteil in diesem Punkte eindeutig sicherer als die Narkosetechnik mit hohem Frischgasflow, bei der akzidentelle Einstellungsfehler am Verdampfer zu sofortigen drastischen Konzentrationsänderungen im Narkosesystem führen.

Es wurde bereits darauf hingewiesen (s. Kap. 8.4, S. 88f), daß vielmehr beim Wechsel vom niedrigen zum hohen Frischgasflow problematische Überdosierungen auftreten können, wenn bei Erhöhung des Frischgasvolumens nicht die Einstellung des Verdampfers zurückgenommen wird. Minimal-Flow-Narkosen sollten deshalb nicht ohne kontinuierliche Überwachung der Anästhetikakonzentration im Atemsystem durchgeführt werden. Es kann wiederum darauf hingewiesen werden, daß die Überwachung der Narkosemittelkonzentration entsprechend der MedGV zur verbindlich vorgeschriebenen sicherheitstechnischen Ausstattung aller seit dem 1. 1. 1988 gefertigten oder in Betrieb genommenen Inhalationsnarkosegeräte gehört.

9.1.2 Risiken, die unmittelbar auf die Verminderung des Frischgasvolumens zurückzuführen sind

9.1.2.1 Trägheit des Systems

Die Annahme eines spezifischen Risikos durch die langen Zeitkonstanten des Systems ist insofern falsch, da natürlich jederzeit das System geöffnet und mit hohem Frischgasflow eine gewünschte Gaskonzentration auch kurzfristig erreicht werden kann. So zu verfahren, ist gerade dem Anästhesisten anzuraten, der erste Erfahrungen mit Minimal-Flow-Narkosen sammelt. Wenn man mit diesem Verfahren vertraut ist, kann eine erforderliche rasche Vertiefung der Narkose durch die intravenöse Injektion suppletorischer Pharmaka bewirkt werden. Eine kurzfristig erforderliche Abflachung des Narkoseplanums hingegen kann nur durch das Öffnen des Narkosesystems und die Erhöhung des Frischgasflows erreicht werden.

Nur wenn ein Narkosegerät mit einem Aktivkohlefilter ausgerüstet ist (s. Kap. 7.3.1, S. 80f), kann die Konzentration volatiler Anästhetika auch unter Beibehalt des niedrigen Frischgasflows durch Einschalten dieses Filters in den Atemgasstrom in kürzester Zeit vermindert werden (Abb. **9.1**) (9).

9.1.2.2 Fremdgasakkumulation

9.1.2.2.1 Stickstoff

Das im Körper und in den Lungen befindliche Stickstoffvolumen kann beim normgewichtigen Patienten mit 2,7 l angenommen werden.

Wenn die Denitrogenisierung mit hohem Frischgasfluß und entsprechend suffizientem Spüleffekt über 15–20 Minuten durchgeführt wird, so werden in dieser Zeit etwa 2 l Stickstoff aus allen Kompartimenten ausgespült, die restlichen 0,7 l werden nur langsam aus den minderperfundierten Geweben freigesetzt (2,24). Wird das Narkosesystem nach suffizienter Denitrogenisierung geschlossen, so erreicht im Zeitraum von einer Stunde die Stickstoffkonzentration im Atemsystem Werte zwischen 3–10 Vol% (2, 3, 15, 20, 34, 35, 37). Mit dem Einsatz von Gasanalysatoren kann die Stickstoffakkumulation im Atemsystem noch weiter zunehmen, da beim Einsatz von Nebenstrommeßgeräten mit dem Probengas auch nennenswerte Volumina von Raumluft, die als Kalibrier- oder Referenzgas dienen, in das System eingespeist werden. Entsprechend dem Maß der Raumluftzumischung zum Probengas und dem Maß der Flowreduktion können während einer langdauernden Minimal-Flow-Narkose Stickstoffkonzentrationen bis zu 15 Vol% und mehr beobachtet werden (s. Kap. 7.3.1, S. 80, 8.2.1, S. 87, 8.5, S. 91). Werden störend hohe N_2-Konzentrationen im Atemsystem erreicht, so kann in einer 2 Minuten dauernden Spülphase mit hohem Frischgasfluß der Stickstoff ausgewaschen werden (15, 20, 29). Die Stickstoffakkumulation im System ist während der Narkose nur bei Einsatz eines Massenspektrometers oder eines Multigasanalysators zu erkennen. Es bleibt jedoch festzuhalten, daß die Stickstoffakkumulation als solche keine Gefahr für den Patienten darstellt, solange eine Hypoxie sicher auszuschließen ist.

Gleichzeitig aber ist durch entsprechende Korrektur der Frischgaszusammensetzung oder suppletorische Applikation intravenöser oder volatiler Anästhetika sicherzustellen, daß die Verminderung der Lachgaskonzentration nicht zu intraoperativem Erwachen der Patienten führt.

9.1.2.2.2 Aceton

Aceton entsteht bei der Verstoffwechselung von freien Fettsäuren in der Fettsäureoxidation. Im Hungerzustand, beim nichtkompensierten Diabetes mellitus und bei vermehrter

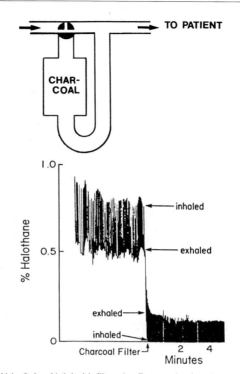

Abb. **9.1** Aktivkohlefilter, im Bypass in den Atemgasstrom einzuschalten, zur raschen Eliminierung von Inhalationsanästhetika bei unverändert niedrigem Frischgasflow (aus Ernst u. Spain [10])

Ausschüttung antiinsulinärer Hormone kann es zu vermehrter Bildung kommen. Bei Isoflurannarkosen mit geschlossenem System wurde bei einer Narkosedauer von 6 Stunden im Mittel eine Zunahme der Acetonblutkonzentration von 50 mg/l, in Einzelfällen bis zu 200 mg/l gefunden (33). Eine Blutkonzentration >100 mg pro l soll zur Verlängerung der Aufwachzeiten und zu höherer Inzidenz postoperativen Erbrechens führen. Morita (20, 21) fand bei Narkosen mit geschlossenem System von etwa 4 Stunden Dauer einen mittleren Anstieg der Acetonkonzentration im Atemgas von 1,3 auf 5,9 ppm. Die MAK für Aceton wird mit 1000 ppm, der Normwert für die Blutkonzentration kleiner als 5 mg/l, der arbeitsmedizinisch tolerierbare Grenzwert mit 20 mg/l angegeben.

Da die Acetonkonzentration wegen der guten Löslichkeit dieses Gases in Wasser und Fett nicht mittels einer kurzfristigen Spülphase mit hohem Gasflow gesenkt werden kann (20), sollte bei Patienten mit dekompensiertem Diabetes mellitus nicht mit einem Frischgasflow geringer als 1 l/min gearbeitet werden. Der die endogene Acetonproduktion begünstigende intraoperative Streß kann bei langen Narkosen durch die additive Applikation von Opioiden – entsprechend dem Konzept der Balanced Anaesthesia – gesenkt werden.

9.1.2.2.3 Ethanol

Auch Ethanol mit einem Gas-Wasser-Verteilungskoeffizienten von 1200 wird gleichermaßen wie Aceton im geschlossenen System akkumulieren und dessen Konzentration im Atemgas kaum durch kurzfristige intermittierende Spülphasen zu senken sein (20). Hohe Ethanolkonzentrationen beruhen aber ausschließlich auf exogener Intoxikation. Muß an einem alkoholisierten Patienten ein dringlicher operativer Eingriff durchgeführt werden, so wäre bei einer Narkoseführung mit geschlossenem System ein Abatmen des Alkohols unmöglich. Auch in diesem Falle sollte der Frischgasflow nicht unter 1 l/min vermindert werden, um einen ausreichenden Spüleffekt zu gewährleisten.

9.1.2.2.4 Kohlenmonoxid

Während der Durchführung von Narkosen mit geschlossenem System wurde bei einer Narkosedauer von 2 Stunden ein mittlerer Anstieg der CO-Konzentration im Atemsystem auf 80 ppm im Wertebereich zwischen 20–210 ppm gemessen (19). Bei Nichtrauchern wurden nach 6stündiger Narkose mit geschlossenem System Werte zwischen 0,5–1,5% COHb, bei Rauchern Werte bis 3% COHb gemessen. Der Anstieg betrug im Mittel für beide Grupen 0,4% COHb, im Einzelfall wurde ein Anstieg von 3,5% COHb beobachtet (32).

Der physiologische Wert für COHb beträgt 0,4–0,8%, bei Gewohnheitsrauchern kann der Wert bis 10% betragen. Als gefährlich wird eine Exposition über 8 Stunden bei einer Konzentration von 100 ppm, über eine Stunde bei 400 ppm erachtet. Die Toxizität von Kohlenmonoxid kann mit dem Index von Henderson u. Haggard (19) eingeschätzt werden.

I_{tox} = CO-Konzentration (ppm) × Expositionsdauer (Std.)

Bei einem Wert des I_{tox} von 300 sind keine Effekte zu erkennen, bei 600 beginnende Intoxikationszeichen, bei 900 Erbrechen und Kopfschmerz, und ein Wert von 1500 ist lebensgefährlich. Middleton (19) weist darauf hin, daß bei Narkosen mit geschlossenem System ein Toxizitätsindex um 200–300 erreicht wird.

Nur eine geringe Menge Kohlenmonoxid (0,42 ± 0,07 ml/Std) wird unter Normbedingungen endogen produziert. Mit klinisch relevanter Konzentrationszunahme im geschlossenen System ist aber gegebenenfalls bei Rauchern, bei Hämolyse, Anämie, Porphyrie und bei Bluttransfusionen, hier vor allem bei Spenderblut von Rauchern, zu rechnen. Bei besonders gefährdeten Patienten mit Anämie, starken Rauchern und Risikopatienten mit regional erheblich eingeschränkter Perfusion sollten Niedrigflußnarkosen mit halbgeschlossenem System – Minimal- oder Low-Flow-Anästhesien – durchgeführt oder ein geschlossenes System mit intermittierenden kurzen High-Flow-Phasen gespült werden (19, 32).

9.1.2.2.5 Methan

Auch Methan, welches beim bakteriellen Zersetzungsprozeß im Darm entsteht und ein Bestandteil der Darmgase ist, kann bei Narkosen mit geschlossenem System im Atemgas akkumulieren (20). Im Mittel wurde nach zweistündiger Narkose eine Methankonzentration von 11,2 ppm, mit einem maximalen Einzelwert von 229 ppm, gemessen. Bei gesunden Probanden treten Methankonzentrationen bis 100 ppm in der Exspirationsluft auf. Methan ist als ungiftiges Fremdgas nur insofern von Bedeutung, als es in Mischung mit Sauerstoff (5–60% in O_2) oder Lachgas (4–40% in N_2O) brennbar ist. Solche Methankonzentrationen werden aber auch bei geschlossenem Atemsystem und sehr langdauernden Eingriffen nicht erreicht (21).

9.1.2.2.6 Wasserstoff

Auch Wasserstoff, der über die Lungen in einer Menge von bis zu 0,6 ml/min ausgeschieden wird, kann bei geschlossenem System im Atemgas akkumulieren. Die Konzentration steigt im Mittel um 200 ppm/h an (22). Brennbare H_2-Konzentrationen (4,6−94% in O_2, 5,8−86% in N_2O) werden auch bei langdauernden Narkosen mit geschlossenem System wiederum nicht erreicht.

9.1.2.2.7 Spaltprodukte volatiler Anästhetika

2-Bromo-2-Chloro-1,1-Difluoroethylen, ein gasförmiges Spaltprodukt des Halothans, kann bei geschlossenem System Konzentrationen von 4−5 ppm erreichen (31). Auch diese Konzentration wird als klinisch nicht relevant erachtet, da die toxische Konzentration mit 250 ppm angegeben wird.

Sevofluran reagiert mit dem Atemkalk unter Bildung eines Pentafluoro-isopropenyl-fluoromethylethers, wobei diese Reaktion durch die Wärme, wie sie sich im CO_2-Absorber entwickelt, sehr begünstigt wird. Von dieser Substanz wurden bei Narkosen mit halbgeschlossenem System Konzentrationen im Atemsystem von etwa 4 ppm gefunden. Bei Narkosen mit niedrigem Frischgasfluß wurden von japanischen Autoren nach 60 Minuten Narkosedauer Konzentrationen im Narkosegas zwischen 10−25 ppm, nach 150 Minuten von 37,5 ppm gemessen. Diese Konzentrationen wären aber ohne klinische Relevanz und Niedrigflußnarkosen mit Sevofluran bis zu einer Dauer von 2 Stunden vertretbar, zumal hohe Feuchtigkeit, wie sie für Niedrigflußnarkosen kennzeichnend ist, die Sevofluranspaltung vermindert (Anesthesiology 75, Suppl. 3 A [1991] A 343 u. A 345).

9.1.2.2.8 Implikationen für die Praxis

Bei Narkosen mit sehr niedrigen Frischgasvolumina können Fremdgase im Atemsystem akkumulieren. Es handelt sich um Gase,

– die im Körper gebildet werden, wie Aceton, Kohlenmonoxid, Methan, Wasserstoff und gasförmige Spaltprodukte von Halothan;
– die vom Körper aufgenommen, in den Geweben gespeichert und über die Lungen wieder ausgeschieden werden, wie Alkohol, Kohlenmonoxid, Stickstoff und Argon;
– die sich entweder im System bilden oder als Verunreinigung mit dem Frischgas in das Atemsystem eingespeist werden, wie die Sevofluranderivate oder Methan, Stickstoff und Argon (20).

Schwer lösliche Gase, wie Stickstoff, Kohlenmonoxid, Methan und Wasserstoff, können gegebenenfalls durch stündliche kurzdauernde Spülphasen mit hohem Frischgasflow intermittierend aus dem System ausgewaschen werden.

Bei Akkumulation von Gasen jedoch, die in Wasser und Fett gut löslich sind, wie Aceton und Alkohol, sollte bei der Narkose von entsprechenden Risikopatienten ein Narkoseverfahren mit halbgeschlossenem Rückatemsystem und kontinuierlichem Abstrom von Überschußgas, wie die Low-Flow-Anästhesie, bevorzugt werden. Hierdurch ist ein kontinuierliches Auswaschen der Fremdgase aus dem Atemsystem gewährleistet.

Eine gleiche Empfehlung gilt auch für alle Risikopatienten mit gravierenden regionalen Durchblutungsstörungen, wenn eine hohe Kohlenmonoxidausscheidung über die Lungen zu erwarten ist, wie etwa bei Massentransfusionen, starken Gewohnheitsrauchern und Hämolyse.

9.2 Spezifische Sicherheitsmomente der Niedrigflußnarkose

9.2.1 Erhöhte Sorgfalt bei der Gerätepflege

Den erhöhten Anforderungen an die technische Ausrüstung entspricht eine aufmerksamere und exaktere Pflege, Wartung und Überprüfung der Narkosegeräte. Auch die Inspektionen durch den technischen Kundendienst werden entsprechend sorgfältiger durchgeführt, wobei an der eigenen Abteilung Wert darauf gelegt wird, daß die Überprüfung der Geräte auch in den unteren Flowbereichen vorgenommen und zumindest die vom Hersteller angegebene technische Spezifikation der Aggregate erreicht wird. Dies bedeutet letztendlich nur, daß die Geräte in der gesamten Bandbreite des

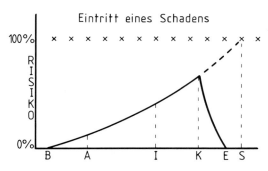

B Beginn der Komplikation
A Alarm
I Identifizierung der Komplikation
K Korrektur
E Erreichen der Ausgangssituation
S Schaden

Abb. 9.2 Phasen eines Narkosezwischenfalls:
B–A Präalarmierungsphase,
A–I Identifizierungsphase,
I–K Korrekturphase,
K–E Restitutionsphase,
A–S Reaktionszeit – vom Beginn des Alarms bis zum Eintritt des Schadens
(nach Schreiber u. Schreiber [28])

bestimmungsgemäßen Einsatzbereiches korrekt den Angaben der Prüfkarten entsprechend überprüft und gegebenenfalls eingestellt werden. Es kann keinen Zweifel daran geben, daß die erforderlichen hohen Ansprüche an die Gerätepflege und -wartung ein hohes Sicherheitsmoment für die Patienten darstellt. Der sorgfältige Umgang mit den Geräten, für den letztendlich der leitende Arzt Sorge zu tragen hat (1), vermeidet etliche technische Komplikationen, wie sie von Müchler (23), Good (12) u. Johnstone (13) umfassend beschrieben wurden.

9.2.2 Trägheit des Systems

Ein überaus wichtiges Sicherheitsmoment ist durch die langen Zeitkonstanten des Systems gegeben. P.J. Schreiber (27, 28) hat eine kritische, den Patienten potentiell gefährdende Situation in mehrere Zeitintervalle unterteilt (Abb. **9.2**):

– Präalarmierungsphase: die Zeit vom Eintritt der Komplikation bis zu dem Zeitpunkt, bei dem ein für die Komplikation relevanter Meßparameter die Alarmgrenze erreicht,
– Identifizierungsphase: die Zeit, die der Anästhesist braucht, um die Ursache des Alarms zu identifizieren,
– Korrekturphase: die Zeit, die vom Zeitpunkt der Korrektur bis zu einer entsprechenden Reaktion des Systems verstreicht,
– Restitutionsphase: die Zeit, die vergeht, bis das System wieder die sichere Ausgangslage erreicht.

Der Zeitraum, der mit der Alarmierung beginnt und bis zum definitiven Eintritt eines Schadens dauert, wird Reaktionszeit genannt. Es ist die dem Anästhesisten maximal zur Verfügung stehende Zeit, um Schaden vom Patienten abzuwenden.

Zur Demonstration der erhöhten Sicherheit der Minimal-Flow-Anästhesie durch die langen Zeitkonstanten des Systems wurde an einem jungen gesunden Patienten in Anwesenheit von zwei Anästhesisten folgende Simulation durchgeführt (Abb. **9.3**):

Unter der Narkose wurde, jeweils ausgehend von einer inspiratorischen Sauerstoffkonzentration von 32 Vol% unter Steady-state-Bedingungen, die Sauerstoffzufuhr unterbrochen, wobei die Lachgaszufuhr unverändert blieb. Dieser Test wurde mit einem Frischgasflow von 6, 3, 1 und 0,5 l/min durchgeführt. Die untere Alarmgrenze des Sauerstoffmeßgerätes wurde auf 28 Vol% eingestellt, bei einer inspiratorischen Sauerstoffkonzentration von 22 Vol% wurde der Test abgebrochen, das System geöffnet und reiner Sauerstoff mit hohem Flow ins System eingeleitet. Die Sauerstoffkonzentration von 22 Vol% soll in diesem Modell die kritische Grenze darstellen, bei der eine Schädigung des Patienten potentiell möglich ist.

Aus der Abbildung läßt sich unschwer erkennen, daß die Reaktionszeit bei dem niedrigen Frischgasflow von 0,5 l/min (Td) wesentlich länger ist als die bei hohem Frischgasflow von 6 l/min (Ta). Das heißt, bei niedrigem Frischgasflow ist die zur Identifizierung und Korrektur einer Störung zur Verfügung stehende Zeit erheblich länger als bei hohem Frischgasflow. Die langen Zeitkonstanten der Minimal-Flow-

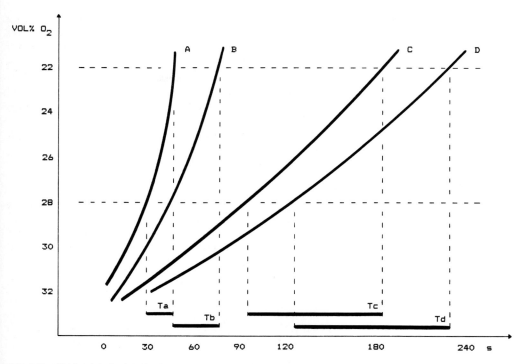

Abb. 9.3 Abhängigkeit der Reaktionszeit vom Frischgasflow bei simulierter akzidenteller Unterbrechung der Sauerstoffzufuhr: Die Reaktionszeit ist bei niedrigem Frischgasflow (Td) wesentlich länger als bei hohem (Ta). Frischgasflow: A = 6 l/min, B = 3 l/min, C = 1 l/min, D = 0,5 l/min

Anästhesie sind ein spezifischer Sicherheitsfaktor, der auf der Verminderung des Frischgasvolumens beruht und vor Hypoxie und Narkosemittelüberdosierung bei akzidentellen Dosierungsfehlern schützt. In dieser Beziehung ist das Verfahren eindeutig risikoärmer als die Narkosetechnik mit hohem Frischgasflow.

9.2.3 Auseinandersetzung mit diesem Narkoseverfahren in Theorie und Praxis

Ein nicht unwesentliches Sicherheitsmoment ergibt sich mittelbar aus der Beschäftigung mit der Minimal-Flow-Anästhesie. Vor Durchführung solcher Narkosen muß sich der Anästhesist engagiert und intensiv mit vielen Einzelaspekten der Anästhesie auseinandersetzen. So nimmt das Verständnis für kinetische Vorgänge im Ablauf der Narkose und die technischen Details der Geräte zu.

Natürlich wird, vor allem in der Phase, wo die ersten Erfahrungen mit diesem Verfahren gemacht werden, eine erhöhte Aufmerksamkeit bei der Überwachung des Patienten und des Narkosegerätes erforderlich sein. Es ist aber nicht zu verstehen, wenn gerade die erhöhte Sorgfalt und Aufmerksamkeit während der Narkose als Nachteile des Verfahrens gesehen werden (26), wo sie doch zweifelsohne eine Verminderung des Risikos für den Patienten mit sich bringen. Der Anästhesist kann jederzeit, wenn er sich in einer bestimmten klinischen Situation überfordert fühlt, das System öffnen und auf das ihm vertraute Verfahren der Narkoseführung mit hohem Frischgasflow übergehen.

Aus der eigenen Erfahrung wird die Aussage bekräftigt, daß der Anästhesist durch die Beschäftigung mit dem geschlossenen System mehr über seine Patienten und sein Narkosegerät weiß (7, 8).

9.3 Implikationen für die Narkosepraxis

Die durch die Verminderung des Frischgasvolumens gegebenen möglichen Risiken lassen sich mit der in der DIN 13252 und der MedGV verbindlich vorgeschriebenen und auf die speziellen Probleme der Rückatmung ausgelegten sicherheitstechnischen Ausstattung (Tab. 9.1) immer so frühzeitig erkennen, daß eine verfahrensspezifische Gefährdung der Patienten bei Durchführung der Minimal-Flow-Anästhesie ausgeschlossen werden kann. Erweitertes Monitoring ist nicht erforderlich.

Allerdings muß festgestellt werden, daß konventionelle Narkosegeräte mit kontinuierlicher Frischgaseinleitung, ausgerüstet mit einem Narkosebeatmungsgerät mit hängendem Beatmungsbalg bezüglich der Gewährleistung der Gasvolumenkonstanz während der maschinellen Beatmung und bezüglich der Gasdosierung unzulänglich sind. Erst mit den Geräten der neuen Generation wurden die technischen Voraussetzungen für problemlose Narkosen mit reduziertem Frischgasflow geschaffen. Die wesentliche technische Veränderung besteht in der diskontinuierlichen Frischgaseinleitung in das Narkosesystem und dem Vorhandensein eines Gasreservoirs. Durch dieses Konstruktionsprinzip werden geringfügige Volumenimbalancen, die bei der Minimal-Flow-Anästhesie verfahrensspezifisch vorkommen, kompensiert. Mit diesen auf niedrige Frischgasvolumina ausgelegten Narkosegeräten lassen sich Minimal-Flow-Narkosen problemlos durchführen. Bei Einsatz der anderen genannten Geräte erfordert die Durchführung dieses Narkoseverfahrens eine aufmerksame Beobachtung der Beatmungsparameter und gegebenenfalls Korrekturen der Geräteeinstellung.

Das Risiko eines Patienten während der Narkose wird aber letztendlich entscheidend von der Vertrautheit des Anästhesisten mit dem gewählten Narkoseverfahren und der Kenntnis der verfahrensspezifischen Komplikationsmöglichkeiten bestimmt (11).

Tabelle 9.1 Sicherheitstechnische Anforderungen an Inhalationsnarkosegeräte (DIN 13252 und MedGV), ausgewählt nach der Relevanz für die Narkoseführung mit niedrigem Frischgasvolumen

Sauerstoffmangelsignal
Lachgassperre
Sauerstoffbypass
Ein-Verdunster-Betrieb
Limitierung der Maximalkonzentration von Narkosemittelverdunstern
Sauerstoffmessung mit akustischer Warneinrichtung
Beatmungsdruckmeßgerät
Diskonnektionsalarmvorrichtung
Überdruckalarmvorrichtung
Meßgerät für Atemvolumen und Beatmungsvolumen
Alternative Ventilationsüberwachung
Messung und Überwachung der Narkosemittelkonzentration

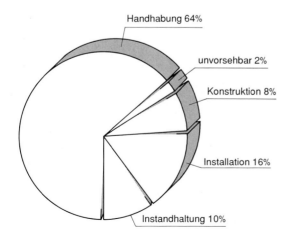

Abb. 9.4 Ursachen für Zwischenfälle mit medizinisch-technischen Geräten (aus Lotz [16])

So beruhen nur etwa 4−11% der Anästhesiezwischenfälle definitiv auf Gerätefehlfunktionen (1, 16, 17, 28), 70−80% jedoch auf menschlichem Versagen (4, 6, 14, 28). Dabei korrelieren die Komplikationen häufig mit unzureichender Geräteüberprüfung, mangelhafter Instandhaltung, unzureichender Erfahrung und Vertrautheit mit dem Gerät und dem Narkoseverfahren sowie falscher Handhabung der Geräte (Abb. 9.4). Calkins (4) weist darauf hin, daß gerade auch Fehleinschätzungen der Interaktion zwischen Narkosesystem und Narkosegerät zu Komplikationen führen können.

Folgende Schlußfolgerungen werden aus diesen Erörterungen gezogen:

Die Beschäftigung mit den Narkoseverfahren mit reduziertem Frischgasvolumen sollte fester Bestandteil der Ausbildung junger Anästhesisten sein. Das verbesserte Verständnis technischer und physiologischer Vorgänge während der Inhalationsnarkose ist ein wesentliches Sicherheitsmoment für die Patientenbetreuung.

Junge Anästhesisten in der Ausbildung sollten nur bei Gewährleistung guter fachärztlicher Supervision Minimal-Flow-Narkosen durchführen. Dies gilt um so mehr, wenn die apparative Ausstattung noch nicht optimal auf dieses Verfahren ausgelegt ist.

In kritischen Problemsituationen sollte vorzüglich das Anästhesieverfahren Anwendung finden, mit dem der Anästhesist gut vertraut ist. Wird in dieser Weise verfahren, so wird das Risiko für den Patienten entscheidend vermindert.

Die Wahl des Frischgasvolumens sollte flexibel den jeweiligen Bedingungen angepaßt werden, die vom operativen Vorgehen, der apparativen Ausrüstung und vom Ausbildungsstand des Anästhesisten vorgegeben sind.

Die Sicherheit des Patienten hat bei der Wahl des Verfahrens immer erstes Anliegen des Anästhesisten zu sein (25, 26).

Werden diese selbstverständlichen Regeln zur Auswahl des Anästhesieverfahrens beachtet, so ist die Minimal-Flow-Anästhesie eine Verfahrensvariante, die zumindest ebenso sicher ist wie die Narkoseführung mit hohem Frischgasvolumen (7, 18, 30, 36). Darüber hinaus werden mit der Minimal-Flow-Anästhesie die Vorteile der Rückatmung, auf die die Narkosegeräte mit ihrem hohen technischen Standard ausgelegt sind, optimal genutzt.

Literatur

1 Ahnefeld, F. W., J. Kilian, W. Friesdorf: Sicherheit und Instandhaltung medizinisch-technischer Geräte. Anästhesiol. u. Intensivmed. 22 (1981) 291−308
2 Barton, F., J. F. Nunn: Totally closed circuit nitrous oxide / oxigen anaesthesia. Brit. J. Anaesth. 47 (1975) 350−357
3 Barton, F., J. F. Nunn: Use of refractometry to determine nitrogen accumulation in closed circuits. Brit. J. Anaesth. 47 (1975) 346−348
4 Calkins, J. M.: Why new delivery systems? In Brown, B. R.: Future Anesthesia Delivery Systems. Contemporary Anesthesia Practice, Vol. VIII. Davies, Philadelphia 1984 (pp. 3−9)
5 Conway, C. M.: Closed and low flow systems. Theoretical considerations. Acta anaesthesiol. belg. 35 (1984) 257−263
6 Cooper, J. B., R. S. Newborner, R. J. Kitz: An analysis of major errors and equipment failures in anesthesia management: considerations for prevention and detection. Anesthesiology 60 (1984) 34−42
7 Cullen, S. C.: Who is watching the patient? Anesthesiology 37 (1972) 361−362
8 Edsall, D. W.: Economy is not the major benefit of closed-system anesthesia. Anesthesiology 54 (1981) 258
9 Ernst, E. A.: Use of charcoal to rapidly decrease depth of anesthesia while maintaining a closed circuit. Anesthesiology 57 (1982) 343
10 Ernst, E. A., J. A. Spain: Closed-circuit and high-flow systems: examining alternatives. In Brown, B. R., J. M. Calkins, R. J. Saunders: Future Anesthesia Delivery Systems. Contemporary Anesthesia Practice. Vol. VIII. Davies, Philadelphia 1984 (pp. 11−38)
11 Eyrich, K.: Sorgfalt bei der Prämedikation und Wahl des Anästhesieverfahrens. Anästhesiol. u. Intensivmed. 20 (1979) 39−43
12 Good, M. L., D. A. Paulus: Equipment. In Gravenstein, N.: Manual of Complications During Anesthesia. Lippincott, Philadelphia 1991 (pp. 83−120)
13 Johnstone, R. E.: Equipment malfunction. In Orkin, F. K., L. H. Cooperman: Complications in Anesthesiology. Lippincott, Philadelphia 1983 (pp. 639−645)
14 Keats, A. S.: What do we know about anesthetic mortality? Anesthesiology 50 (1979) 387−392
15 Lin, C. Y., J. W. Mostert, D. W. Benson: Closed circle systems. A new direction in the practice of anesthesia. Acta anaesthesiol. scand. 24 (1980) 354−361
16 Lotz, P.: Sicherheitstechnische Aspekte bei der Anwendung medizinisch-technischer Geräte im Krankenhaus. mt-Medizintechnik 104 (1984) 133−137
17 Lunn, J. N., W. W. Mushin: Mortality associated with anaesthesia. Nuffield Provincial Hospitals Trust, London 1982
18 Mazzia, V. D. B., A. H. Simon: Low flow and close system anesthesia: legal liability and some specific cases. In Aldrete, J. A., H. J. Lowe, R. W. Virtue: Low Flow and

Closed System Anesthesia. Grune & Stratton, New York 1979 (pp. 315–321)
19. Middleton, V., A. van Poznak, J. F. Artusio, S. M. Smith: Carbon monoxide accumulation in closed circle anesthesia systems. Anesthesiology 26 (1965) 715–719
20. Morita, S., W. Latta, K. Hambro, M. T. Snider: Accumulation of methane, acetone, and nitrogen in the inspired gas during closed-circuit anesthesia. Anesth. and Analg. 64 (1985) 343–347
21. Morita, S.: Inspired gas contamination by non-anesthetic gases during closed circuit anesthesia. The Circular 2 (1985) 24–25
22. Morita, S., H. Toyooka, M. Nagase: Hydrogen accumulation in closed circuit. Jap. J. Anesth. 34 (1985) 468–472
23. Müchler, H. C.: Das technische Narkoserisiko. Prakt. Anästh. 13 (1978) 368–378
24. Nunn, J. F.: Techniques for induction of closed circuit anaesthesia. In Aldrete, J. A., H. J. Lowe, R. W. Virtue: Low Flow and Closed System Anesthesia. Grune & Stratton, New York 1979 (pp. 3–10)
25. Opderbecke, H. W.: Sorgfalt bei der Durchführung und Überwachung der Anästhesie. Anästhesiol. u. Intensivmed. 20 (1979) 59–62
26. Opderbecke, H. W.: Ärztliche Sorgfaltspflicht bei der Narkoseführung mit reduziertem Frischgasflow. In Lawin, P., H. van Aken, U. Schneider: Alternative Methoden in der Anästhesie. INA Bd. 50. Thieme, Stuttgart 1985 (S. 49–52)
27. Schreiber, P.: Anesthesia systems. In: North American Draeger Safety Guidelines. Merchants Press, Boston 1985
28. Schreiber, P., J. M. Schreiber: Electronic surveillance during anesthesia. North American Draeger, 1986
29. Spieß, W.: Narkose im geschlossenen System mit kontinuierlicher inspiratorischer Sauerstoffmessung. Anaesthesist 26 (1977) 503–513
30. Spieß, W.: Minimal-flow-Anästhesie – eine zeitgemäße Alternative für die Klinikroutine. Anaesth. Reanim. 5 (1980) 145–159
31. Sharp, H. J., J. R. Trudell, E. N. Cohen: Volatile metabolites and decomposition products of Halothane in man. Anesthesiology 50 (1979) 2–8
32. Strauß, J. M., W. Bannasch, J. Hausdörfer, S. Bang: Die Entwicklung von Carboxyhämoglobin während Langzeitnarkosen im geschlossenen Kreissystem. Anaesthesist 40 (1991) 324–327
33. Strauß, J., J. Hausdörfer, W. Bannasch, S. Bang: Akkumulation von Aceton während Langzeitnarkosen in halboffenen und geschlossenen Kreissystemen. Anaesthesist 40, Suppl. 2 (1991) S260
34. Versichelen, L., G. Rolly: Nitrogen accumulation during closed circuit anaesthesia. The Circular 6 (1989) 10
35. Versichelen, L., G. Rolly: Mass-spectrometric evaluation of some recently introduced low flow, closed circuit systems. Acta anaesthesiol. belg. 41 (1990) 225–237
36. Virtue, R. W.: Toward closed system anesthesia. Anaesthesist 26 (1977) 545–546
37. Westenskow, D. R., W. S. Jordan, D. S. Gehmlich: Electronic feedback control and measurement of oxygen consumption during closed circuit anesthesia. In Aldrete, J. A., H. J. Lowe, R. W. Virtue: Low Flow and Closed System Anesthesia. Grune & Stratton, New York 1979 (pp. 135–146)

10 Praxis der Minimal-Flow-Anästhesie

Die Minimal-Flow-Anästhesie nach Virtue (27) ist die Variante der Narkoseführung mit reduziertem Frischgasflow, bei der eine den heutigen technischen Gegebenheiten entsprechende maximal mögliche Verminderung des Frischgasvolumens vorgenommen wird. Sie ist die Extremvariante der Narkosen mit halbgeschlossenem Rückatemsystem, auf die das technische Konzept der in der Mehrzahl der Anästhesieabteilungen in Deutschland eingesetzten Narkosegeräte ausgelegt ist. Sie entspricht somit auch deren bestimmungsgemäßem Einsatzbereich. Dabei genügt die in der DIN 13252 und der MedGV vorgeschriebene sicherheitstechnische Ausstattung den verfahrensspezifischen Anforderungen zur Gewährleistung der Patientensicherheit. Dieses Kapitel soll praxisorientierte Anleitungen zur Durchführung der Minimal-Flow-Anästhesie geben.

Niedrigflußverfahren sollten anfangs nur bei unkomplizierten Eingriffen und Patienten ohne problematisierende Vorerkrankungen eingesetzt werden, so daß durch aufmerksame Beobachtung von Patient und Gerät die ersten Erfahrungen mit dieser Technik gemacht werden können. Es scheint unabdingbar, nochmals auf die selbstverständliche Forderung hinzuweisen, daß bei Risikopatienten und -eingriffen immer das Anästhesieverfahren angewandt werden sollte, mit dem der Anästhesist gut vertraut ist. Andererseits aber gilt die Minimal-Flow-Anästhesie unter medikolegalem Aspekt als ein anerkanntes Verfahren, zahlreiche wissenschaftliche Arbeiten sind dieser Narkosetechnik gewidmet und sie wird als Alternative zur bislang geübten Narkosepraxis gesehen. Bergmann hat bereits 1986 darauf hingewiesen (7), daß die von der Mehrzahl der Anästhesisten geübte Praxis der Narkoseführung mit hohem Frischgasfluß in eklatantem Gegensatz zu dem von ihnen geforderten hohen technischen Standard der Narkosegeräte steht.

10.1 Die Gerätevorbereitung

Nach dem täglichen Gebrauch wird das Narkosesystem einschließlich aller Ventile entsprechend der Vorschrift in der Betriebsanleitung (s. Kap. 7, S. 59) völlig zerlegt, gesäubert und sterilisiert oder desinfiziert. Es ist darauf zu achten, daß alle Dichtungsringe aus ihren Führungsnuten genommen und gereinigt werden. Danach werden alle Teile getrocknet und zum Erkalten ausgebreitet.

Vor dem Zusammenbau der gereinigten Einzelteile des Systems sind alle Dichtungsringe mit Siliconspray (Silicon-Spray, Fa. Asid Bonz) einzusprühen und das Hahnküken des Umschaltventils am Kreisteilträger einzufetten (Oxigenoex S4, Fa. Dräger). Die für das Verfahren geforderte Dichtigkeit kann durch das Auswechseln spröder Dichtungen sowie durch gewissenhaftes, aber nie zu starkes Anziehen der Schraubverbindungen am Kreisteil erreicht werden. Kunststoffteile des Systems, wie die Absorbergehäuse und die Ventildome, müssen auf das Vorhandensein von Bruchlinien und Rissen überprüft und gegebenenfalls ausgewechselt werden. Des weiteren sind die Metallkonnektoren auf Schäden zu überprüfen, und es ist auf die Sauberkeit und den korrekten Sitz aller Metall-auf-Metall-Verbindungen zu achten. Wird in dieser Weise verfahren, so ist die geforderte Dichtigkeit des Systems mit einer maximalen Leckagetoleranz von 100 ml bei einem Systembinnendruck von 20 mbar auch im Routinebetrieb immer zu erreichen. Es hat sich als vorteilhaft erwiesen, Dichtungen und Kunststoffteile in geringer Zahl als Ersatzteile zu bevorraten.

Bei Einsatz von Doppelabsorbern sollte die Füllung des kreisteilnahen Absorbers bei Erschöpfung des Atemkalkes, routinemäßig zumindest aber nach wöchentlichem Gebrauch,

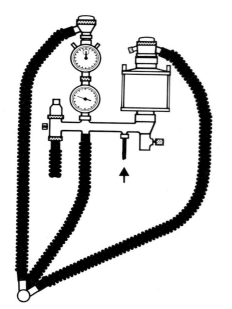

Abb. **10.1** Anschlußschema des Schlauchsystems für die Dichtigkeitsprüfung (aus: Betriebsanleitung für das Kreissystem 8 ISO)

verworfen werden. Ebenso sollte auch verfahren werden, wenn bei Vorhandensein eines CO_2-Überwachungsgerätes mit Einzelabsorbern gearbeitet wird. Bakteriologische Untersuchungen an der eigenen Abteilung konnten die hygienische Unbedenklichkeit dieses Vorgehens bestätigen (4, 5). Das Absorbergehäuse ist dann soweit als möglich zu zerlegen, wobei darauf zu achten ist, daß die Gummidichtungen aus den Dichtungslagern herausgenommen werden. Entsprechend der Vorschrift wird der zerlegte Absorberbehälter desinfiziert oder sterilisiert und nach Silikonisierung der Dichtungsringe werden die auf Raumtemperatur abgekühlten Einzelteile wieder zusammengebaut. Zur Kontrolle wird das Datum der Neubefüllung des gereinigten Absorbers auf einem am Gehäuse angebrachten Papierpflasterstreifen vermerkt.

Unmittelbar nach der Montage des Kreisteils wird ein Patientenschlauchsystem angeschlossen. Zur Überprüfung der adäquaten Dichtigkeit des Narkosesystems wird das Überdruckventil am Kreisteilträger verschlossen, die Faltenschläuche nach dem Anschlußschema für die Dichtigkeitsprüfung miteinander verbunden (Abb. **10.1**) und dann mit hohem Flow so viel Sauerstoff in das System eingeleitet, daß ein Binnendruck von 20 mbar aufgebaut wird. Daraufhin ist der O_2-Flow auf 100 ml/min zu reduzieren: Der Druck von 20 mbar muß unter diesen Bedingungen über einen Zeitraum von einer Minute konstant bleiben. An der eigenen Abteilung wird die Überprüfung der Dichtigkeit standardisiert bei einem Systembinnendruck von 40 mbar vorgenommen, was bei adäquater Gerätepflege in der angegebenen Weise ebenfalls unschwer erreicht werden kann.

Beim Narkosegerät AV 1 muß der Dichtigkeitstest in folgender Weise durchgeführt werden: Der Handbeatmungsbeutel ist vom Faltenschlauch abzunehmen und der Schlauch entsprechend Abb. **10.1** am Y-Stück mit dem Patientenschlauchsystem kurzzuschließen. Der Betriebsartenschalter ist auf die Funktion *MAN (FLOW +)*, das Überdruckventil auf den maximalen Beatmungsdruck von 80 mbar einzustellen. Durch Öffnen des Dosierventils wird so viel Sauerstoff in das System eingeleitet, daß ein Systembinnendruck von 40 mbar erreicht wird. Sodann ist die Gaseinleitung in das System durch Schließen des Dosierventils zu beenden. Wenn über einen Zeitraum von 1 Minute der Systembinnendruck nicht unter 25 mbar absinkt, so genügt die Dichtigkeit des Systems zur Durchführung von Minimal-Flow-Anästhesien. Wenn der Druck in 15 Sekunden von 40 auf 30 mbar abfällt, so entspricht dies einer Leckage von 250 ml/min.

Die Dichtigkeit der Atemsysteme von den Narkosegeräten Cicero (Drägerwerk, Lübeck) und Elsa (Gambro-Engström, Bromma) wird mit einer automatisch ablaufenden Testsequenz überprüft (s. Kap. 7.2.4.1, S. 64f). Wird diese ohne Fehlermeldung durchlaufen, so sind die Atemsysteme zur Durchführung eines jeden Niedrigflußverfahrens geeignet.

Die weitere Überprüfung der Einzelaggregate des gereinigten Narkosegerätes erfolgt entsprechend den Angaben der Betriebsanleitungen.

Die Funktionsfähigkeit aller Monitorsysteme, gegebenenfalls deren Nullpunkteinstellung sowie die Kalibrierung der O_2-Meßgeräte auf

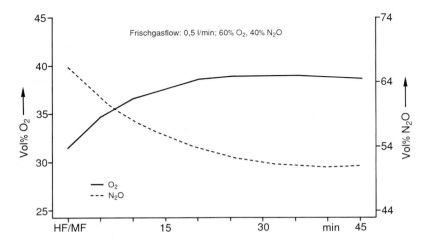

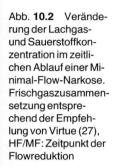

Abb. **10.2** Veränderung der Lachgas- und Sauerstoffkonzentration im zeitlichen Ablauf einer Minimal-Flow-Narkose. Frischgaszusammensetzung entsprechend der Empfehlung von Virtue (27), HF/MF: Zeitpunkt der Flowreduktion

21 Vol% mit Raumluft wird zu Beginn eines jeden Arbeitstages überprüft. Des weiteren muß vor Beginn der ersten Narkose nochmals die Funktionsbereitschaft des Narkosegerätes und die Dichtigkeit des Narkosesystems überprüft werden.

10.2 Die Frischgaszusammensetzung

Die von Virtue empfohlene Frischgaszusammensetzung von 60 Vol% Sauerstoff und 40 Vol% Lachgas gewährleistet zumindest in den ersten 60 Minuten nach der Flowreduktion eine ausreichende inspiratorische Sauerstoffkonzentration, die im Mittel auf 38 Vol% ansteigt (Abb. **10.2**). Werte in dieser Größenordnung werden auch von Virtue selbst angegeben, entsprechend niedrig ist die inspiratorische Lachgaskonzentration.

Wird mit dem Ziel, die Effekte des Lachgases besser zu nutzen und das Amnalgesieplanum mit ausgeprägter Analgesie und Amnesie zu erreichen (2, 19, 20), eine Frischgaszusammensetzung von 50 Vol% Sauerstoff und 50 Vol% Lachgas eingestellt, so fällt die inspiratorische Sauerstoffkonzentration in einem Prozentsatz von 30% der Narkosen schon innerhalb der ersten 60 Minuten auf einen Wert von 28 Vol% ab. Da zur sicheren Vermeidung einer akzidentellen Hypoxämie eine inspiratorische Sauerstoffkonzentration von mindestens 30 Vol% empfohlen wird (2, 12), muß eine Veränderung der Frischgaszusammensetzung zugunsten des Sauerstoffs vorgenommen werden (Abb. **10.3a** u. **b**).

Bei weiterer Differenzierung zeigt sich, daß die inspiratorische Sauerstoffkonzentration gehäuft bei schwergewichtigen, athletischen und jungen Patienten auf den definierten kritischen Wert von 28 Vol% abfällt (Abb. **10.4**). Diese Patientenmerkmale korrelieren mit einem erhöhten Sauerstoffverbrauch. Je höher der Sauerstoffverbrauch ist, desto größer ist die Sauerstoffausschöpfung aus dem Atemgas. Entsprechend erniedrigt ist der Sauerstoffgehalt des Rückatmungsvolumens und damit auch des dem Patienten zur Inspiration angebotenen Gemisches aus Frisch- und rezirkulierendem Gas (29).

Unter dem Aspekt der Gewährleistung der Patientensicherheit und der Vermeidung akzidenteller Hypoxie sollte zu Beginn der Beschäftigung mit diesem Narkoseverfahren das von Virtue vorgeschlagene Konzept beibehalten und bei Flowreduktion eine Frischgaszusammensetzung von 60 Vol% Sauerstoff und 40 Vol% Lachgas gewählt werden. Es ist aber

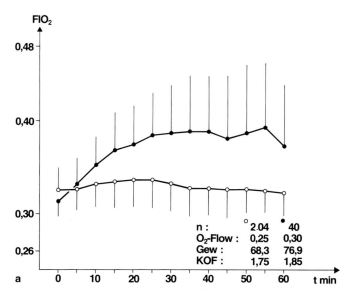
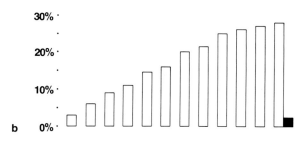

Abb. 10.3 a u. b
a Veränderung der inspiratorischen O$_2$-Konzentration (FIO$_2$) bei Minimal-Flow-Anästhesien in Abhängigkeit von der Frischgaszusammensetzung
○ FGFI 0,5 l/min, 0,25 l O$_2$ und 0,25 l N$_2$O;
● FGFI 0,5 l/min, 0,3 l O$_2$ und 0,2 l N$_2$O
Ordinate: FIO$_2$ (Mittelwerte und Standardabweichung), Abszisse: Zeit ab Flowreduktion
b Kumulativ dargestellte relative Häufigkeit des Abfalls der FIO$_2$ auf den kritischen Wert von 0,28

zu bedenken, daß bei nahezu gleichbleibendem Sauerstoffverbrauch in der Größenordnung des Grundumsatzes (1) der Lachgasuptake einer Exponentialfunktion folgend abfällt (22): So wird bei Reduktion des Frischgasflows nach 15 Minuten dem System initial mehr Lachgas entnommen als zugeführt, so daß die Lachgaskonzentration abfällt und entsprechend die des Sauerstoffs ansteigt. Nach etwa 35–45 Minuten wird dann bei gleichbleibendem Sauerstoffverbrauch weniger Lachgas vom Patienten aufgenommen, als mit dem konstanten Frischgasstrom ins System eingespeist wird. Durch die konsekutive Lachgasakkumulation sinkt bei nun steigender Lachgas- die Sauerstoffkonzentration ab. Deshalb muß auch bei Einstellung der von Virtue empfohlenen Frischgaszusammensetzung bei längerdauernden Eingriffen damit gerechnet werden, daß die inspiratorische Sauerstoffkonzentration auf Werte unter 30 Vol% abfällt, was eine Veränderung der Frischgaszusammensetzung zugunsten des Sauerstoffanteils erfordert.

Des weiteren ist zu bedenken, daß Einstellungsfehler an den Gasdosiereinrichtungen in einer Größenordnung von 10–20 ml/min durchaus auch bei sorgfältiger Gerätebedienung vorkommen können. Da die Anzeigegenauigkeit der Durchflußmeßröhren darüber hinaus mit ± 10% vom eingestellten Zahlenwert angegeben wird, so kann insgesamt eine Abweichung des O$_2$- und N$_2$O-Flows von etwa 50 ml/min resultieren. Deshalb dürfen Minimal-Flow-Narkosen keinesfalls ohne kontinuierliche inspiratorische Sauerstoffmessung

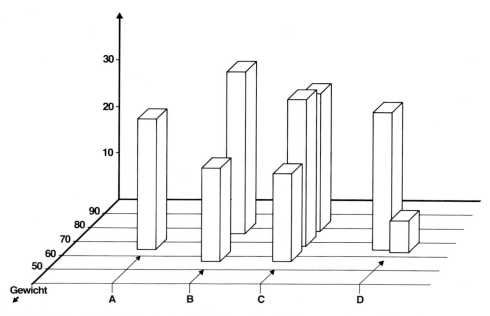

Abb. **10.4** Häufigkeit des Abfalls der inspiratorischen Sauerstoffkonzentration auf den Wert von 28 Vol% in Abhängigkeit von den Patientenmerkmalen Gewicht, Konstitution und Alter.
Ordinate: relative Häufigkeit (%), Z-Achse: Körpergewicht (kg)
A Gesamtkollektiv, mittl. Gew. 69 kg, mittl. Alter 41,5 J. Differenziert nach:
B dem Körpergewicht: mittl. Gew. 59 kg / mittl. Gew. 78 kg,
C der Konstitution entsprechend dem Broca-Index: untergew. 58 kg / normgew. 67 kg / adipös 79 kg,
D dem Alter: mittl. Alter 38 J. / mittl. Alter 62 J. (bei nahezu identischem Gewicht und Körperstatur)

durchgeführt werden. Weiterhin ist streng darauf zu achten, daß der Alarm am Meßgerät eingeschaltet und auf einen unteren Grenzwert von 30 Vol% O_2 eingestellt ist. Sinkt die Sauerstoffkonzentration auf diesen Wert ab, so ist der Sauerstoffflow um 50 ml/min zu steigern und gleichzeitig der Lachgasflow um diesen Wert zu vermindern.

10.3 Die Dosierung der Inhalationsanästhetika

10.3.1 Isofluran

Seit 1981 steht neben den Inhalationsanästhetika Halothan und Enfluran dessen Stereoisomer, das Isofluran, in der Klinik zur Verfügung.

Isofluran ist wegen seiner spezifischen physikochemischen und pharmakologischen Eigenschaften als volatiles Anästhetikum für den Gebrauch bei der Durchführung von Minimal-Flow-Narkosen überaus geeignet (Tab. **10.1**): Wegen der geringen Blut-Gas-Löslichkeit ist ein schnelles An- und Abfluten des Narkotikums und wegen seiner niedrigen minimalen anästhetischen Konzentration (MAC) ein rasches Erreichen einer für die Durchführung operativer Eingriffe adäquaten Narkosetiefe zu erwarten (14, 25). Des weiteren ist die Metabolisierungsrate mit etwa 0,2% sehr niedrig (13), so daß der Uptake nicht von Metabolisierungsprozessen überlagert wird. Die nach der Uptakeformel von Lowe (s. Kap. 3.3.1.3, S. 22f) berechnete Menge an vaporisiertem Isofluran, die zur Aufrechterhaltung einer definierten exspiratorischen Konzentration dem Patienten zugeführt werden muß, ist jeweils geringer als die äquivalenten Mengen an Halothan und En-

Tabelle 10.1 Physikochemische und pharmakologische Eigenschaften der Inhalationsanästhetika (entspr. 14, 17, 18, 25, 28, 30)

	MAC	λB/G	λÖl/Gas	VAP	MR
Lachgas	101	0,47	1,4	∅	∅
Halothan	0,77	2,3	224	228	20
Enfluran	1,68	1,78	96,5	200	2
Isofluran	1,15	1,41	90,8	200	0,2
Sevofluran	2,0	0,65	42		2
Desfluran	≈ 4−6	0,42	18		< 0,2
Xenon	71	0,085		∅	∅

MAC: minimale anästhetische Konzentration (Vol%), λB/G: Blut-Gas-Verteilungskoeffizient, λÖl/Gas: Öl-Gas-Verteilungskoeffizient, VAP: ml Dampf / ml Flüssigkeit, MR: Metabolisierungsrate

fluran. Für Isofluran wurde ein sehr einfaches und standardisiert zu handhabendes Dosierungsschema entwickelt, das die Praktikabilität der Minimal-Flow-Anästhesie wesentlich verbessert (3).

Während der 15- bis 20minütigen Narkoseinitialphase mit hohem Frischgasflow (4,4 l/min) wird einheitlich eine Frischgasisoflurankonzentration von 1,5 Vol% eingestellt, die nach der Reduktion des Frischgasvolumens auf 0,5 l/min standardisiert auf 2,5 Vol% erhöht wird. Von dieser Grundeinstellung aus können Veränderungen entsprechend den Anforderungen des operativen Eingriffs oder der individuellen Reaktionslage des Patienten vorgenommen werden. Somit entspricht die Durchführung von Minimal-Flow-Narkosen mit Isofluran dem gewohnten Vorgehen bei Narkosen mit hohem Frischgasvolumen.

Das dergestalt standardisierte Dosierungsschema führt zu einer mittleren exspiratorischen und damit näherungsweise alveolären Isoflurankonzentration von 0,8 Vol% oder, bezogen auf die minimale anästhetische Konzentration, 0,7 × MAC (Abb. 10.5). Wird der mit einer Lachgaskonzentration von 55−65 Vol% erreichte Anteil der MAC_{N_2O} von 0,6 zu diesem Wert hinzugerechnet (21), so ergibt sich für die additive MAC ein Wert von 1,3, das ist die anästhetische Alveolarkonzentration, bei der 95% der Patienten nicht mehr auf den Hautschnitt reagieren (AD_{95}). Die exspiratorische Isoflurankonzentration von 0,8 Vol% wird dabei weitestgehend unabhängig von den Patientenmerkmalen Gewicht, Konstitution und Alter erreicht (Abb. 10.6−10.8).

Allerdings muß einschränkend darauf hingewiesen werden, daß die pharmakodynamische Kenngröße MAC von individuellen Faktoren, wie dem Alter und der Körpertemperatur, aber darüber hinaus auch von den jeweiligen Charakteristika der Narkoseführung, wie etwa additiv verabreichter Analgetika, und der Prämedikation abhängt (13, 26). Auch die Pharmakokinetik eines Inhalationsnarkotikums ist in Abhängigkeit von individuellen Parametern, wie dem Alter und dem jeweiligen Herzzeitvolumen, variabel (13, 21, 26). Wenn auch für ein Kollektiv hinreichend genaue Aussagen darüber möglich sind, in welcher Größenordnung sich in- und exspiratorische Isoflurankonzentrationen im System bei Anwendung dieses Dosierungsschemas einstellen, so kann im individuellen Fall die Konzentration von diesen Mittelwerten abweichen. Darüber hinaus muß angemerkt werden, daß mit diesem Dosierungsschema eine bestimmte Gaskonzentration als Sollwert angestrebt wird. Eine Aussage darüber, ob im Einzelfall die mit dieser Konzentration erreichte Narkosetiefe für den speziellen operativen Eingriff oder die individuelle Reaktionslage des Patienten ausreicht, ist nicht möglich. So muß, von der angegebenen Standardeinstellung der Frischgaskonzentration ausgehend, diese den jeweiligen klinischen Erfordernissen entsprechend angepaßt werden – wie bei der Narkoseführung mit hohem Frischgasflow.

Die Anwendung des standardisierten Dosierungsschemas für das Inhalationsanästhetikum

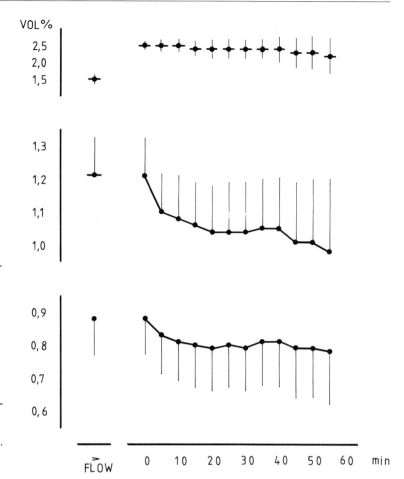

Abb. 10.5 In- und exspiratorische Isoflurankonzentration unmittelbar vor und im Verlauf von 60 Minuten nach der Flowreduktion auf 0,5 l/min (Mittelwerte und Standardabweichung).
Obere Ordinate: Verdampfereinstellung = Frischgaskonzentration, mittlere Ordinate: inspiratorische Isoflurankonzentration, untere Ordinate: exspiratorische Isoflurankonzentration.
Meßgerät: Normac (Fa. Datex).
Kollektiv: mittl. Gew. 74 kg, mittl. Alter 51 J.

Isofluran hat sich in der Praxis hervorragend bewährt. Dies spricht für die These von Lin (s. Kap. 3.3.1.4, S. 24f), daß nach einer initialen Narkosephase, während der die Gaskonzentrationen im gesamten System äquilibriert werden, der Uptake der Inhalationsanästhetika relativ konstant und im wesentlichen bei gleichbleibendem Herzminutenvolumen und unveränderter Ventilation eine Funktion der alveolokapillären Partialdruckdifferenz ist. Deshalb empfiehlt er, nach der Flowreduktion mit relativ niedrigen konstanten Frischgaskonzentrationen den geringen Uptakeverlust zu ersetzen: Eine Kalkulation und häufige Veränderung der Vaporeinstellung entsprechend einer komplexen Exponentialfunktion sei nicht erforderlich.

In Analogie zu den Angaben von Lin für Halothan und Enfluran läßt sich für die Isoflurandosierung folgende Kalkulationsformel aufstellen: Nach der initialen Äquilibrierungsphase kann der Uptake für einen folgenden Zeitraum von 60 Minuten mit der Formel

Uptake ISO = 10−15 ml Isoflurandampf/ Vol% angestrebte Konzentration

eingeschätzt werden.

10.3.2 Enfluran

Nach dem Konzept von Lin kann auch bei Gebrauch des Inhalationsanästhetikums Enfluran zur Verbesserung der Praktikabilität der Mini-

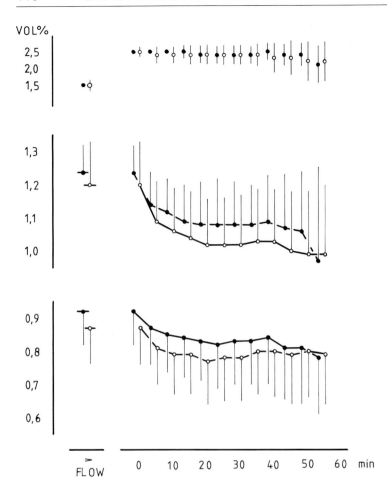

Abb. **10.6** In- und exspiratorische Isoflurankonzentration unmittelbar vor und im Verlauf von 60 Minuten nach der Flowreduktion auf 0,5 l/min (Mittelwerte und Standardabweichung).
Obere Ordinate: Verdampfereinstellung = Frischgaskonzentration, mittlere Ordinate: inspiratorische Isoflurankonzentration, untere Ordinate: exspiratorische Isoflurankonzentration.
Differenzierung des Kollektivs nach dem Körpergewicht:
● mittl. Gew. 62 kg, mittl. Alter 49 J.
○ mittl. Gew. 81 kg, mittl. Alter 52 J.

mal-Flow-Anästhesie eine Vereinfachung der Dosierungsvorschrift vorgenommen werden. Bei einer Frischgaskonzentration von 2,5 Vol% Enfluran wird während der 15–20 Minuten dauernden Narkoseinitialphase mit hohem Frischgasfluß (4,4 l/min) eine mittlere exspiratorische Konzentration von 1,35 Vol% erreicht. Wird zum Zeitpunkt der Flowreduktion auf 0,5 l/min einheitlich eine Frischgaskonzentration von 3,5 Vol% eingestellt, so fällt innerhalb der folgenden 30 Minuten die exspiratorische Konzentration im Mittel auf 0,95 Vol% ab. Sie liegt damit geringfügig niedriger als der angestrebte Wert von 1,1 Vol%, der 0,65 × MAC_{Enf} entspricht. Zusammen mit der Fraktion einer MAC_{N_2O} von etwa 0,65 ergibt sich ein additiver Wert von 1,3 × MAC, der wiederum der AD_{95} entspricht, der anästhetischen Konzentration, die in 95% der Fälle für den Beginn des operativen Eingriffs ausreicht (Abb. **10.9**).

Wird das Kollektiv entsprechend dem Körpergewicht differenziert, so liegen die Meßwerte bei den Patienten mit niedrigem Körpergewicht insgesamt höher als die, die sich bei den Patienten mit hohem Gewicht einstellen (Abb. **10.10**).

Die klinische Erfahrung mit diesem standardisierten Schema zur Enflurandosierung bei Minimal-Flow-Narkosen läßt folgende Schlußfolgerungen zu:

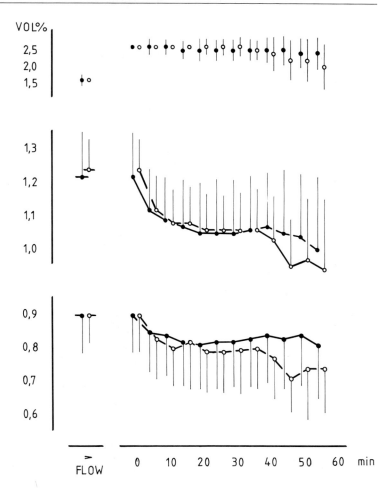

Abb. 10.7 In- und exspiratorische Isoflurankonzentration unmittelbar vor und im Verlauf von 60 Minuten nach der Flowreduktion auf 0,5 l/min (Mittelwerte und Standardabweichung).
Obere Ordinate: Verdampfereinstellung = Frischgaskonzentration, mittlere Ordinate: inspiratorische Isoflurankonzentration, untere Ordinate: exspiratorische Isoflurankonzentration.
Differenzierung des Kollektivs nach dem Alter:
● mittl. Gew. 75 kg, mittl. Alter 46 J.
○ mittl. Gew. 74 kg, mittl. Alter 69 J.

Eine Vereinheitlichung der Enflurandosierung ohne komplizierendes, an der Zeit orientiertes Schema kann durchaus mit guten klinischen Resultaten vorgenommen werden. Die Äquilibrierungsprozesse während der Minimal-Flow-Phase laufen aber langsamer ab als beim Einsatz von Isofluran. Des weiteren werden die in- und exspiratorischen Konzentrationen in deutlich stärkerem Maße von den Patientenmerkmalen, wie dem Gewicht und der Konstitution, beeinflußt.

10.3.3 Halothan

Ein mögliches Dosierungskonzept für das Inhalationsanästhetikum Halothan soll nur der Vollständigkeit halber aufgeführt werden, da dessen Anwendung, zumindest in der Erwachsenenanästhesie, wegen der potentiellen hepatotoxischen Nebenwirkungen bei der Möglichkeit des alternativen Gebrauches der klinisch überaus bewährten Inhalationsanästhetika Enfluran und Isofluran zunehmend kritisch beurteilt wird (6, 10, 15). Dabei beruht das Konzept auf der Simulation des geplanten Narkoseablaufes mit Computersimulationsprogrammen (s. Kap. 5, S. 38f): Während der Initialphase der Narkose wurde eine standardisierte Einstellung der Frischgaskonzentration auf 2,0 Vol%, nach Flowreduktion auf 4,0 Vol% vorgenommen.

Initial wird eine mittlere exspiratorische Konzentration von 0,93 Vol% erreicht, die nach der

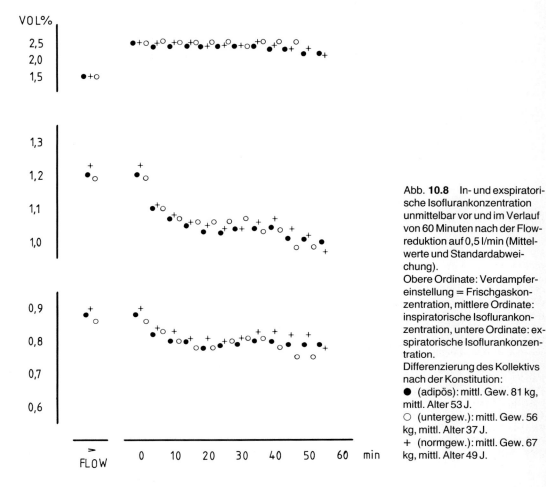

Abb. **10.8** In- und exspiratorische Isoflurankonzentration unmittelbar vor und im Verlauf von 60 Minuten nach der Flowreduktion auf 0,5 l/min (Mittelwerte und Standardabweichung).
Obere Ordinate: Verdampfereinstellung = Frischgaskonzentration, mittlere Ordinate: inspiratorische Isoflurankonzentration, untere Ordinate: exspiratorische Isoflurankonzentration.
Differenzierung des Kollektivs nach der Konstitution:
● (adipös): mittl. Gew. 81 kg, mittl. Alter 53 J.
○ (untergew.): mittl. Gew. 56 kg, mittl. Alter 37 J.
+ (normgew.): mittl. Gew. 67 kg, mittl. Alter 49 J.

Reduktion des Frischgasflows in 15 Minuten auf 0,8 Vol% abfällt und im weiteren Ablauf der Narkose eine deutlich ansteigende Tendenz aufweist (Abb. **10.11**). Die gemessenen Werte liegen insgesamt deutlich oberhalb der angestrebten Konzentration von $0{,}65 \times MAC_{Hal} = 0{,}5$ Vol%, auch der klinische Eindruck spricht in der Mehrzahl der Narkosen für ein zu tiefes Narkoseplanum. Bei der Differenzierung des Kollektivs nach dem Körpergewicht ergeben sich wiederum deutlich unterschiedliche in- und exspiratorische Konzentrationen (Abb. **10.12**). Wenn das Inhalationsanästhetikum Halothan trotz der angeführten Problematik mit standardisierter Dosierung eingesetzt werden soll, so muß nach der Verminderung des Frischgasvolumens eine niedrigere Frischgaskonzentration von etwa 3 Vol% gewählt werden. Es ist zu erwarten, daß im Einzelfall erhebliche Abweichungen von den angegebenen Mittelwerten auftreten.

10.4 Konzept und praktische Hinweise für die Durchführung der Minimal-Flow-Anästhesie am Beispiel einer Narkose mit Isofluran

Isofluran hat sich wegen seiner günstigen physikochemischen und pharmakologischen Eigenschaften als überaus geeignet für den Einsatz

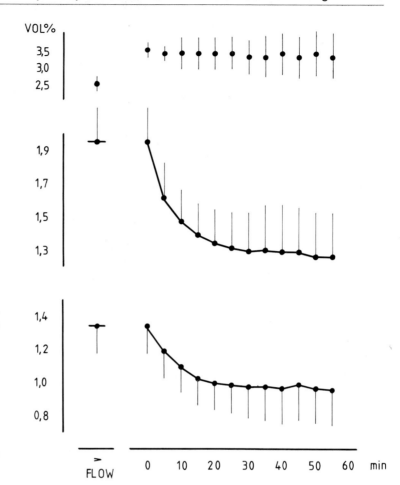

Abb. **10.9** In- und exspiratorische Enflurankonzentration unmittelbar vor und im Verlauf von 60 Minuten nach der Flowreduktion auf 0,5 l/min (Mittelwerte und Standardabweichung). Obere Ordinate: Verdampfereinstellung = Frischgaskonzentration, mittlere Ordinate: inspiratorische Enflurankonzentration, untere Ordinate: exspiratorische Enflurankonzentration. Kollektiv: mittl. Gew. 71 kg, mittl. Alter 42 J.

bei Minimal-Flow-Narkosen erwiesen. Bei Anwendung eines standardisierten Dosierungsschemas wird nahezu unabhängig von den Patientenmerkmalen Gewicht, Konstitution und Alter eine Narkosetiefe erreicht, die für die Mehrzahl operativer Eingriffe ausreicht. Weitergehende Dosierungsvorschriften entfallen, da Veränderungen der Frischgaskonzentration, von dieser Grundkonzeption ausgehend, den klinischen Erfordernissen entsprechend vorgenommen werden können. Somit entspricht die Durchführung von Minimal-Flow-Narkosen mit Isofluran dem gewohnten Vorgehen bei Narkosen mit hohem Frischgasvolumen, was die Praktikabilität des Verfahrens wesentlich verbessert.

Zum Abschluß dieses Kapitels soll deshalb detailliert das an der eigenen Abteilung angewandte Konzept einer Minimal-Flow-Narkose mit Isofluran dargestellt werden (Tab. **10.2**).

Die Prämedikation erfolgt mittels intramuskulärer Injektion von 0,01 mg/kg KG Atropin und 0,1 mg/kg KG Midazolam 45 Minuten vor Narkosebeginn.

Nach Präkurarisierung mit einem kompetitiv wirkenden Muskelrelaxans wird die Narkose mit 3–5 mg/kg KG Thiopental oder 0,2 mg/kg KG Ethomidate, gegebenenfalls supplementiert mit 0,1–0,2 mg Fentanyl, eingeleitet. Der Präoxygenierung durch Maskenbeatmung mit reinem Sauerstoff über etwa 2 Minuten folgt

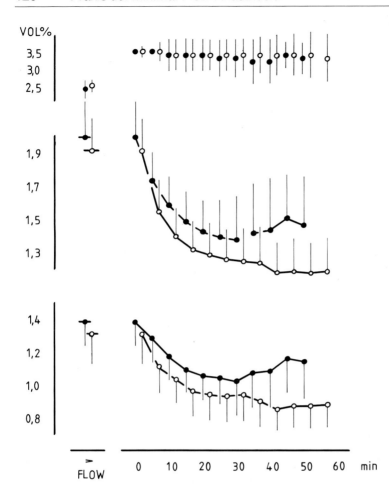

Abb. **10.10** In- und exspiratorische Enflurankonzentration unmittelbar vor und im Verlauf von 60 Minuten nach der Flowreduktion auf 0,5 l/min (Mittelwerte und Standardabweichung).
Obere Ordinate: Verdampfereinstellung = Frischgaskonzentration, mittlere Ordinate: inspiratorische Enflurankonzentration, untere Ordinate: exspiratorische Enflurankonzentration.
Differenzierung des Kollektivs nach dem Körpergewicht:
● mittl. Gew. 62 kg, mittl. Alter 39 J.
○ mittl. Gew. 79 kg, mittl. Alter 44 J.

nach Relaxation mit 1,5−2,0 mg/kg KG Succinylcholin die Intubation des Patienten.

In der Initialphase der Narkose wird ein Frischgasflow von 4,4 l/min (1,4 l/min O_2, 3,0 l/min N_2O) mit einer Isoflurankonzentration von 1,5 Vol% eingestellt und dem Patienten über ein Rückatemsystem zugeleitet. Nach eventuell notwendiger weiterer Relaxation mit dem zur Präkurarisierung verwandten Muskelrelaxans wird möglichst bald auf die maschinelle Beatmung übergegangen und während der folgenden 15−20 Minuten der hohe Frischgasflow beibehalten. Während dieser Zeit wird der Stickstoff aus dem System ausgewaschen, die Narkose rasch vertieft und die Gaskonzentrationen im gesamten gasführenden System äquilibriert.

Streng wird darauf geachtet, daß sofort nach der Konnektion des Patienten mit dem Narkosegerät die Alarmierungsfunktionen aller Überwachungsgeräte aktiviert werden. Die Einstellung der unteren Alarmgrenze am Sauerstoffmeßgerät erfolgt auf 30 Vol%, der Diskonnektionsalarm am Beatmungsdruckmeßgerät wird auf einen Wert 5 mbar unterhalb des Beatmungsspitzendrucks und am EKG-Monitor die untere Alarmgrenze auf 50/min, die obere auf 150/min eingestellt.

Unmittelbar vor Reduktion des Frischgasvolumens wird das PEEP-Ventil am Narkosebeat-

Tabelle **10.2** Standardisiertes Konzept zur Durchführung der Minimal-Flow-Anästhesie mit Isofluran

Prämedikation
- 0,01 mg/kg KG Atropin
- 0,1 mg/kg KG Midazolam

Narkoseeinleitung
- Präkurarisierung
- 3−5 mg/kg KG Thiopental
- oder 0,2 mg/kg KG Ethomidate
- evtl. 0,1−0,2 mg Fentanyl
- Präoxygenierung
- 1,5−2 mg/kg KG Succinylcholin
- Intubation
- FGFl 4,4 l/min : 1,4 l/min O_2, 3,0 l/min N_2O
- Isoflurankonzentration 1,5 Vol%
- ggf. Relaxation
- maschinelle Beatmung

Frischgasflowreduktion nach 15−20 Minuten
- FGFl 0,5 l/min : 0,3 l/min, 0,2 l/min N_2O
- Isoflurankonzentration 2,5 Vol%

Narkoseführung im weiteren Verlauf
- Isoflurankonzentrationseinstellung entsprechend dem klinischen Bild
- wenn $FIO_2 < 0,3$: O_2-Flow um 0,05 l/min erhöhen, N_2O-Flow um 0,05 l/min vermindern
- Bei schnell erforderlicher Veränderung der Narkosetiefe: Frischgaszusammensetzung verändern und Flow erhöhen; ist eine Vertiefung der Narkose erforderlich, ist die additive Gabe von Fentanyl oder Thiopental zu bevorzugen

Narkoseausleitung
- Isofluranzumischung etwa 15 Minuten vor OP-Ende beenden
- FGFl von 0,5 l/min beibehalten
- Patienten zur Spontanatmung überleiten
- Spülen des Systems mit 4−6 l/min O_2 vor Extubation

---

mungsgerät beim Einsatz konventioneller Narkosegeräte (z. B. Sulla mit Ventilog oder Spiromat [Dräger, Lübeck]) maximal angesteuert und erst danach der Frischgasflow auf 0,5 l/min reduziert, gleichzeitig die Isoflurankonzentration einheitlich auf 2,5 Vol% erhöht.

Stellt sich bei niedrigem Leckageverlust ein höherer endexspiratorischer Druck ein, so wird die Ansteuerung des PEEP-Ventils so weit zurückgenommen, bis sich im System ein erwünschter minimaler exspiratorischer Überdruck von etwa 3−5 mbar einstellt. Die Ansteuerung des PEEP-Ventils erhöht, wie unter 7.2.6.1, S. 70, dargestellt, die Dichtigkeit konventioneller Narkosebeatmungsgeräte.

Tritt trotz maximaler Ansteuerung des PEEP-Ventils ein exspiratorischer Unterdruck auf, so müssen die verursachenden Leckagen gesucht und behoben werden. Gegebenenfalls ist es erforderlich, das fehlende Gasvolumen durch kurzfristiges Erhöhen des Frischgasflows aufzufüllen. Bei korrekter morgendlicher Überprüfung der Dichtigkeit des Systems sind Leckageverluste meistens auf Undichtigkeiten an der Verbindungsstelle zwischen dem Patientenschlauchsystem und dem Tubuskonnektor oder auf eine unzureichende Füllung des Cuffs zurückzuführen.

Bei Narkosen mit Narkosegeräten der neueren Generation (AV1, Cicero, Megamed) sollte

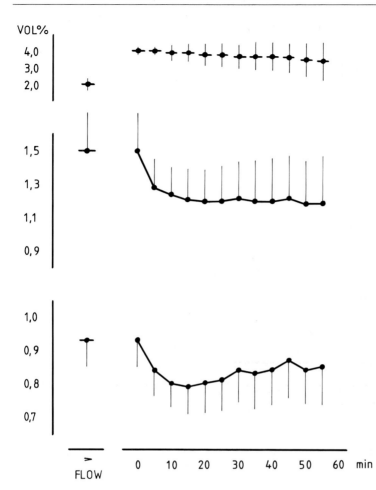

Abb. **10.11** In- und exspiratorische Halothankonzentration unmittelbar vor und im Verlauf von 60 Minuten nach der Flowreduktion auf 0,5 l/min (Mittelwerte und Standardabweichung).
Obere Ordinate: Verdampfereinstellung = Frischgaskonzentration, mittlere Ordinate: inspiratorische Halothankonzentration, untere Ordinate: exspiratorische Halothankonzentration.
Kollektiv: mittl. Gew. 72 kg, mittl. Alter 41 J.

der Atembeutel, der gleichzeitig als Frischgasreservoir dient, nicht mit der an seiner Spitze angebrachten Gummiöse am Gerät aufgehängt, sondern auf dem Fahrgestell abgelegt werden, da durch den Zug des Faltenschlauches das darin befindliche Gasvolumen bei Öffnung des Überschußgasabströmventils entleert werden kann.

Im Einzelfall kann auch ein durch entsprechend hohen Sauerstoff- und Lachgasuptake bedingter Gasvolumenmangel im System eine kurzfristige Erhöhung des Frischgasflows erforderlich machen. Die Erfahrung zeigt aber, daß nach einem der Flowreduktion folgenden Zeitraum von etwa 15–20 Minuten mit weiterer Verminderung der Lachgasaufnahme in fast allen Fällen der Füllungszustand des Systems ausreicht und stabil bleibt.

Die weitere Dosierung von Isofluran wird, entsprechend dem gewohnten Verfahren bei Gebrauch hoher Frischgasvolumina, vom klinischen Bild der Narkosetiefe abhängig gemacht, wobei bei der Mehrzahl der Narkosen die Isoflurankonzentration des Frischgases nach etwa 45 Minuten auf 2,0–1,5 Vol% reduziert werden muß. Alle Konzentrationsänderungen im Frischgas führen bei Gebrauch niedriger Frischgasvolumina erst nach längerer Latenzzeit zu entsprechenden Konzentrationsänderungen im Narkosesystem, so daß bei erforderlicher schneller Abflachung des Narkoseplanums der Frischgasflow erhöht und die Frisch-

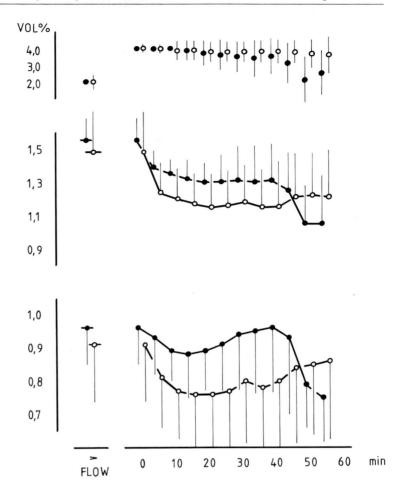

Abb. **10.12** In- und exspiratorische Halothankonzentration unmittelbar vor und im Verlauf von 60 Minuten nach der Flowreduktion auf 0,5 l/min (Mittelwerte und Standardabweichung).
Obere Ordinate: Verdampfereinstellung = Frischgaskonzentration, mittlere Ordinate: inspiratorische Halothankonzentration, untere Ordinate: exspiratorische Halothankonzentration.
Differenzierung des Kollektivs nach dem Körpergewicht:
● mittl. Gew. 57 kg, mittl. Alter 38 J.
○ mittl. Gew. 78 kg, mittl. Alter 42 J.

gaszusammensetzung der Situation entsprechend verändert werden muß. Eine erforderliche schnelle Vertiefung der Narkose erfolgt mittels intravenöser Applikation suppletorischer Dosen von Fentanyl oder Thiopental.

Fällt die inspiratorische Sauerstoffkonzentration auf den unteren Grenzwert von 30 Vol% O_2 ab, so wird der Sauerstoffflow um 0,05 l/min erhöht, gleichzeitig der des Lachgases um 0,05 l/min vermindert.

Bei erforderlichem Wechsel von maschineller zu manueller Beatmung darf das Beatmungsgerät konventioneller Narkosegeräte nur in der Inspirationsphase ausgeschaltet werden, da sonst ein erheblicher Anteil des Gesamtvolumens im Beatmungsteil des Narkosegerätes verbleibt und das im Narkosesystem zirkulierende Restvolumen für eine adäquate Beatmung nicht mehr ausreicht. Aus gleichem Grunde muß bei einem Wechsel zur maschinellen Beatmung zuerst das Gasvolumen aus dem Atembeutel in das Narkosesystem eingespeist und dieser zusammengedrückt und entleert gehalten werden, bevor das Beatmungsgerät eingeschaltet wird.

Die Zumischung von Isofluran zum Frischgas kann wegen der langen Zeitkonstanten des Systems etwa 15 Minuten vor Eingriffsbeendigung unter Beibehaltung des niedrigen Flows beendet werden. Danach wird der Patient bei weiterhin geschlossenem System unter assistierender manueller Beatmung zur Spontanat-

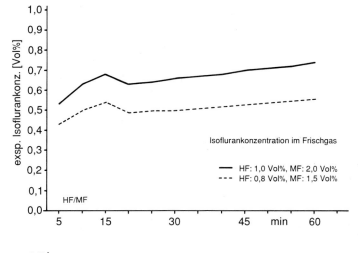

Abb. **10.13** Exspiratorische Isoflurankonzentration im zeitlichen Ablauf einer Minimal-Flow-Anästhesie bei niedrigeren Standardeinstellungen am Verdampfer. (Simulation einer Narkose an einem normgewichtigen, erwachsenen Patienten mit dem Computerprogramm „Gas Uptake Simulation")

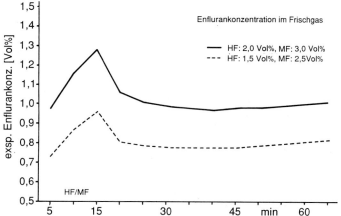

Abb. **10.14** Exspiratorische Enflurankonzentration im zeitlichen Ablauf einer Minimal-Flow-Anästhesie bei niedrigeren Standardeinstellungen am Verdampfer (Simulation einer Narkose an einem normgewichtigen, erwachsenen Patienten mit dem Computerprogramm „Gas Uptake Simulation")

mung geführt. Erst etwa 5 Minuten vor der Extubation werden die Narkosegase nach Öffnen des Systems und Beendigung der Lachgaszumischung mit hohem Sauerstoffflow von 4–6 l pro min aus dem System ausgewaschen. Die unmittelbare postoperative Betreuung der Patienten entspricht der allgemein üblichen Verfahrensweise.

Es bleibt aber immer zu bedenken, daß die Dosierung volatiler Anästhetika nicht auf eine bestimmte Konzentration, sondern stets auf die erforderliche Narkosetiefe ausgerichtet sein muß. Somit hat auch dieses sehr einfache standardisierte Dosierungsschema als Orientierungshilfe zu gelten, die im konkreten Fall der individuellen Korrektur bedarf. Im Interesse der Sicherheit der Patienten ist, vor allem zu Beginn der Beschäftigung mit der Minimal-Flow-Anästhesie, bei auftretenden Problemen ein Wechsel zurück zum gewohnten hohen Frischgasflow zu empfehlen. Wird aber über den gesamten Ablauf der Narkose eine geringere Konzentration des gewählten Inhalationsanästhetikums angestrebt, so sollten die Standardeinstellungen am Verdampfer sowohl in der initialen High-Flow-, als auch in der folgenden Minimal-Flow-Phase entsprechend niedriger gewählt werden (Abb. **10.13** u. **10.14**).

Auf zwei Prädilektionsstellen für Leckagen muß in diesem Zusammenhang jedoch noch hingewiesen werden: Entsprechend der Forderung der DIN 13252 werden alle Faltenschläuche mit ISO-Konnektoren aus Hartkunststoff ausgerüstet. Diese werden in die Faltenschläuche eingesetzt. Nach vielfachem Durchlauf durch das Desinfektionsprogramm einer Waschmaschine lockert sich diese Verbindung zunehmend, die Konnektoren können dann an der Verbindung zum Faltenschlauch ohne große Mühe gedreht werden. Je lockerer diese Verbindung ist, desto größer ist der Leckageverlust an dieser Leckageprädilektionsstelle. Auch der ISO-CLIC-Konnektor der Bakterienfilter (Mikrobenfilter, Drägerwerk, Lübeck) weist zu Ende des Resterilisierungszyklus Materialermüdungen auf. Neben selten auftretenden Undichtigkeiten der Filtergehäuse wird häufiger eine Lockerung dieser Verbindung zum Atemsystem beobachtet, die auch durch den in den Konnektor eingefügten Dichtungsring nicht kompensiert wird. Bei der Suche nach Leckagen muß somit auch an diese genannten Schwachstellen gedacht werden.

10.5 Die Kehlkopfmaske

Ein völlig neues Konzept zur Sicherung der Atemwege stellte Brain 1983 mit der Kehlkopfmaske vor (8, 9). Es handelt sich um eine der Anatomie des Hypopharynx angepaßte Siliconmaske mit einer Tubuszuleitung (Abb. **10.15**). Das Gerät wird in vier verschiedenen Größen gefertigt, was den Einsatz dieses Hilfsmittels in allen Altersstufen, vom Neonaten bis zum Erwachsenen, ermöglicht. Die Öffnung der Kehlkopfmaske wird vor den Kehlkopfeingang positioniert und durch Aufblasen eines Dichtungswulstes eine hinreichende Abdichtung zu den Atemwegen erreicht (Abb. **10.16**). In computertomographischen Lagekontrollen zeigte sich nach korrekter Einführung der Maske ein guter Abschluß zu den Atemwegen (11). Die Handhabung ist einfach, rasch zu erlernen, aber zugegebenermaßen etwas gewöhnungsbedürftig.

Folgende Vorteile werden als Argument für den Gebrauch dieses neuen Atemweges angeführt, der zwischen der Gesichtsmaske mit oro- oder nasopharyngealer Luftbrücke und dem Endotrachealtubus einzuordnen ist (16):

- einfache Positionierung ohne Laryngoskopie, somit nur geringe Kreislaufreaktionen beim Einlegen der Kehlkopfmaske,
- ösophageale oder bronchiale Fehllage nicht möglich,
- atraumatischer als die endotracheale Intubation,
- nur geringe Reizung des Rachens, die Narkosen können flacher geführt werden, der Atemweg wird nahezu bis zum völligen Erwachen toleriert,
- Häufigkeit des Auftretens von Laryngospasmen gegenüber der endotrachealen, aber auch gegenüber der konventionellen Maskennarkose vermindert,
- sicherere Gewährleistung der freien Atmung als bei Gebrauch der konventionellen Maske,
- im Vergleich zur konventionellen Maskennarkose verbesserter Schutz vor akzidenteller Aspiration,
- vereinfachte Technik der Narkoseführung, die Hände des Anästhesisten bleiben frei,
- gegenüber der Maskennarkose erhebliche Erleichterung der Überwachung der Atmung mittels Kapnometrie,
- unproblematische Überleitung von Spontanatmung zur Beatmung vice versa,
- Alternative zur Sicherung der Atmung bei erschwerter Intubation.

Andererseits bleibt festzuhalten, daß eine Aspiration im Falle etwaiger Regurgitation nicht sicher auszuschließen ist, da in 6% der Fälle endoskopisch ein unzureichender Abschluß des Dichtungswulstes zur Speiseröhre hin zu finden war (16). Ein sichererer Aspirationsschutz als bei der konventionellen Maskennarkose ist jedoch anzunehmen (16). Bei normalen Beatmungsdrücken (17 bis 20 cmH_2O) ist in der Mehrzahl der Fälle eine Beatmung über die Larynxmaske möglich.

Ein wesentlicher Vorteil des Einsatzes der Kehlkopfmaske ist darin zu sehen, daß im Ver-

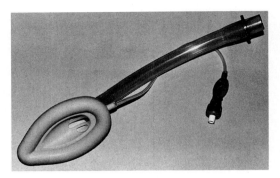

Abb. 10.15   Kehlkopfmaske

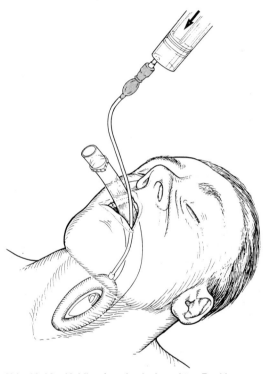

Abb. 10.16   Kehlkopfmaske in korrekter Position unmittelbar vor dem Kehlkopfeingang, die Dichtungsmanschette ist insuffliert (aus Brain [9])

gleich zur konventionellen Maskennarkose eine erheblich dichtere Verbindung zum Atemsystem besteht. Hierdurch wird ganz allgemein die Belastung des Operationssaales mit Inhalationsanästhetika vermindert und somit den zunehmend strenger gefaßten Arbeitsschutzvorschriften Genüge getan (s. Kap. 6.3.1, S. 51).

Der Einsatz der Kehlkopfmaske ermöglicht darüber hinaus auch die Durchführung von Niedrigflußnarkosen bei relativ kurzdauernden Eingriffen am spontanatmenden Patienten. Konventionelle Narkosegeräte (z. B. Sulla 800 oder 808 V, Spiromat [Dräger, Lübeck]) arbeiten im Modus der kontrollierten Beatmung ohne Atemgasreservoir, was eine exakte Abstimmung des Frischgasflows auf Gasverluste über Uptake und Leckagen erfordert (s. Kap. 7.2.6, S. 68 f). Werden diese Geräte aber beim spontanatmenden Patienten eingesetzt, so dient der in das Atemsystem eingeschaltete Handbeatmungsbeutel als Gasreservoir, so daß in der klinischen Praxis die Verminderung des Frischgasflows erheblich erleichtert wird, da die Anpassung des Frischgasvolumens an die Gasverluste unproblematisch ist. Etwaige Imbalancen werden durch wechselnden Füllungszustand des Atemgasreservoirs ausgeglichen.

In der eigenen Abteilung wird die Kehlkopfmaske nur bei sicher nüchternen Patienten und bei Eingriffen eingesetzt, die prinzipiell noch in Spontanatmung durchgeführt werden können. Vorzugsweise wird jedoch – bei entsprechender Möglichkeit – eine atemsynchronisierte Bedarfsatmung (SIMV) mit niedriger Frequenz am Narkosegerät eingestellt, um mittels intermittierender Blähung der Lungen der Bildung von Dystelektasen vorzubeugen.

In dem ersten halben Jahr (Mai–Oktober 1991) nach ihrer Einführung an der Abteilung wurde die Larynxmaske in 13,9% aller Inhalationsnarkosen eingesetzt. Die mittlere Narkosedauer betrug 45 Minuten, in 62,9% der Fälle wurde eine Minimal-Flow-Narkose durchgeführt. Der Zeitanteil, in dem definitiv mit einem Flow von 0,5 l/min gearbeitet wurde, betrug 60%, während der Ein- und Ausleitungsphasen wurde im Mittel nur während 18 Minuten mit hohem Frischgasflow gearbeitet, die Möglichkeiten der Flowreduktion somit optimal genutzt. Die verschiedenen Verfahren der Inhalationsnarkose s. Tab. 10.3.

Mit dem Ziel, die Arbeitsplatzkonzentration von Inhalationsanästhetika weiter zu senken, sollte angestrebt werden, den Anteil konventioneller Maskennarkosen zugunsten des Einsatzes der Kehlkopfmaske weiter zu senken.

Tabelle **10.3** Verschiedene Verfahren der Inhalationsnarkose (Angaben aus der eigenen Abteilung)

	% Anteil der Inhalationsnarkosen	mittlere Narkosedauer	Zeitanteil Minimal-Flow
Maskennarkosen	15,3%	15,3 min	2,4%
Narkosen mit Larynxmaske	13,9%	45,0 min	62,9%
Intubationsnarkosen	69,8%	71,3 min	80,3%

Die ersten klinischen Erfahrungen lassen sich wie folgt zusammenfassen: Bei der Einleitung müssen Barbiturate oder Propofol großzügig dosiert werden, damit ein tiefer Schlaf mit entsprechend guter Dämpfung der Reflexe erreicht wird. In der Mehrzahl der Fälle läßt sich die Kehlkopfmaske leicht und problemlos einführen. Der korrekte Sitz kann sehr einfach daran erkannt werden, daß bei gefühlvoller manueller Beatmung die Lungen mit leicht elastischem Widerstand insuffliert werden können. Bei erschwerter Insufflation und dem Aufbau hoher Drücke wird die Larynxmaske umgehend entfernt und ein erneuter Insertionsversuch unternommen. Gegebenenfalls kann die kurzfristige Relaxation mit Succinylcholin oder aber eine Einführtechnik, bei der die Larynxmaske wie ein Guedel-Tubus mit einer Drehbewegung eingesetzt wird, das Einführen erleichtern. Zwischen die Zahnreihen wird eine angefeuchtete Mullbinde als Beißschutz gegeben. Bei älteren Patienten kann in Einzelfällen die Larynxmaske aus korrektem initialen Sitz in den Oropharynx dislozieren, was auf die altersatrophische Veränderung des Rachenreliefs und der Gewebe zurückzuführen ist. Die Larynxmaske wird vom aufwachenden Patienten erstaunlich lange toleriert und an der eigenen Abteilung bis zum völligen Erwachen in situ belassen, da so eine optimale Sicherung der Spontanatmung gewährleistet ist.

Die Kehlkopfmaske ist nach Auffassung des Autors eine bedeutsame Bereicherung des Instrumentariums, mit dem die Emission von Inhalationsanästhetika erheblich vermindert werden kann. Mit diesem neuen Atemweg können Niedrigflußnarkosen auch bei kurzen Eingriffen und beim Einsatz konventioneller Narkosegeräte problemlos durchgeführt werden. Zu bedenken bleibt, daß ein absolut sicherer Aspirationsschutz nicht zu gewährleisten ist.

10.6 Kindernarkosen

Mit der Technik der Low- oder Minimal-Flow-Anästhesie lassen sich prinzipiell alle Kindernarkosen durchführen, bei denen ein Rückatemsystem eingesetzt wird. Für diesen Zweck steht etwa das Kinderkreissystem (Dräger, Lübeck) mit kleinem Beatmungsbalg, vermindertem Absorbervolumen, speziellem Volumeter und Patientenschläuchen niedriger Compliance zur Verfügung. Kindernarkosen mit niedrigem Frischgasflow lassen sich auch – ohne Altersbeschränkung – mit dem Narkosearbeitsplatz Cicero durchführen. Die neue Version der Steuerungssoftware für den Ventilator erlaubt eine Beatmung mit Volumina bis 20 ml, so daß auch Narkosen an Neugeborenen und Säuglingen mit Rückatemsystem möglich sind.

Zu bedenken ist, daß bei einer Säuglingsnarkose der Gesamtgasuptake im Verhältnis zum Frischgasvolumen – auch bei weitestgehender Flowreduktion – gering ist. Des weiteren ist das Volumen des gasführenden Systems erheblich geringer als bei einer Erwachsenennarkose. Entsprechend kurz ist die Zeitkonstante, Veränderungen der Frischgaszusammensetzung führen in relativ kurzer Zeit zu korrespondierenden Veränderungen der Gaszusammensetzung im Atemsystem.

Standards für die Dosierung volatiler Anästhetika bei Kindernarkosen können nicht angegeben werden. Beim Einsatz von Enfluran liegen die für die Aufrechterhaltung einer adäquaten Narkosetiefe erforderlichen Frischgaskonzentrationen aber in der Größenordnung der für die Erwachsenennarkose angegebenen Standards. Es gilt aber wiederum zu bedenken, daß sich bei Kindernarkosen eine höhere Anästhetikakonzentration im Atemsystem einstellt, als bei einer Erwachsenennarkose mit gleicher Frischgaskonzentration.

Bei korrekter Auswahl der Größe können Niedrigflußnarkosen auch mit Endotrachealtuben ohne Cuff durchgeführt werden, da der Anteil an Überschußgas relativ hoch ist und kleine Leckageverluste kompensiert werden. Werden Narkosegeräte mit Atemgasreservoir eingesetzt, so ist es ratsam, vor der Flowreduktion den speziellen, während der Einleitung gebrauchten Kinderhandbeatmungsbeutel (0,5 l) gegen einen großvolumigen Beutel (2,3 l) auszutauschen. So steht nach der Flowreduktion ein großes Gasreservoir zum Ausgleich etwaiger Volumenimbalancen zur Verfügung. Der Reservoirbeutel sollte von der Halterung abgenommen und frei gelagert werden, damit nicht durch Zug des Faltenschlauches das Reservoirvolumen über das Überschußgasabströmventil abfließt.

Literatur

1 Arndt, J. O.: Inhalationsanästhetika und Stoffwechsel. O_2-Verbrauch wacher, schlafender oder narkotisierter Hunde unter Grundumsatzbedingungen. In Schwilden, H., H. Stoeckel: Die Inhalationsnarkose: Steuerung und Überwachung. INA Bd. 58. Thieme, Stuttgart 1987 (S. 43–52)
2 Barton, F. J., F. Nunn: Totally closed circuit nitrous oxide / oxigen anaesthesia. Brit. J. Anaesth. 47 (1975) 350–357
3 Baum, J.: Minimal flow anaesthesia with isoflurane. In Lawin, P., H. van Aken, Ch. Puchstein: Isoflurane. Anaesthesiologie und Intensivmedizin, Bd. 182. Springer, Berlin 1986 (pp. 325–331)
4 Baum, J.: Calce sodata nella anestesia a bassi flussi. Studio di: tempi di utilizzazione, consumo, costi. In Giunta, F.: Anestesia a bassi flusso e a circuito chiuso. Piccin Nuova Libraria, Padova 1992 (pp. 87–95)
5 Baum, J.: Contaminazione batterica dei sistemi ventilatori. La riduzione del flusso aumenta il rischio? In Giunta, F.: Anestesia a bassi flusso e a circuito chiuso. Piccin Nuova Libraria, Padova 1992 (pp. 173–180)
6 Bennets, N. B.: Halothane and the liver – the problem revisited. Proceedings of a symposium at Bristol Univ. Medical School, 11th April 1986. Sir Humphry Davy Department of Anaesthesia, Bristol Royal Infimary 1986
7 Bergmann, H.: Das Narkosegerät in Gegenwart und Zukunft aus der Sicht des Klinikers. Anaesthesist 35 (1986) 587–594
8 Brain, A. I. J.: The laryngeal mask – a new concept in airway management. Brit. J. Anaesth. 55 (1983) 801–805
9 Brain, A. I. J.: The Intavent Laryngeal Mask. Instruction manual. Intavent 1990
10 Brown jr., B. R., A. J. Gandolfi: Adverse effects of volatile anaesthetics. Brit. J. Anaesth. 59 (1987) 14–23
11 Calder, I., A. J. Ordman, A. Jackowski, H. A. Crokkard: The Brain laryngeal mask airway. An alternative to emergency tracheal intubation. Anaesthesia 45 (1990) 137–139
12 Don, H.: Hypoxemia and hypercapnia during and after anesthesia. In Orkin, F. K., L. H. Cooperman: Complications in Anesthesiology. Lippincott, Philadelphia 1983 (pp. 183–207)
13 Eger II, E. I.: The pharmacology of isoflurane. Brit. J. Anaesth. 56, Suppl. 1 (1984) 71–99
14 Halsey, M. J.: A reassessment of the molecular structure – functional relationships of the inhaled general anaesthetics. Brit. J. Anaesth. 56, Suppl. 1 (1984) 9S–25S
15 Hobbhahn, J., E. Hansen, P. Conzen, K. Peter: Der Einfluß von Inhalationsanästhetika auf die Leber. Anästhesiol. u. Intensivmed. 32 (1991) 215–220 u. 250–256
16 Leach, A. B., C. A. Alexander: The laryngeal mask – an overview. Europ. J. Anaesthesiol., Suppl. 4 (1991) 19–31
17 Lowe, H. J.: Dose-Regulated Penthrane Anesthesia. Abbott Laboratories, Chicago 1972
18 Nemes, C., M. Niemer, G. Noack: Datenbuch Anästhesiologie. Fischer, Stuttgart 1979
19 Parbrook, G. D.: The levels of nitrous oxide analgesia. Brit. J. Anaesth. 39 (1967) 974–982
20 Parbrook, G. D.: Therapeutic use of nitrous oxide. Brit. J. Anaesth. 40 (1968) 365
21 Schwilden, H., H. Stoeckel, P. M. Lauven, J. Schüttler: Pharmakokinetik und MAC – praktische Implikationen für die Dosierung volatiler Anästhetika. In Peter, K., B. R. Brown, E. Martin, O. Norlander: Inhalationsanästhetika. Anaesthesiologie und Intensivmedizin, Bd. 184. Springer, Berlin 1986 (S. 18–26)
22 Severinghaus, J. W.: The rate of uptake of nitrous oxide in man. J. clin. Invest. 33 (1954) 1183–1189
23 Silk, J. M., H. M. Hill, I. Calder: Difficult intubation and the laryngeal mask. Europ. J. Anaesthesiol., Suppl. 4 (1991) 47–51
24 Striebel, H. W., F.-J. Kretz: Narkosesysteme. In Kretz, F.-J., Striebel, H. W.: Basisinformationen Kinderanästhesie. Ed. Roche, Basel 1991 (S. 78–82)
25 Terrell, R. C.: Physical and chemical properties of anaesthetic agents. Brit. J. Anaesth. Suppl. 1, 56 (1984) 3–7
26 Torri, G., P. Salvo, E. Righi, E. Calderini, W. Bordoli: Pharmacokinetic profile of isoflurane in children. In Lawin, P., H. van Aken, Ch. Puchstein: Isoflurane. Anaesthesiologie und Intensivmedizin, Bd. 182. Springer, Berlin 1986 (pp. 24–28)
27 Virtue, R. W.: Minimal flow nitrous oxide anesthesia. Anesthesiology 40 (1974) 196–198
28 Weiskopf, R. B.: Inhalation anaesthetics: today and tomorrow. In Torri, G., G. Damia: Update on Modern Inhalation Anaesthetics. Worldwide Medical Communications, New York 1989 (pp. 23–28)
29 Westenskow, D. R.: How much oxigen? Int. J. clin. Monitor. Comput. 2 (1986) 187–189
30 Zbinden, A. M.: Inhalationsanästhetika: Aufnahme und Verteilung. Dtsch. Abbott, Wiesbaden 1987

11 Perspektiven

11.1 Technische Entwicklung

Heute bereits stehen mit der neuen Narkosegerätegeneration Geräte mit hochdichten Atemsystemen zur Verfügung, die entsprechend ihrer technischen Konzeption und ihrer sicherheitstechnischen Ausstattung auf die adäquate Nutzung der Rückatmung bei Gebrauch niedrigster Frischgasvolumina ausgelegt sind. Es ist davon auszugehen, daß in Zukunft elektronisch gesteuerte volumetrische Dosiersysteme die konventionellen Verdampfer und die Kombination von Feinnadelventil und Rotameterflowmeßröhre – ein Konzept, das erstmalig 1910 beim Lachgas-Sauerstoff-Apparat von Neu realisiert wurde – ersetzen werden. Damit wird nicht nur eine frischgasflowunabhängige Dosierung volatiler Anästhetika, sondern darüber hinaus auch die Ansteuerung der Dosiersysteme über geschlossene Regelkreise entsprechend vorgegebener Sollwerte für die Narkosegaszusammensetzung möglich sein. Dieses Konzept wurde bereits beim Narkosegerät PhysioFlex technisch realisiert.

11.2 Umwelt- und Arbeitsschutz

Die zunehmend konsequente Beachtung geltender Arbeitsschutzvorschriften und ein wachsendes Umweltbewußtsein werden dazu zwingen, Narkosegase entsprechend den gegebenen technischen Möglichkeiten sparsam zu verwenden. Dabei wird die Diskussion um die Umweltbelastung mit Inhalationsanästhetika noch dadurch akzentuiert werden, daß die Herstellung vollhalogenierter Fluorchlorkohlenwasserstoffe gemäß dem Wortlaut des Londoner Protokolls von 1990 bis spätestens zum Jahr 2000 völlig eingestellt werden soll. So wird der prozentuale Anteil volatiler Anästhetika an der insgesamt produzierten Menge FCKW zunehmen und damit natürlich auch die Diskussion um die Umweltverträglichkeit der unkontrollierten Emission der Narkosegase. Unter diesen Aspekten ist in Zukunft die Forderung nach sparsamstem Gebrauch und möglicherweise auch nach Recyclingtechniken für Inhalationsanästhetika zu erwarten (5, 8).

11.3 Zukünftige Inhalationsanästhetika

Bei der Entwicklung neuer Inhalationsanästhetika zeichnet sich eine gemeinsame Tendenz bezüglich deren molekularer Struktur ab (9). Durch den Einbau von Halogenatomen wird weiterhin sichergestellt, daß die Anästhetika schwer entflammbar sind. Die ausschließlich fluorsubstituierten Moleküle haben eine hohe chemische Stabilität, eine niedrige Metabolisierungsrate und ein – nach heutigem Wissen – niedriges Ozonschädigungspotential. Die Etherstruktur der Moleküle senkt dabei signifikant die Häufigkeit des Auftretens myokardialer Extrasystolen. Inhalationsanästhetika solcher molekularer Struktur haben eine abnehmende anästhetische Potenz, eine verminderte Löslichkeit im Blut und eine erhöhte Flüchtigkeit, und sie werden erheblich teurer als die heute zur Verfügung stehenden Inhalationsanästhetika sein.

Die physikochemischen Merkmale von Desfluran (I-653) etwa lassen vermuten, daß die Ein- und Ausleitungsphase mit diesem Anästhetikum sehr kurz ist, was erste klinische Untersuchungen auch zu bestätigen scheinen (7). Es scheint somit gerechtfertigt zu sein, davon auszugehen, daß die Rate von Komplikationen im Aufwachraum mit Einsatz dieser Substanz abnimmt, ebenso tritt die bei Gebrauch von

Isofluran zu beobachtende Tendenz zur Tachykardie unter Desfluran nicht auf, und die Metabolisierungsrate soll geringer als die von Isofluran sein. Ob Desfluran letztlich wirklich im klinischen Routinebetrieb eingesetzt wird, wird von den Ergebnissen weiterer klinischer Untersuchungen abhängen. Jedoch läßt sich vorab schon folgendes feststellen:

Desfluran wird deutlich teurer als Isofluran sein. Die extreme Flüchtigkeit von Desfluran mit einem Dampfdruck von 664 mmHg bei 22 °C wird den Einsatz spezieller Verdampfer erfordern. Da Desfluran nur ⅕ der anästhetischen Potenz von Isofluran hat, wird mit erheblich höheren Konzentrationen im Narkosegas gearbeitet werden müssen. Verglichen mit einer Isoflurannarkose würde bei der Narkoseführung mit hohem Frischgasfluß etwa die fünffache Menge an Narkosemitteldampf mit dem Überschußgas in die Umgebung abgegeben werden. Der Einsatz dieses Anästhetikums wäre unter ökologischen und ökonomischen Aspekten nur mit einem Narkoseverfahren mit niedrigem Frischgasfluß gerechtfertigt.

Dies gilt um so mehr für das geruch-, geschmack- und farblose Edelgas Xenon, das erstmals von Cullen (3) als Anästhetikum angewandt wurde. Die Eigenschaften dieses inerten Gases werden als hervorragend beurteilt: Aufgrund der niedrigen Löslichkeit sind Ein- und Ausleitungsphasen sehr kurz, es hat in einer Mischung von 30 Vol% O_2 und 70 Vol% Xenon eine hervorragende analgetische Potenz und seine Anwendung keine Auswirkung auf die Hämodynamik und die Compliance der Lunge (2, 3, 4, 6). Xenon stellt sich somit als nahezu ideales Inhalationsanästhetikum dar. Aber es ist nur in sehr geringem Anteil in der Luft vorhanden (0,8 × 10^{-5} Vol%) und sein Einsatz als Anästhetikum bei einem Preis von etwa 8 £ (ca. 23 DM) pro Liter entsprechend kostspielig.

Die Anwendung dieses Gases als Inhalationsanästhetikum wird unter ökonomischem, aber auch logistischem Aspekt nur dann vertretbar sein, wenn es sparsamst über ein geschlossenes Atemsystem appliziert wird.

11.4 Optimierung der Patientenbetreuung

Niedrigflußnarkosen führen zu einer deutlichen Verbesserung des Atemgasklimas, was dem Schutz der Funktion und der morphologischen Integrität des Atemwegepithels, aber auch der Verminderung von Feuchtigkeits- und Wärmeverlusten dient. Dieser Effekt läßt sich allein durch adäquate Nutzung der zur Verfügung stehenden, mit Rückatemsystemen ausgerüsteten Narkosegeräte erzielen. Der Gebrauch additiver Wärme- und Feuchtigkeitsaustauscher ist entbehrlich, zumal diese als Einmalmaterialen zusätzlich zum Entsorgungsproblem beitragen.

Die kontinuierliche Messung der Sauerstoffaufnahme bei der quantitativen Narkose mit geschlossenem System wird eine neue Dimension in der Patientenüberwachung erschließen, die subtile Veränderungen der Hämodynamik und des Metabolismus schon frühzeitig erkennen läßt. Bei gleichzeitiger Messung des arteriellen und des gemischtvenösen Sauerstoffgehaltes wäre darüber hinaus eine kontinuierliche Überwachung des Herzzeitvolumens nach dem Fickschen Prinzip im klinischen Routinebetrieb möglich.

11.5 Schlußfolgerung

Alle genannten Argumente sprechen somit für die sinnvolle Nutzung der Rückatemsysteme durch konsequente Reduktion des Frischgasflows. Technisch ausgereifte Narkosegeräte mit adäquater sicherheitstechnischer Ausstattung und das erforderliche Monitoring stehen dafür bereits zur Verfügung. Die weitere Entwicklung wird die quantitative Narkose mit geschlossenem System möglich machen. Dieser Entwicklung dürfen sich die Anästhesisten nicht verschließen, sondern sie müssen ihr im Interesse ihrer Patienten und im Interesse der Umwelt durch Erlernen und Anwendung der Niedrigflußverfahren Rechnung tragen (1).

Literatur

1 Baum, J.: Sind „Niedriger Fluß" und „Geschlossenes System" die Techniken der Zukunft? In Laubenthal, H., C. Puchstein, C. Sirtl: Inhalationsanästhesie – eine Standortbestimmung. Dtsch. Abbott, Wiesbaden 1992 (S. 30–43)
2 Boomsma, F., J. Rupreht, A. J. Man In't Veld, F. H. De Jong, M. Dzoljic, B. Lachmann: Haemodynamic and neurohumoral effects of xenon anaesthesia. Anaesthesia 45 (1990) 273–278
3 Cullen, S. C., E. G. Gross: The anesthetic properties of xenon in animals and human beings, with observations on krypton. Science 113 (1951) 580–582
4 Lachmann, B., S. Armbruster, W. Schairer, M. Landstra, A. Trouwborst, G.-J. van Daal, A. Kusuma, W. Erdmann: Safety and efficacy of xenon in routine use as an inhalational anaesthetic. The Lancet 335 (1990) 1413–1415
5 Marx, Th., F. Gross-Alltag, J. Ermisch, J. Hähnel, L. Weber, W. Friesdorf: Experimentelle Untersuchungen zur Rückgewinnung von Narkosegasen. Anaesthesist 41 (1992) 99–102
6 Pittinger, C. B.: The first Xenon anesthesia for surgery conducted with a closed absorption system. The Circular 3 (1986) 19–20
7 Saidman, L. J.: The role of desflurane in the practice of anesthesia. Anesthesiology 74 (1991) 399–401
8 Waterson, C. K.: Recovery of waste anesthetic gases. In Brown jr., B. R., J. M. Calkins, R. J. Saunders: Future Anesthesia Delivery Systems. Contemporary Anesthesia Practice. Davies, Philadelphia 1984 (pp. 109–124)
9 Weiskopf, R. B.: Inhalation anaesthetics today and tomorrow. In Torri, G., G. Damia: Update on Modern Inhalation Anaesthetics. Worldwide Medical Communications, New York 1989 (pp. 23–28)

Sachverzeichnis

A

AaDO$_2$ s. Sauerstoffdifferenz, alveoloarterielle
Abdichtpaste 65, 109
Absorber 54, 64, 67, 77
Absorberbehälter 54, 110
Absorbergehäuse 109
Aceton 101f
– Blutkonzentration 101
– Grenzwert, arbeitsmedizinischer 101
– Löslichkeit 101 f
– MAK 101
Acetonkonzentration, Atemgas 101
– Diabetes mellitus, dekompensierter 102
Acetonproduktion, endogene 102
AC-Prädictor s. Computerprogramm
AD 95, Inhalationsanästhetika 41, 114, 116
aeDCO$_2$ (= CO$_2$-Partialdruckdifferenz, arterioendexspiratorische) 92, 93
Äther 8, 38
Äthertropfnarkose 8f
Ätherverdampfer 9f
AFYA-Narkosegerät 9
Air-Shields-Ventilator 70f, 71, 76
Aktivkohleabsorber s. Aktivkohlefilter
Aktivkohlefilter 80, 100, *101*
Alarmgrenzen, Einstellung 89f, 113
Algorithmen, pharmakokinetische 40
Ambu-Paedi-System 2
Amnalgesiestadium, Lachgas 111
Anästhesieventilator AV 1, Gaslaufplan 72
– s. auch Narkosegerät u. AV 1
Anästhesiezwischenfall s. Narkosezwischenfall
Anästhetika, volatile s. Inhalationsanästhetika
Anästhetikaapplikation, Injektion, manuelle 33
– Injektionstechnik 33, 36, 63
Anästhetikadosierung, elektronisch gesteuert 36, 63, 80f

Anästhetikakonzentration, alveoläre 21, 32, 41
– arterielle 21 ff, 41
– exspiratorische 41 ff, 113 ff
– Frischgas 22, 113 ff
– inspiratorische 22, 41 ff, 113 ff
– Messung **88f**, 100
– Sollwert 42, 44, 113 ff
– Überwachung, kontinuierliche 85
Anforderungen, sicherheitstechnische 106
Anthropometrische Daten 38
Arbeitsplatzbelastung 8, 10, **51f**, 126f
Arbeitsplatzkonzentration **51f**, *52*
– maximale (= MAK) 22, 51 f
Arbeitsschutz 51
Arbeitsschutzvorschriften 51, 126, 129
Argon 103
Aspirationsschutz 125
Atemgas, Monitoring **85ff**
Atemgasfeuchte 54, *56*
Atemgasklimatisierung **53f**
– Äquilibrierungszeit 56
Atemgasreservoir 34, **70ff**, 128
Atemgastemperatur 54, *55*
Atemgaszusammensetzung, Überwachung **85ff**
Atemhubvolumen, Verminderung, Flowreduktion 70
Atemkalk, Absorptionskapazität 66
– Belastungspausen 67
– Farbindikator 67, *93*
– Feuchte 67
– Kosten 50 f
– Nutzungsdauer 50, 67, 99, *51*
– pelletierter 50, 66, 99
– Verbrauch **50f**
– Wechsel, routinemäßiger 67, 93
Atemkalkerschöpfung 50, 67, 93, 109
Atemkalkgranula 67
Atemminutenvolumen, Flowreduktion 28, **70f**, *71*, 99
– Überwachung 73
Atemsystem s. auch Narkosesystem
– Dichtigkeit 64, 109f, 129
– geschlossenes s. Rückatemsystem
– Nichtrückatemmodus 75

– Rückatemmodus 75
Atemwegsepithel 53, 56, 130
Atemwegserkrankung, chronisch-obstruktive 70
Atemwiderstand 8 f
Atemzeitverhältnis 70
Atmung, Feuchtigkeitsverlust 54
– Überwachung 57, 125
– Wärmeverlust 54 f
Aufwachzeit 101
Ausatemluft 46, 70
– Rückatmung 32
– Zusammensetzung 42 f, 46
Ausatemventil 3, 9
Ausrüstung, technische **59ff**, 98
Ausstattung, sicherheitstechnische 15, 59, 83, 85, 88, 94f, 98, 106, 129
AV 1 s. Narkosegerät
Ayresches T-Stück 1, *2*

B

Bag-in-bottle-Ventilator s. Narkosebeatmungsgeräte
Bain-System *1, 2*
Bakterienfilter 125
Balanced Anaesthesia 102
Barotrauma 75
Bauartzulassung 59, 82
Beatmung **68ff**
– assistierende 123
– Wechsel manuell/maschinell 123
Beatmungsbalg 68 f
– Bewegungsamplitude 73
– Compliance 70
– Entleerung 68 f
– hängender 68 f
– stehender 70 f
– Zwangsentfaltung 68 f
Beatmungscharakteristik **68ff**
Beatmungsdruck **68ff**, *68ff*, 125
– Überwachung 85, 99, 120
Beatmungsfrequenz 70
Beatmungshub 70
Beatmungsminutenvolumen 70
Beatmungsmuster **68ff**, 98f
Beatmungsparameter 54, 76
Beatmungsüberwachung 85, 99, 120
Beatmungsvolumen 17, **68ff**, 98f, 127
– Flowreduktion 80, 85

Sachverzeichnis

Beatmungsvolumen, Messung 70f, 71, 99
Beatmungszyklus 47
Beatty-Formel, Lachgasuptake 19
Berechnungsmodelle, pharmakokinetische **21ff**
Betriebsanleitung, Inhalationsnarkosegeräte 59, 109
B.E.T.-Schema 21
Broca-Index 113
Brody-Formel **17**, 22, 31, 34

C
Chloroformnarkose 8, 11
Cicero s. Narkosegerät
Clearance, mukoziliare 53
Closed-loop feedback 36, 82
CO s. Kohlenmonoxid
CO_2 s. Kohlendioxid
Compliance, Beatmungsbalg 70
– Lunge 17, 130
Computerprogramm, AC-Prädiktor 22, 26, 117
– Gas Man 39
– Gas Uptake Simulation (GUS) 38
– Narkosesimulator 38
– NARKUP 39
Computersimulation, Dosierungssollwerte **40ff**, 117f
– Gaskonzentrationen **40ff**
– Hardware, Voraussetzungen 38f
– Narkoseverlauf 40ff
– Relevanz, klinische 39f
Conway-Formel, Zeitkonstante, Berechnung 45
Cyclopropan 14, 39

D
Darmgase 102
Daten, anthropometrische 38
Denitrogenisierung 32
– suffiziente 88, 100
Desfluran 39, 114, 129f
– Dampfdruck 130
– Flüchtigkeit 130
– Metabolisierungsrate 130
– Narkoseführung 129f
– Potenz, anästhetische 130
– Verdampfer 130
Desinfektion, Narkosegeräte 109, 125
Diabetes mellitus, dekompensierter 102
Dichtigkeitsüberprüfung 15, **64f**, 98, **110**
– Schlauchsystem, Anschluß 110, *110*
– Selbsttestsequenz 65, 110
– Systembinnendruck 64, 109f

Dichtungsfett 65, 109
Dichtungsringe 109f
Diffusionstransport 21
DIN 13252 15, **59**, 62, 83, 88, 94, 98, 106, 109
– Neufassung A1 85
Diskonnektionsalarm 85, 99
Doppelabsorber 66, 93, 99, 109
Dosierungshilfe 22, 124
Dosierungskonzept, standardisiertes 43, **113ff**
Dosierungsrichtlinien 47, **113ff**, 118ff
Dosiersystem, elektronisch gesteuert 36
– volumetrisches 129
Dosierventil, AV 1 110
Draw-over-Verdampfer 9
Druckgaszylinder 10
Druckkompensation, Verdampfer 61
Durchblutungsstörungen, Risikofaktor 102
Durchflußmeßröhren s. Flowmeßröhren
Dystelektasen 126

E
Effektivitätsquotient, Frischgasausnutzung 49
Einatemluft, trockene 54
Einatemventil 11
Einheitsdosis s. Unit dose
Einmalmaterial, Entsorgung 130
Einsatzbereich, bestimmungsgemäßer **59**, 63, 82, 104, 109
– definierter 66
Einspritztechnik, Narkosemitteldosierung 62, 80
Einwaschphase 20, 24, 26
Elektronische Steuerung, Gasdosierung 36
Elsa s. Narkosegerät
Emission, Narkosegase **52f**, 127, 129
Endexspiratorischer Druck, positiver, s. PEEP
Energieverluste 54
Enfluran 38, **114ff**, 127
– Dosierung, standardisierte 115f
– – Schema 115f
– Frischgaskonzentration 115f
– Konzentration, exspiratorische 116
– – inspiratorische 115f
– MAC 114, 116
– Metabolisierungsrate 114
– Uptake 24f, *24*
Erbrechen, Kohlenmonoxidintoxikation 102
– postoperatives 101

Ersatzteilbevorratung 109
Erwachen, intraoperatives 101
Ethanol **102**
– Löslichkeit 102
Ethanolintoxikation 102
Ethanolkonzentration, Atemgas 102
Ethrane s. Enfluran
Ethylviolett 67
Exspirationsvolumen, Überwachung 99
Exspiratorische Pause 3
Extrasystolen, Inhalationsanästhetika 129

F
Faltenbalg s. Beatmungsbalg
FCKW **52f**
– Jahresproduktion 52, 129
– Ozonschädigungspotential 52, 129
– teilhalogenierte 52
– vollhalogenierte 52, 129
Fehldosierung, Flowwechsel 89f, *90*
– gerätebedingt 85, 90
– handhabungsbedingt 90, 100
Feinnadelventil 10, 59f, 129
Fettsäureoxidation 101
Fettsäurestoffwechsel 101
Feuchte, absolute 54
– relative 53
Feuchtigkeitskondensor, O_2-Messung, Brennstoffzelle 88
Feuchtigkeitsverlust 13, 130
Ficksches Prinzip 130
FIO_2 (= inspiratorische O_2-Fraktion), Sollwert 18
Fließgleichgewicht 25
Flimmerepithel, Integrität, morphologische 56, 130
Flowkonstanz, Verdampfer 61, 62
Flowmeßröhren 10, **59f**
– Graduierung 59f
– Kalibrierung 59f
– Meßfehler 60
– Mischgas 60
– Niedrigflußmeßröhren 34, 60, *61*, 98
– Präzision 59f, 112
– Rotameterröhren 129
Flowmeter s. Flowmeßröhren
Flowreduktion, Beatmungsvolumen 70f
Flowwandler, Servo Anesthesia System 76
Flüssigkeitsbilanz 39
Fluorchlorkohlenwasserstoffe s. FCKW
Foldes-Formel 29
Formeln s. auch Kalkulationsformeln
– pharmakokinetische **17ff**, 21ff

Sachverzeichnis

Fremdgas **100 ff**
– Akkumulation 87, 91, 95, 100 ff
– Auswaschung, Spülphase 80, 91, 101
– Elimination 80, 91, 101
– Konzentration 80, 100 ff
Frischgas, Sauerstoffanteil 18, **111 f**
Frischgasanteil, Rückatemluft 41, 46
Frischgasausnutzung 40, 49 f, **65 f**, 98
– Effektivitätsquotient 49
Frischgasdosierung, elektronische 36
Frischgaseinleitung, diskontinuierliche 73 f, 106
– kontinuierliche 70, 106
Frischgasflow, hoher 4, 10, 14, 44 f, 101 f
– konstanter 29 f
– niedriger **28 ff**
– Reduktion 28 ff, 35
– reduzierter **28 ff**
– Spülphase 80, 91, 101
– Wechsel 89, 100
Frischgasfluß s. Frischgasflow
Frischgasmangel 73, 77
– Alarmmeldung 73, 77
Frischgasreservoir 6, 122
Frischgasvolumen, Anpassung an den Uptake 32, 36
– inspiratorisches 70, 99
Frischgaszuleitung 65
Frischgaszusammensetzung 10, 18, 33, 36, 40, 45 f, 49, 85, **111 f**
– Anpassung, kontinuierliche 80

G

Gas Uptake Simulation (GUS) s. Computerprogramm
Gasabsauganlage, zentrale 14, 51 f
Gasanalysator, Druckkompensation 87
Gasaufnahme s. Uptake
Gasdosiereinrichtung **59 f**, 98
– Einstellungsfehler 104, 112
– Einstellungsveränderung 44 f
– Flowbereich 34
– elektronisch gesteuert 36, 80
Gasdruckmischer s. Mischer
Gasflow, Spüleffekt 100 f
Gasflußmessung **59 f**
– Anzeigegenauigkeit 59 f
Gaskonzentrationen, Atemsystem **41 ff**, 45, 111 ff
Gaskonzentrationsmessung, Hauptstrommeßverfahren 86
– Nebenstrommeßverfahren 86
Gasreservoir 70 f, 99, 126
– Füllungszustand 73
Gasverluste, Leckagen 98, 100, 126
– Uptake 100, 126

Gasversorgung 59 f
Gasversorgungsanlage, zentrale 14
Gasvolumen, apparatives **77 f**
– Imbalancen 34
– Leckageverluste 98
Gasvolumenmangel 86
Gasvolumenmessung, kapazitive 80
Gaswechseltaste, Servo Anesthesia System 76
Gebläse 33, 80
Gefährdung, verfahrensspezifische **98 f**
Gefahrstoffverordnung 51
Gerätefehlfunktion 107
Geräteklasse (MedGV) 59
Gerätepflege **109 f**
– Bedeutung 103
– Dichtungen 64, 109 f
– Kunststoffteile 64, 109 f
– Leckagetoleranzen 64 f, 109 f
– Metall-auf-Metall-Verbindungen 64, 109
– Schraubverbindungen 64, 109
– Sicherheitsmoment 103
– Sorgfalt 15, 103
Gerätesicherheitsgesetz **59**
Gerätetechnologie 15, 40
Gerätevolumina **77 f**
Gesamtgasuptake 25, 26, 28, 35, 127
Geschlossenes System, Beatmung, maschinelle 80
– Entwicklung 10 f
– Nachteile 32 f
– Realisierung, technische 80 f
Gesetzmäßigkeiten, pharmakodynamische 40
– pharmakokinetische 39 f
Gleichgewichtssystem, Narkosesystem, Nutzung 25
Grundumsatz 17, 112

H

Hämodynamik, Überwachung, kontinuierliche 130
Halbgeschlossenes System 4 f, 13 f
Halboffenes System 4 f
Halothan 14, 38, 103, 114, **117 f**
– Breite, therapeutische 14
– Dosierungsschema 117 f
– Frischgaskonzentration 117 f
– Hepatotoxizität 117
– Konzentration, exspiratorische 117
– – inspiratorische 117 f
– MAC 114, 118
– Metabolisierungsrate 114
– Uptake 23, 25
Handbeatmungsbeutel 73, 77, 128
Hauptstrommessung, Meßfühler 86

Hauptstrommeßverfahren **86 f**, 86
Henderson-Haggard-Index, Kohlenmonoxidintoxikation 102
Herzminutenvolumen 18, 21, 40
Herzzeitvolumenmessung 130
High-Flow-Narkose 44 f, 45
High-Flow-Phasen, intermittierende 80, 91, 101 f
Hormone, antiinsulinäre 101
Humphrey-System 4
Hungerzustand, Acetonproduktion 101
Hyperventilation, Geräteroutineeinstellung 99
Hypoventilation, Flowreduktion 98 f
Hypoventilationshypoxie 88
Hypoxämie 18, 111
Hypoxie 30, 98, 101, 111

I

Industrienorm (DIN 13 252), Inhalationsnarkosegeräte 15, **59**, 62, 83, 85, 88, 94, 98, **106**, 109
– Neufassung 85
Infrarotabsorption 80, 88, 91, 95
Inhalationsanästhetika **21 ff**
– Abflutung 45 f
– Absorption 39
– AD 95 22, 41, 114, 116
– Anflutung **41 f**, 46
– Biotransformation 38, 114
– Blutlöslichkeit 40, **114**
– Diffusion 39
– Eigenschaften, pharmakologische **114**
– – physikochemische **114**
– Flüchtigkeit 129
– fluorierte 129
– Jahresproduktion 52, 129
– MAC 22, 113 ff, 114
– Metabolisierungsrate **114**, 129
– Pharmakokinetik **21 ff**
– Potenz, anästhetische 114, 129
– Reaktion mit Atemkalk 103
– Spaltprodukte 103
– Stabilität, chemische 129
– Struktur, molekulare 129
– Überdosierung 100
– Umweltbelastung **51 f**
– Uptake **21 ff**, 57, 115
– zukünftige 129
Inhalationsnarkose, Computersimulation **38 ff**
– Narkoseführung 47, **113 ff**
– Steuerung **40 ff**
– Verfahren, verschiedene 126 f
Inhalationsnarkosegerät, Ausrüstung, sicherheitstechnische 85, **106**
– Einsatzbereich, definierter 59

Inhalationssystem 6
Initialphase, Narkose 26, 28, 32, 34, 120
Injektion, Narkosemittel 33, 63, 80
Injektionsdosiersystem 63, 80
Injektionsport *33*
Inspirationsluft, Wasserdampfanteil 91
Insufflationsspatel, Davis-Meyer *2*, 6
Intravenöse Anästhetika, Gabe, suppletorische 100, 123
Intubation 120, 125
– erschwerte 125
ISO-CLIC-Konnektoren 125
Isofluran, Blut-Gas-Löslichkeit 113 f
– Dosierung 113 f
– – Lin-Kalkulationsformel 115
– Dosierungsschema 40 ff, 113 f, **118 ff**
– Frischgaskonzentration 113 f
– Konzentration, alveoläre 41 f, 114
– – exspiratorische 41 ff, 113 f
– – inspiratorische 41 ff, 113 f
– MAC 113 f
– Metabolisierungsrate 113 f
– Narkoseführung **40 ff**, 114 f
– Uptake 41, 113
– Verbrauch 48
Isoflurannarkose 101, 113 f, **118 ff**
ISO-Konnektoren 125

J
Jackson-Rees-System 1, *2*

K
Kalkulationsformeln, Beatty 19
– Brody **17**, *22*
– Conway 44
– Effektivitätsquotient 49
– Foldes 29
– Henderson-Haggard 102
– Lin 25, 115
– Lowe 22 f
– pharmakokinetische 22 ff
– Severinghaus 19
– Zuntz 21 f
Kapnogrammkonfiguration, flowspezifische 91 f, *92*
Kapnographie 91 f
Kapnometrie 91 f, 125
kardiogene Oszillationen, Kapnogramm 92
Kehlkopfmaske **125 ff**
– Beißschutz 127
Kindernarkose **127**
Kindernarkosesystem *2*, 127
Klima, tracheobronchiales **53 f**

Körpertemperatur **54 f**, *57*
– Frischgasflow, Abhängigkeit 54 f
Kohlendioxid, Absorption 99
– Akkumulation 99
– Elimination 99
– Rückatmung 99
Kohlendioxidabsorber 1, 11, 13, 64, **66 f**
– Befüllungsdatum 67 f, 110
– Belastung 67
– Erschöpfung 50, 67, 99
– exspirationsventilnah 99
– Füllungsvolumen 50, 54
– Nutzungsdauer **50, 99**
Kohlendioxidkonzentration, Absorbererschöpfung 50, 99
– Anstieg 93, 99
– Computersimulation 38
– inspiratorische 93
– Messung **91 ff**, 99
– – Artefakte, flowspezifische 91 f, *92*
– – inspiratorische 93
– – Kontaminationseffekte 91 f
– – Nullpunktkalibrierung 92 f
Kohlendioxidmeßgerät **91 ff**, 110
Kohlendioxidpartialdruck, Differenz, arterio-endexspiratorische 92, 93
Kohlendioxidproduktion 17 f, 39
Kohlenmonoxid **102**
– Atemgaskonzentration 102
– Intoxikationszeichen 102
– Produktion, endogene 102
– Risikopatienten 102
– Toxizität 102
– – Henderson-Haggard-Index 102
Kohlenmonoxidhämoglobin (= COHb, Carboxyhämoglobin) 102
– Gewohnheitsraucher 102
– Wert, physiologischer 102
Kohlenwasserstoffe, polyhalogenierte, s. FCKW 52 f
Kolbenpumpe, Narkosebeatmungsgerät 73
Komplikationen s. auch Narkosezwischenfall **104 f**, 107
– handhabungsbedingte 106 f
– postoperative 129
– technische 106
Komplikationsmöglichkeiten, verfahrensspezifische 106 f
Konvektionstransport 21
Kopfschmerz, Kohlenmonoxidintoxikation 102
Kostenkalkulation **48 f**
Kostenminderung, Flowreduktion 48 f, *49*

Kostenvergleich, High-/Minimal-Flow-Anästhesie 49, *49*
Kosten-Nutzen-Effekt, Niedrigflußnarkose 49
Kreisatemsystem s. auch Narkosesystem *2*, 13, 64
Kreislaufüberwachung 36, 57, 85
Kreissystem s. auch Narkosesystem *2*, 13, **64 ff**
– Anaesthesia Circle 985 65 f
– Cicero 65 f
– Dräger 8 ISO 64 f
– Elsa 65 f
– Megamed 65 f
– PhysioFlex 80
– Servo System 985 65 f
Kreisteilbinnendruck 75, 99 f, 121
– Anstieg 99 f
Kreisteilträger, Gerätepflege 109
Kristalloszillometrie, Wasserdampfquerempfindlichkeit 88
Kuhn-System 1, *2*
Kumulative Dosis 23, *23*
Kundendienst, technischer 103

L
Lachgas 9, 19, 114
– Amnesie 19, 111
– Analgesie 19, 111
– Arbeitsplatzkonzentration 51
– Konzentration, inspiratorische 19, 32, 112
– – Messung **90 f**
– MAC 41, 113 ff
Lachgasakkumulation 31, 112
Lachgasaufnahme *18*, *19*, 31, 34, 88, 112, 122
Lachgasemission 52
Lachgasfehldosierung, Überwachung 91
Lachgasreservoir 10
Lachgassperre 59, 85
Lachgasuptake s. Lachgasaufnahme
Lachgasverbrauch 48, *48*
Lack-System *2*, 3
Ladedosis s. Prime dose
Laminarflowcharakteristik, Verdampfer 61
Larynxmaske 125 f
– Beißschutz 127
Leckage s. auch Narkosesystem
– Gasverluste 14 f, 28, 121
– Prädilektionsstellen *64*, 125
Leckageprüfung, Niederdrucksystem 65
Leckagetoleranzen 64 f, 98
Leckageverluste 64 f, 98
Lehrmittel 40

Lehrprogramme 38
Lin-Formel **25**, 115
Londoner Protokoll 129
Lowe-Formel **22f**, 34
Low-Flow-Anästhesie **29f.**, 59, 64, 83
– Charakteristika 35
– Durchführung 29f
– Frischgaszusammensetzung 29f
– Monitoring, erforderliches 29f, **87ff**
– Narkosemitteldosierung 29f
– Voraussetzungen, apparative **59ff**
Low-Flow-Meßröhrensatz s. Niedrigflußmeßröhrensatz

M

MAC (= minimale anästhetische Konzentration) 14, 114
– additive 114, 116
MAK (= maximale Arbeitsplatzkonzentration) 22, 51f
Magill-System *2*, 3
Manuelle Beatmung 123
Mapleson-System 1, *2*
Maskenbeatmung 119
Massenspektrometrie 82, 87, 101
Massentransfusion 103
Medizingeräteverordnung, (= MedGV) 59, 85, 98, 106, 109
Megamed 700 s. auch Narkosegeräte
– Gaslaufplan 77
– Überschußventil 75
Mehrfachgasanalysatoren 94f, 101
Membrankammer, Narkosebeatmungsgerät 80, *81*
Methan 102
– Konzentration, Atemgas 102
– – Exspirationsluft 102
Methoxyfluran 38
Mikroatelektasen 54
Minimal-Flow-Anästhesie 29, **30f**, 48ff, 82f, 98, **109ff**, 126f
– Anästhetikaüberdosierung 100
– Anforderungen, technische **59ff**, 106
– Ausbildung 105
– Charakteristika 35
– Dosierungsvorschriften 113ff
– Enflurandosierung 115f
– Fremdgasakkumulation 87, **100ff**
– Frischgaszusammensetzung 111f
– Gefahren, spezifische 98ff
– Halothandosierung 117f
– Hypoventilation 98f
– Hypoxie 98
– Initialphase 114
– Isoflurandosierung 113f
– Kindernarkosen 127
– Konzept **121**

– Lachgaskonzentration 111f, *111*
– Monitoring **87ff**
– Narkoseausleitung 123f
– Narkoseeinleitung 119f
– Patientensicherheit 105, **98ff**
– Praktikabilität 29, 31, **109ff**, 115
– Praxis 109ff
– Sauerstoffkonzentration 111f, *111*
– Sicherheit **103f**
– Virtue-Schema **30f**, 111
– Voraussetzungen, apparative **59ff**
– – Monitoring **85ff**
– Zeitanteil 50, *51*, 127
Minimal-Flow-Narkose s. Minimal-Flow-Anästhesie
Mischer s. auch Gasdruckmischer 59f
– Siemens-Elema 61
Mischgas, Sauerstoff-Lachgas 60
– Dichte 60
– Viskosität 60
Mischgasflowmeßröhre, Anzeigegenauigkeit 60
Monitoring 30, **85ff**
– Alarmfunktionen 110, 113, 120
– Nullpunkteinstellung 110
– Kalibrierung 110
Montrealer Protokoll 52
Mortons Apparat *9*
Muköziliare Clearance 53
Multigasanalysatoren **94f**, 101
– Kalibriergas 95
– Meßprinzip 94f
– Referenzgas 95
Muskelrelaxans 119

N

Narkose, Abflachung 45f
– Aufrechterhaltung 42f, *43*
– Ausleitung 45f, *46*, 50, 88
– – SIMV-Beatmung 126
– Computersimulation 38f
– Dosierungsschema **28f, 109f**
– Einleitung 41f, *41f*, 50, 62
– geschlossenes System **31ff**, 60, 65, 100f
– nichtquantitative, geschlossenes System 4, **34f**, 82
– quantitative, geschlossenes System 4, **36f**, 50, 57, 62, 82, 130
– Vertiefung, i.v. Anästhetika 100, 123
Narkosebeatmung 14, **68ff**
Narkosebeatmungsgerät 33, **68ff**
– Air-Shields-Ventilator 70f, *71*, 76
– Bag-in-bottle-Ventilator 76f
– Beatmungsbalg, hängend 68f, 106
– Beatmungsbalg, stehend 70f
– Dichtigkeit 70
– Druckkammer 68f

– exspiratorisch dosierend 73f
– Kolbenpumpe 73
– Membrankammer 80
– Ohmeda 7800 73
– Primärsystem 68
– Pulmomat 68, *69*
– Rolling Seal 73
– Sekundärsystem 68
– Skalierung 70
– Spiromat 68, *69*, 99, 121
– Ventilog 68, *69*, 70, 99
Narkoseführung, Orientierungswerte 113ff
– Regeln **47**
– Sollwerte 113ff
– Standardeinstellungen 113ff
– Wirtschaftlichkeit 48f
Narkosegas, Absauganlage 14, 51f
– Abstrom, exspiratorischer 49
– Anfeuchtung 13, **53f**
– Anwärmung 13, **53f**
– Dosierung 40f
– Einsparung 13, 48
– Emission 13, **52f**
– Feuchte 54
– Filter 14, 80, 100, *101*
– Klimatisierung **53f**
– Recycling 129
– Temperatur 54
– Umweltverträglichkeit 51f
– unverbrauchtes 51f
– Verbrauch 48f, *48*
– Zusammensetzung 5, 36, 38, 46, 62, 111f
– – Sollwerte 111ff
Narkosegasabsaugung, zentrale 14, 51f
Narkosegasklima **53f**
Narkosegaskonzentration, subanästhetische 51
Narkosegaszirkulation, kontinuierliche 80
Narkosegaszusammensetzung 14, 42, 111ff
– Konstanz 28, 36
– Messung 94f
– Sollwerte 35, 82, **111ff**
– Überwachung 34, 82, **85ff**
– Veränderungen 44
Narkosegerät, AV 1 50, 60, 72, 73f, 82, 110, 121f
– – Betriebsartenschalter 110
– – Dichtigkeitstest 110
– – Flußdiagramm *72*
– – Bauartzulassung 59
– – Betriebsanleitung 59
– – Cicero 34, 50, 73f, *74*, 82, 110, 121f, 127
– – Gaslaufplan *75*
– – Desinfektion 109, 125

Sachverzeichnis

Narkosegerät, Einsatzbereich, definierter 59, 63, 66, 82, 104, 109
- Elsa 62 f, 76 f, 78, 82, 110
- – Gaslaufplan 79
- Foregger 12
- mit Gasreservoir **73 f**, 106
- ohne Gasreservoir 68
- Gerätevolumina 77 f
- konventionelle **68 ff**, 91, 98, 106, 121
- Megamed 700 73, 75, *76*, 82, 100, 121 f
- – Gaslaufplan 77
- PhysioFlex 36, 63, 80 f, *81*, 129
- – Funktionsschema *81*
- Reinigung 109
- Servo Anesthesia System 61, 73, 75, *78*, 82
- – – – Gaslaufplan *78*
- Spezifikation, technische 103
- Sterilisation 109
- Sulla 800/808 V 50, *68*, 70, 82, 121
- – Gaslaufplan *68*
- Vivolec 91

Narkosegerätegeneration, neue 34, 106, 121
Narkosegerätekonzeption, technische 57
Narkoseinitialphase 114, 116
Narkosekomplikation s. Narkosezwischenfall
Narkosemaske 125 f
Narkosemittel, Absorption 39
- Applikation 33
- Dosierungsschema 25, 43, **113 f**
- Fehldosierung 100
- Injektionstechnik 33, 36, 80
- Konzentration 33, 40
- Überdosierung 33, 100
- Uptake **22 ff**, 34
- Verbrauch 10, 48 f

Narkosemitteldampf 62 f
Narkosemitteldosierung, frischgasflowunabhängig 33, 36, 129
- Sollwert, exspiratorischer **40 f**, 80, 113 ff
- Überwachung 89 ff
Narkosemittelfilter 14, 80, 100
Narkosemittelmessung **88 ff**
- Alarmgrenzwerte 89 f, *90*
- Atemsystem 45
- Dampfkonzentration 85
- Frischgas 89 f
- Gasartenerkennung 95
- Infrarotabsorption 88
- Kristalloszillometrie 88
- Massenspektrometrie 88
- Narkosesystem 89 f
- photoakustische 88

- Raman-Spektrometrie 88
- Sicherheit 89 f
- Standardverfahren 88
- Wasserdampfquerempfindlichkeit 88

Narkoseplanum, Abflachung 45, 100
- Halothandosierung 118
Narkosesimulation s. auch Computerprogramme
- klinische Relevanz 39 f
- Software 38 f
Narkosesimulator, s. Computerprogramm
Narkosesystem **1 ff**, *2*, **64 ff**
- 8 ISO 64 f
- Cicero 65 f
- Dichtigkeit 30, 34, **64 f**, 109
- – Überprüfung 64 f, 109 f
- Einsatzbereich, definierter 66
- Elsa 65 f
- Frischgasausnutzung 40, 65 f
- Funktion **4 f**, 57
- Gasfüllung 122
- gekapseltes 65
- Geometrie 40, 54, 65
- geschlossenes 4 f, 28, 31 ff, 130
- halbgeschlossenes 4 f, 28, 109
- halboffenes 4 f
- Kindernarkosen 127
- Konzept, technisches 1 f
- Leckage 40, 109
- Megamed 65 f
- Metall-auf-Metall-Verbindungen 109
- Nutzung 5, 28, 46
- offenes 5 f
- ohne Atemgasreservoir 4, 8
- ohne Ventile 80
- Schraubverbindungen 109
- Servo Anesthesia System 65 f
- Systemvolumen 40, 62, **77 f**
- Totraum 11
- Trägheit 44

Narkosetiefe 14, 26, 41, 45, 114, 122, 127
- Anpassung 89
Narkosevertiefung 100
Narkosezwischenfall **104 f**, 107
- Analyse 104 f
- Identifizierungsphase 104
- Korrekturphase 104
- Präalarmierungsphase 104
- Reaktionszeit 104, *105*
- Restitutionsphase 104
- Ursachen 90, 107
Narkotikafilter 14, 80, 100, *101*
NARKUP s. Computerprogramm
Nase, künstliche 54
Natriumhydroxid, Granulat 12

Nebenstrommessung 86
- Probengasrückführung **86 f**, 100 f
- Signalcharakteristik **86 f**, *86*
Neuscher Narkoseapparat 10, 129, 101
Nichtrückatemsystem 1, 5 f, 8 f
- flowgesteuertes 1, *2*, *3*, 5, 9
- ventilgesteuertes *2*, *3*, 5, 8
Nichtrückatemventil *3*, 9
Niedrigflußmeßröhrensatz 34, 60, *61*, 63, 98
Niedrigflußnarkosen **28 ff**
Nitratabbau, bakterieller, Lachgasemission 52
Normoventilation 88

O

O_2 s. Sauerstoff
Offenes System 5 f
Organperfusion 38
Organvolumen 21
Oxigenoex 65, 109
Ozon **52 f**
Ozonschädigungspotential, FCKW 52, 129
Ozonschicht, Destruktion 52 f

P

Paramagnetische O_2-Messung, Referenzgas 87
Partialdruckausgleich, Anästhetika 24 f
Partialdruckdifferenz, alveoloarterielle 41, 46
- alveolokapilläre 25, 115
Patientenbetreuung, postoperative 124
- Optimierung 130
Patientenrisiko, Niedrigflußnarkosen **106 f**
Patientenschlauchsystem 77, 91, 110
- Wärmeleitung 54
Patientensicherheit 62 f, 87 f, **106 f**, 109
- Gewährleistung 20, 83, 85, 87 f
Patientenüberwachung 57, **85 ff**
PEEP, Flowreduktion 70, 73, 99
- Limitierung, geräteseitige 99
- Ventil, Ansteuerung 70, 99, 120 f
Pendelsystem *2*, *11*, 64
Penlon-Verdampfer 61
Pharmakodynamik, Narkosesimulation 40
Pharmakokinetik 14, **17 ff**, 40
PhysioFlex s. Narkosegerät
Plenumverdampfer 61
Präkurarisierung 119
Prämedikation 119
Präoxigenierung 88, 119

Sachverzeichnis

Prime dose 23 f
Probengasabsaugung 86
– Adapter 86
Probengasflow 86
Probengasrückführung **86f**, 100
– Bakterienfilter 87
– Kupplungsstück 87
– Stickstoffakkumulation 101
Probengasschlauch, Dimensionierung 86
Problemsituationen, Narkoseführung 107
Prüfkarten, Gerätewartung, technische 98; 104
Pulsoximetrie 85
Pumping-Effekt, Verdampfer 61

R
Raumluft, Einstrom, Atemsystem 91, *91*
Raumluftventil, Narkosegerät Vivolec 91
Raumluftzumischung, Narkosegas 87, 101
Reaktionszeit, Flowreduktion 104, *105*
Recycling, Narkosegase 129
Reduzierventil 10
Referenzgas 87, 101
Reflexdämpfung 127
Regelkreis, geschlossener 36, 82, 129
Regurgitation 125
Relaxation, Minimal-Flow-Anästhesie 119 f
Reservoirbeutel, Narkosegas 77, 128
Residualkapazität, funktionelle 17, 32, 77
Rettungsapparat, Rückatemsystem 11
Risiken, verfahrensspezifische **98 ff**
Risikominderung **106 f**
Risikopatienten, Narkoseführung 109
Rolling Seal s. Narkosebeatmungsgerät
Rotameter s. auch Flowmeßröhren 59, 129
Routineüberwachung 85
Rückatemgasaustauscher AV 1 65, 72
Rückatemsystem s. auch Narkosesystem 1, *2*, 5 f, 10 f
– geschlossenes 5, 12, **31 ff**, 49, 55, 80
– halbgeschlossenes **13 f**, 28 ff, 98
– halboffenes 5, 13 f
– Nutzung, sichere 90, 98
Rückatemvolumen 14, 18, 28, 41 f, 46, 87
– Sauerstoffgehalt 111

Rückatmung 31
– Frischgasflow 4
– Nachteile 13
– Nutzung 46
– ohne Kohlendioxidabsorption 6
– Vorteile 31, 43, 46

S
Sauerstoff **17 f**
Sauerstoffaufnahme 17, *18*, 34, **111 f**
– Messung, kontinuierliche 36, 130
Sauerstoffausschöpfung 111
Sauerstoffdifferenz, alveoloarterielle 17
Sauerstoffgehalt, arteriell 130
– gemischtvenös 130
Sauerstoffkonzentration, Differenz Frisch-/Narkosegas 18, 87, **111 f**
– exspiratorische 88
– Frischgas 18, *18*, 66, **111 f**
– Grenzwert, inspiratorischer 111, 120
– inspiratorische 18, *18*, 30 f, 66, 87, 98, **111 f**
– Messung **87 f**, 98, 112
– – Alarmgrenze 120
– – Ansprechzeit 87 f
– – atemsynchrone 88, 95
– – elektrochemische 87 f
– – magnetoakustische 87 f
– – massenspektrometrische 87 f
– – Meßgenauigkeit 88
– – Überwachung 20, 30, 87, 112
– – Veränderungen 38, 111 f
– paramagnetische 80, 87 f
Sauerstoffmangel 13
Sauerstoffmangelsignal 59, 85
Sauerstoffuptake **17 f**, **111 f**
Sauerstoffverbrauch **17**, *19*, 31 f, 39, 48, 57, 88, **111 f**
– Alter 17, 111 f
– Gewicht 17, 111 f
– individueller 111 f
– Konstitution 111 f
Sauerstoffvolumen, Atemsystem 28 f, 111 f
Sauerstoffzufuhr, Unterbrechung, akzidentelle 104 f, *105*
Schimmelbusch-Maske *2*
Schwebekörper, Rotationsbewegung 60
Schwefeläther 8
Sekretverhalt 54
Selbsttestsequenz, Dichtigkeitsüberprüfung 65, 110
Servo Anesthesia System s. Narkosegerät
Severinghaus-Formel 19, 34
Sevofluran 39, 114

Sevofluranreaktion, Atemkalk 103
Shunt, intrapulmonaler 17, 40
– systemischer 40
Sicherheitsmomente, Gerätepflege 103 f
– verfahrensspezifische **103 f**
– Zeitkonstante 104 f
– Niedrigflußnarkose 103 f
Sicherheitsventil 91, 100, 110
Siliconspray 109
SIMV-Beatmung 126
Soda, kaustische 11
Spektrometrie, photoakustische 88
Spiromat, s. Narkosebeatmungsgerät
Spitzendruck, Beatmung 120
Spontanatmung 123, 125 f
Spülgassystem 1, 5 f
Spülphase, Fremdgasauswaschung 80, 91, 101
Stenosealarm 85, 100
Steppermotor, Narkosemitteldosierung 80
Stickstoff **100 f**
Stickstoffakkumulation 87
Stickstoffauswaschung 28, 30 f, 88, 120
Stickstoffkonzentration, Atemgas 38, 101
Stickstoffoxide 52
Stickstoffvolumen, Speicherung, Körper 100
Stoffwechselaktivität, Überwachung, kontinuierliche 36, 57, 130
Stratosphäre, Narkosegasemission 52
Streß, intraoperativer 102
Strömungstransport, konvektiver 21
Sulla 800/808 V s. Narkosegerät
Systembinnendruck, Anstieg 88
– Erhöhung 100
– exspiratorischer 70, 121

T
TEC-Verdampfer 33, 61
Tachykardie, Desfluran 130
Technische Entwicklung, Gerätetechnologie **8 f**, 129
Technische Komplikationen, Vermeidung 103 f
Technische Voraussetzungen, Niedrigflußnarkose 59 f
Technische Vorschriften 59, 85
Technische Wartung, Inhalationsnarkosegeräte 15, 60, 103
Tellergewicht, Beatmungsbalg 68
Temperaturkompensation, Verdampfer 61
Totraumventilation, alveoläre 92
Totraumvolumen, Narkosesimulation 40

To-and-fro-System s. auch Pendelsystem 2, 11 f, 64
Trägergaszusammensetzung, Verdampferpräzision 61
Treibhauseffekt, Narkosegasemission 52
Troposphäre, Narkosegasemission 52

U
Überdruck, Atemsystem 100
Überdruckalarm 100
Überdruckventil, Sicherheitsventil 91, 100, 110
Überlaufventil 91, 99
Überschußgas 14, 35, 46, 49
Überschußgasabströmventil 4, 32, 65, 68 f, 122, 128
– Ansteuerung, manuelle 75, 100
Überschußgasvolumen 31, 70
Überwachungsgeräte s. Monitoring
Ultraviolettabsorption 87
Umgebungstemperatur, Körpertemperatur 54
Umschaltventil 109
Umweltbelastung **51 f**, 129
Umweltbewußtsein 51 f, 129
Umweltschutz 129
Unit dose 24
Unterdruck, exspiratorischer 121
Uptake, Narkosegase **21 ff**, 41 f
– – Herzminutenvolumen 44, *44*
– – individueller 43 f
– – Körpergewicht 43, *44*
– – Modell 22 ff

V
VIC (= Verdampfer im Atemsystem) 33, 63
VOC (= Verdampfer im Frischgasstrom) 32, 61
Vapor s. Verdampfer
Ventil, unidirektionales 11
Ventilationsvolumen, alveoläres 17, 21, 46
Ventilatorsteuerung, Zeittakt 77
Ventildichtungsfett, Gerätepflege 65, 109
Ventildome, Gerätepflege 109
Ventile, Gerätepflege 109
Ventilog s. Narkosebeatmungsgerät
Verdampfer 14, **61 f**
– Befüllungszustand 61
– Druckkompensation 61
– Drüsenvergaser 76
– Einsatzbereich, definierter 63
– Einstellungsfehler 100
– Flowkonstanz 61, *62*
– Frischgasstrom (VOC) 32, 61
– Gambro-Engström 62
– Kreissystem (VIC) 33, 63
– Laminarflowcharakteristik 61
– Penlon-Verdampfer 61
– Plenumverdampfer 61
– Präzision 61 f
– Pumping-Effekt 61
– Siemens-Elema 62
– TEC-Type 33, 61
– Temperaturkompensation 61
– Vapor 61, 63
Verdampferabgabeleistung, erhöhte 33, 63
– Limitierung 32, **62 f**, 100
Verdampfereinstellung, Niedrigflußnarkosen 34, 100
– Überwachung 89 f
Verdampferleistung, Druckwechsel 61
– Trägergaszusammensetzung 61
Verdunstersieb, Injektionstechnik 33
Verteilungskoeffizient, Blut-Gas 21, **114**
– Gewebe-Blut 21, **114**
Virtue-Schema 30 f
Volatile Anästhetika s. Inhalationsanästhetika

W
Wachzustand, Erwachen, intraoperatives 101
Wärmeaustauscher, passive 54, 130
Wärmeverlust 13, 55, 130
Wasserabscheider 30
Wasserdampf, Fremdgasanteil 91
Wasserdampfsättigung, Atemgas 40
Wasserstoff 102 f
Wasserstoffkonzentration, Atemgas 103
– brennbare 103
Wechseldruckbeatmung 70
Wiener Ozonkonvention 52

X
Xenon 39, 114, 130
– Kosten 130
– Löslichkeit 114, 130
– Potenz, analgetische 114, 130

Z
Zeitkonstante **44 f**, *45*, 77, 82, 90, 100, 123, 127
Ziliarepithel 53, 56, 130
Zuntzsche Gleichung 21
Zweitgaseffekt 38
Zwischenfallsanalyse s. Narkosezwischenfall